高等院校医学实验教学系列教材

毒理学综合实验教程

U0252440

主　编　张爱华　蒋义国

副主编　郑金平　刘起展　徐德祥

编　委　（按姓氏笔画排序）

马　璐（贵州医科大学）　　　　王　华（安徽医科大学）

王　军（南京医科大学）　　　　王　莹（锦州医科大学）

王春华（蚌埠医学院）　　　　　仇玉兰（山西医科大学）

卢国栋（广西医科大学）　　　　刘振中（川北医学院）

刘起展（南京医科大学）　　　　刘晋宇（吉林大学）

农清清（广西医科大学）　　　　苏　莉（兰州大学）

李煌元（福建医科大学）　　　　杨　萍（广州医科大学）

何淑雅（南华大学）　　　　　　余日安（广东药科大学）

邹志辉（广东药科大学）　　　　张　巧（郑州大学）

张　荣（河北医科大学）　　　　张青碧（西南医科大学）

张艳淑（华北理工大学）　　　　张爱华（贵州医科大学）

张增利（苏州大学）　　　　　　范广勤（南昌大学）

林忠宁（厦门大学）　　　　　　郑金平（山西医科大学）

赵秀兰（山东大学）　　　　　　段燕英（中南大学）

洪　峰（贵州医科大学）　　　　姚茂琳（贵州医科大学）

徐德祥（安徽医科大学）　　　　唐焕文（广东医科大学）

蒋义国（广州医科大学）　　　　裴秋玲（山西医科大学）

秘　书　王大朋（贵州医学大学）　　　　潘雪莉（贵州医科大学）

科学出版社

北　京

内 容 简 介

本教材是理论教材《毒理学基础》(案例版,第 2 版)的配套实验教材。本教材改变过去以实验方法介绍为主、实验技术与研究应用分割的编撰模式,突出以问题为导向,课题为主线,将案例、课题设计和实验技术有机结合,促进学生理论知识与实验技能应用的融会贯通,提高学生知识运用能力、分析和解决问题的能力。教材内容包括 18 个综合设计型实验,其中涉及 13 个经典毒理学实验研究与技术,如毒理学实验的基础知识与综合技能、毒物代谢动力学研究与实验技术、一般毒性和特殊毒性(遗传毒性、致癌作用、生殖发育毒性)及七个靶器官或系统的毒理学研究与实验技术;此外,本教材紧扣现代毒理学发展及社会需求实际,编撰了 5 个拓展创新型综合实验,如纳米材料损害作用研究与实验技术、毒理学替代法的应用与实验技术、表观遗传毒性研究与实验技术、毒理学与公共卫生安全和管理实例分析。

本教材可供预防医学、药学、卫生检验、卫生管理、基础与临床医学等专业本科生、研究生使用,也可供其他相关专业人员参考使用或作为科研入门的参考书。

图书在版编目(CIP)数据

毒理学综合实验教程 / 张爱华,蒋义国主编. —北京:科学出版社,2017.1

　ISBN 978-7-03-048545-8

　Ⅰ. ①毒… Ⅱ. ①张… ②蒋… Ⅲ. ①毒理学–实验–医学院校–教材 Ⅳ. ①R99-33

　中国版本图书馆 CIP 数据核字(2016)第 123288 号

责任编辑:朱　华 / 责任校对:邹慧卿
责任印制:吴兆东 / 封面设计:陈　敬

科 学 出 版 社 出版
北京东黄城根北街 16 号
邮政编码:100717
http://www.sciencep.com

涿州市殷润文化传播有限公司印刷
科学出版社发行　各地新华书店经销

*

2017 年 1 月第 一 版　　开本:787×1092　1/16
2025 年 1 月第六次印刷　印张:16
字数:430 000

定价:66.00元
(如有印装质量问题,我社负责调换)

前　言

毒理学（toxicology）是研究外源有害因素（包括化学、物理、生物等因素）对生物系统毒性作用及其机制的基础学科，也是研究环境与健康以及安全性评价和风险评估的重要应用学科。毒理学已受到世界各国政府、企业、学术界的普遍重视，其理论、方法和技术在解决人群健康问题、保护环境与生态等方面发挥着重要且不可替代的作用。

《毒理学综合实验教程》顺应深化医学教育改革的总体要求，力求达到培养具有创新思维的实用型人才目标，以适应经济社会发展的需要。本实验教材紧密结合现代毒理学发展实际，以外源有害因素对生物体的损害作用及其机制研究、安全性评价和风险评估等经典实验和相关标准为基础，将"案例""课题设计"和"实验技术"有机结合，努力提高学生的医学、药动手能力和操作技巧，锻炼学生知识运用能力、分析问题和解决问题的能力。本教材可供预防学、卫生检验、卫生管理、基础与临床医学等专业本科生、研究生使用，也可供其他相关专业人员参考使用或作为科研入门的参考书。

本教材注重体现"学生为主体，教师为主导，融知识传授、能力培养、素质教育为一体"的教育理念，突出特点为以问题为导向、课题为主线，进行综合设计、拓展创新等实验教学探索。通过国内外典型案例的导引和课题设计方式启发学生的创新思维，激发学生的学习兴趣，加深学生对理论知识和实验内容的理解，促进理论知识与实验技能应用的融会贯通，从而达到提升学生学习能力、实践能力、创新能力和综合分析能力的目的。

本教材以《毒理学基础》（案例版，第 1 版）第三部分毒理学综合实验为基础，围绕《毒理学基础》（案例版，第 2 版）主体内容进行了大幅度扩增并单独成册，配套设 18 个综合设计型实验。其中包括毒理学实验的基础知识和综合技能、毒物代谢动力学研究及其技术、一般毒性研究及其技术、遗传毒性研究及其技术、致癌作用研究及其技术、生殖发育毒性研究及其技术，以及 7 个靶器官或系统（肝脏、肾脏、呼吸、神经、免疫、血液和皮肤）的毒理学研究及技术；鉴于纳米材料、电离辐射对人类健康和环境、生态的危害日渐增多，特编写了纳米材料损害作用研究和电离辐射损害作用研究及其常用技术；基于表观遗传学在外源有害因素的致病机制研究中作用日益突出和毒理学替代法在安全性评价和风险评估中的重要作用，编写了表观遗传学研究和毒理学替代法的应用与实验技术；为促进毒理学理论和实验技术在公共卫生安全与管理中的应用，编写了毒理学与公共卫生安全和管理实例分析。此外，每个实验后还列出 3～5 个综合思考题，以培养和提高学生的自主学习能力和综合分析能力。

本教材在科学出版社的大力支持下，在国内 24 所医学院校、35 名专家教授的共同努力下完成。在此，对各位专家为本教材编写付出的辛勤劳动和贡献表示崇高的敬意和衷心的感谢！鉴于学术水平有限，加之首次编写案例版毒理学综合实验教程经验欠缺，书中不足之处在所难免，竭诚希望广大师生和同仁不吝指正，以便再版时修改完善。

张爱华　蒋义国

2016 年 6 月

目　　录

实验一　毒理学实验的基础知识与综合技能

毒理学作为一门实验科学，主要研究外源化学物对机体的损害作用及其机制。毒理学实验根据不同的实验目的，采用一定的实验方法对外源化学物的毒性进行鉴定或安全性评价。毒理学实验常采用体内或体外实验模型来观察受试外源化学物对机体的损害作用，从而发现其有害作用的剂量-反应关系，获得受试物的各种毒性参数，确定受试物毒性作用的靶器官，阐明受试物毒性作用特点，为进一步研究其毒性作用机制和防治措施提供理论依据。

一、案例与问题

（一）案例

修正液，俗称"涂改液"或"消字灵"，被广泛用于中小学生写字错误后的修改。为了探索修正液对人体健康有无危害，某电视台记者在某处设计一项动物实验，即 3 只实验小白鼠被分入高、中、低剂量组，在 3 个相同带孔玻璃容器内分别倒入 20 ml、10 ml 和 5 ml 修正液。为了研究修正液对小白鼠的直接和间接毒性，记者在中、低剂量组容器内先放 6 个医用棉球，然后滴入相应容积修正液，但高剂量组溶剂瓶内未放棉球而直接滴入修正液，小白鼠被同时放入玻璃容器后开始计时和观察小鼠精神、活动和死亡情况。结果显示，高、中和低剂量组小白鼠分别于 2 分钟、3 分钟和 5 分钟左右死亡。根据以上实验结果，记者得出修正液对中小学生健康有害的结论。

（二）问题

1. 从毒理学专业角度，请你找出该动物实验设计与流程的不足之处。
2. 该动物实验结果能否直接外推到人？动物实验结果外推到人有哪些不确定因素？
3. 毒理学实验的基本原则、目的和特点分别是什么？
4. 如何获得正确可靠的动物实验结果？
5. 实验人员应该具备哪些动物实验基本操作技术？

二、毒理学实验概述

（一）毒理学实验的基本原则

1. 外源化学物在实验动物中产生的毒性作用可外推至人　由于外源化学物在体内生物转化、代谢的方式和程度受化学物的理化性质、机体的体重及易感性的影响，外源化学物在不同物种动物体内吸收、分布、生物转化和代谢有明显不同。在进行外推时，必须尽可能全面地收集和了解外源化学物对受试动物的毒性作用和特点，需考虑外源化学物在不同物种动物体内的生物转化和代谢方式与人的相似性及适当的安全系数。

2. 毒理学研究中所选用的剂量高于人实际接触剂量　实验动物必须暴露于高剂量，这是发现对人潜在危害的必需和可靠的方法。进行外源化学物的安全性评价和风险评估时，无论采用实验动物资料还是人群流行病学资料都存在高剂量向低剂量外推的过程。一般情况下，随着外源化学物在实验动物体内暴露剂量的增加，群体中效应发生率也逐渐增加。但高剂量的效应和低剂量的效应不一定相同。即使高剂量和低剂量的效应性质相同，用高剂量的剂量-效应关系来推测低剂量的剂量-效应关系也存在着很大差别。低水平、长期、慢性接触是各种外源化学物对人体影响的基本方式。随着毒理学实验方法和技术的快速发展，毒理学实验将由高剂量测试向低剂量测试发展，这就需要用灵敏的指标才能观察到亚临床毒效应，而灵敏的指标必须在多终点生物学效应研究的基础上才能确定。

3. 实验动物暴露途径尽可能与人相似　为使实验结果更具有代表性和可重复性，常采用成年健康雄性和未孕雌性实验动物。幼年和老年动物的生理状态对外源化学物的敏感性不同，幼年动物可能更敏感，老年动物可能不敏感或反应较迟钝，不能反映真实情况。幼年和老年动物、妊娠雌性动物、疾病状态作为特殊情况另作研究。外源化学物经不同途径暴露于实验动物，所表现出来的毒性作用和方式不同。毒理学实验中染毒途径的选择，应尽可能模拟人暴露的方式。

4. 准确性和可重现性　实验动物存在个体差异，选择健康成年实验动物能使实验结果具有代表性和可重复性，减少实验误差。毒理学实验要严格控制实验条件、规范实验操作、控制可能影响毒效应的因素，提高测试仪器和方法的灵敏度，以确保实验结果的准确性和可重现性。

（二）毒理学实验的目的

1. 了解受试物毒性作用性质和特点　毒理学评价的目的是评价外源化学物的安全性和危险性。急性毒性试验通过对每个受试实验动物的全面观察和详细记录，评价化学物质对机体的毒性大小，毒效应的特征和剂量-反应（效应）关系，确定毒性作用的性质，为进一步的亚慢性、慢性毒性研究和其他毒理学试验的剂量选择和效应观察提供依据。

2. 确定剂量-反应关系　剂量-反应关系研究是毒理学评价和安全性评价的基础。所有化学物质的毒性都与剂量有关，通过对受试物不同有害作用的剂量-反应研究，可得到多种毒性参数和剂量-反应曲线的斜率。急性毒性试验可确定毒性上限参数半数致死剂量（LD_{50}），也可得到最小致死剂量（LD_{01}）和最大非致死剂量（LD_0）。急性、亚慢性和慢性毒性试验也可获得观察到有害作用最小剂量（lowest observed adverse effect level，LOAEL）和未观察到有害作用剂量（no observed adverse effect level，NOAEL）。致畸实验也可得到 LOAEL 和 NOAEL。致突变和致癌实验尽管认为是无阈值的，也可得到观察的 LOAEL 和 NOAEL。只有在一定剂量范围内剂量-反应关系曲线的斜率是可以确定的，如果超出这个范围即无法确定。

3. 确定毒性作用靶器官　毒理学试验观察染毒动物中毒的发生、发展过程及死亡数和死亡时间。对于死亡动物和观察期结束处死的动物进行尸体解剖，肉眼观察如发现异常的组织或脏器，应做病理组织学检查。根据中毒表现和特点大致确定靶器官，描述毒性作用性质和特点。

4. 确定损害作用的可逆性　毒理学试验一旦确定存在有害作用，就应该研究停止暴露或减低暴露水平后毒害作用是否可以消失或减轻，以及受损组织、器官的功能是否可以恢复。致突变、致癌和致畸作用一旦出现是不可逆的。毒性的可逆性关系到对人的危害的评价。如器官有害作用可逆，给患者治疗时就可以相应提高药物剂量以达到治疗目的。

5. 探讨毒性作用机制　传统毒理学主要采用动物模型进行毒性测试，通常以功能和形态学指标反映实验终点。机制毒理学采用分子生物学技术研究外源化学物毒性作用机制和调控作用，寻找能够在不同物种间进行毒性比较的生物学标志，确定外源化学物毒性作用靶点，据此研究诊断治疗药物，为化学物中毒的诊断和防治提供理论依据。

6. 对毒物进行科学管理　在了解外源化学物的毒性和作用机制基础上，根据描述和机制毒理学的研究资料，制定卫生标准。按安全性评价程序对外源化学物、药品、食品进行安全性评价，以使其能够安全进入市场，达到保护人体健康的目的。为协助政府部门制定相关法规，提出科学决策提供理论依据。

毒理学研究还可用于其他目的和要求，如毒性作用敏感检测指标和生物学标志、受试物毒物动力学和代谢研究、中毒的解救措施等。

（三）毒理学实验的特点

外源化学物毒性作用受到许多因素的影响，生物体结构和功能十分复杂。动物毒理学实验资料外推到人时，应注意以下特点。

1. 实验动物和人对外源化学物的反应敏感性不同　毒理学实验通常采用两种或两种以上的实验动物，应尽可能地选择与人对毒物反应相似的动物和暴露途径，但有时各物种之间存在很大差别。动物毒理学实验资料外推到人要充分考虑物种间的差异。

2. 实验动物暴露剂量高于人的暴露剂量　为寻找毒性作用靶器官,且能够在相对少数动物身上得到剂量-反应（效应）关系，往往要选用较大的暴露剂量，这一剂量比人群实际暴露水平大得多。有些化学物在高剂量效应和低剂量效应不一致，甚至完全相反。高剂量效应向低剂量效应外推时存在不确定性。

3. 实验动物外推到人的不确定性　毒理学实验使用动物数量有限，有些外源化学物的毒性作用比较低，在少数的动物实验过程中很难发现。化学物在实际应用过程中接触人群很大，存在少量实验动物到大人群外推的不确定性。

4. 毒理学实验的复杂性　不同物种实验动物在解剖、生理、遗传学和代谢过程存在差异，同一品系不同个体间存在代谢差异，实验动物所处的健康状态、年龄、性别、营养状况都存在着差异，造成外源化学物在实验动物机体毒性作用性质和特点的复杂性。

三、毒理学实验规范与职业道德

随着化学品数量不断增加，给毒理学带来了严重的挑战。毒理学应扩大毒性研究的范围。从事外源化学物毒性研究时，其鉴定的质量应当符合科学实验的要求，确保获得实验资料的完整性、客观性、可靠性、准确性和可重复性，以便在不同国家和人群中具有可比性。为了达到以上要求，必须使从事这些实验的实验室具有良好实验室规范。

（一）良好实验室规范

良好实验室规范（good laboratory practice，GLP）是指对实验室条件、实验室管理、实验研究计划制定、实施和签发化学品毒性鉴定书等各个方面都做了具体要求和严格规定。

GLP 的基本精神是全面的质量保证。GLP 规范中特别强调质量保证在于从客观上保证实验的可信度。在毒理学实验中对化学品或产品进行安全性评价必须遵循 GLP 的原则，这是国家法规要求的。在有些毒理学研究中虽然没有强制性地要求按照 GLP 的规定，但是如果按照 GLP 规定操作，能够为实验的顺利进行和实验结果的可靠性提供质量保证。

（二）动物实验的职业道德

实验动物（laboratory animal）包括所有脱离自然环境而用于教学和科学研究试验的脊椎动物。对于外源化学物毒性研究和新药的开发，毒理学动物实验是必不可少的。所有研究人员要尊重生命，善待实验动物。早在 18 世纪就出版了有关动物的伦理学书籍和文章，先后成立了动物保护组织，制定了《禁止虐待动物法》《科学实验动物法》。实验动物伦理是指人在动物实验过程中所应遵循的对待实验动物的道德准则。动物伦理包括动物福利和动物权利（解放）。目前，动物实验涉及的动物伦理问题主要集中在动物福利问题上。实验动物福利是指在饲养管理和使用实验动物过程中，要采取有效措施，使实验动物免遭不必要的伤害、不适、饥渴、恐慌、折磨、疼痛和疾病，保证动物能够实现自然行为，受到良好的管理和照料，动物个体处于一种康乐状态下。中国《实验动物管理条例》明文规定，对实验动物必须爱护不得戏弄或虐待。对用于教学和科学研究试验的实验动物，必须负有道义上的责任。应在使用实验动物过程中对实验动物给予人道主义的管理和处理，使其痛苦和不适感减少到最低限度，避免不必要地使用实验动物。

使用实验动物进行任何科学研究时都必须符合"3R"原则，即替代（replacement）、减少（reduction）和优化（refinement）。

1. 替代　是指使用没有知觉的实验材料代替活体动物，或使用低等动物替代高等动物进行试验，并获得相同实验效果的科学方法。实验动物的替代物范围很广，所有能代替整体实验动物进行试验的化学物质、生物材料、动植物细胞、组织、器官，计算机模拟程序等都属于替代物，也包括低等动、植物（如细菌、蠕虫、昆虫等）。小动物替代大动物（如转基因小鼠替代猴，进行脊髓灰质炎减毒活疫苗的生物活性检测等），同时也包括方法和技术的替代（如用分子生物学方法，代替动物实验来鉴定致癌物或遗传毒性的遗传毒理学体外实验方法等）。

2. 减少　是指在科学研究中，在动物实验时，使用较少量的动物获取同样多的试验数据或使用一定数量的动物能获得更多的试验数据的科学方法。减少的目的不仅是降低成本，而是用最少的动物达到所需要的目的，同时也是对动物的一种保护。目前，减少动物使用量常用的方法有以下几种：充分利用已有的数据（包括以前已获得的实验结果及其他信息资源等）；实验方案的合理设计和实验数据的统计分析；替代方法的使用；动物的重复使用（这应根据实验要求和动物质量寿命来决定）；从遗传的角度考虑动物的选择，如在生物制品效力毒性测定中，测定结果不仅受所使用实验小鼠微生物状态以及饲养条件等因素的影响，即反应性在很大程度上取决于基因型，使用国际标准小鼠可以确保测定结果的敏感度和准确度，同时可达到减少检验中使用动物数量；严格操作，提高试验的成功率；使用高质量的实验动物。

3. 优化　是指在必须使用动物进行有关实验时，要尽量减少非人道程序对动物的影响范围和程度，可通过改进和完善实验程序，避免、减少或减轻给动物造成的疼痛和不安，或为动物提供适宜的生活条件，以保证动物的健康和康乐，保证动物实验结果的可靠性和提高实验动物福利的科学方法。其主要内容包括：实验方案设计和实验指标选定的优化，如选用合适的实验动物种类及品系、年龄、性别、规格、质量标准，采用适当的分组方法，选择科学、可靠的检测技术指标等；实验技术和实验条件的优化，如麻醉技术的采用，实验操作技术的熟练掌握，实验环境的适宜等。

四、毒理学实验设计要求

毒理学实验结果易受多种因素影响，如实验动物或细胞的种属和品系、实验环境差异、仪器稳定性、受试物纯度和样本量大小。为控制这些因素产生实验误差，须制定严密、合理的实验设计尤为重要。本节主要介绍毒理学实验设计的基本原则、方法以及相关统计学要求。

（一）毒理学实验设计的基本原则

1. 随机原则　指按照机遇均等原则来进行分组，其目的是使一切干扰因素造成的实验误差尽量减少，而不受实验者主观因素或其他偏倚的影响。随机化方法包括采用编号卡片抽签、随机数字表或采用计算器的随机数字键等。

2. 对照原则　是要求在毒理学实验中设立可与实验组比较，用以消除非处理因素影响的对照组。对照包括自体对照和组间对照，后者又分为空白对照、阴性对照、阳性对照和历史对照。设立对照组的正确方法是把研究对象随机分入对照组和实验组。对照组和实验组具有同等重要的意义，没有对照组的实验结果往往难以令人信服。对照组与实验组例数相等时，统计效率最高。

3. 重复原则 是指同一处理要设置多个样本例数或独立重复实验次数足够多。重复的主要作用是估计和降低实验误差，提高样本量和增强样本代表性，提高实验结果的精确度和真实性。样本数过少，实验处理效应将不能充分显示；样本数过多，又会增加实际工作中的困难。进行实验前必须确定最少样本例数，后者主要通过一般样本估测方法或统计学方法进行测算确定。

4. 均衡原则 是指在实验中实验组与对照组除处理因素不同外，非处理因素基本保证均衡一致。非处理因素主要包括实验对象、实验条件、实验环境、实验时间、受试物、仪器设备和操作人员等。动物实验时研究者应选用全面合理的设计方案，以控制非处理因素趋于一致。

（二）毒理学实验设计方法

1. 自身对照设计 是指在同一个体上观察实验处理前后某些观测指标的变化。该设计方法的优点是能排除个体间生物差异，但不适用于在同一个体上多次进行实验和观察的情况，同时还应注意生理盐水等溶剂对体重、血压等生理指标的影响。

2. 完全随机设计 是将每个实验对象随机分配在各组，并从各组实验结果的比较中得出结论。通常用随机数字表进行完全随机化分组。本设计方法的优点是设计和统计的处理都比较简单，但在样本例数较少时往往不能保证各组间的一致性。

3. 随机区组设计 是配对比较设计的扩大。将全部动物按体重、性别及其他因素分为若干组，每组中动物数目与拟划分的组数相等，体质条件相似，再将每个区组每只动物进行编号，利用随机数字法将其分配到各组。

4. 配对设计 是指实验前将动物按性别、体重或其他因素加以配对，以基本相同的两个动物为一对，配成若干对，然后将一对动物随机分入两组中。两组动物的数量、体重和性别等情况基本相同，取得均衡进行实验，以减少这些匹配因素对实验结果的影响。

5. 拉丁方设计 是指由拉丁字母所组成的正方形排列，在同一横行与同一纵列中都没有重复的字母，可进行不同横行或不同纵列之间对调。该设计适用于多因素的均衡，如比较某药与其他 3 种药的作用，先 4 种药物编成 A、B、C、D 4 个号码，再按 4×4 拉丁方进行，每个动物（纵列）没有重复使用的药物，同一日期（横行）也没有重复使用的药物，这样既可控制动物间的个体差异，也可避免注射日期先后带来的实验误差。

6. 正交设计 是研究多因素实验的设计方法，其特点是利用一套规格化的表格——正交表来安排试验，适用于多因素、多水平、实验误差大、周期长等试验的设计。在实验设计过程中只要根据试验条件直接套用正交表即可，而不需要另行编制，详见统计学专著。以 $L_9(3^4)$ 为例，L 代表正交表，右下角 9 表示这张表需安排 9 次试验，括号内 3 表示这张表适用于三水平的试验，3 的右上方指数 4 表示最多可以安排 4 个因素的试验，(3^4) 表示全面试验所作的试验次数。总的来说，$L_9(3^4)$ 是这张表进行试验设计，最多可以安排 4 个因素，每个因素取三个水平，一共进行 9 次试验。根据不同实验的具体条件选择二水平、三水平、四水平等实验的正交表。

（三）毒理学实验设计统计学要求

严格执行毒理学试验设计原则和要求，才能得到可靠性和重复性良好的结果，也是进行正确统计学评价的基础。良好的质量保证和实验设计可以避免系统误差，而统计处理则用来确定随机误差。

毒理学试验数据通常是由剂量水平和相应观察值组成的二维关系型数据，如处理组与阴性对照组观察值均数比较。根据实验结果（指标）的变量类型是数值变量（定量资料）还是分类变量（定性资料），选用不同统计分析方法。如果资料可拟合某种分布，则适用于参数检验，其敏感度和效率高于非参数检验；若资料不能拟合某些已知的分布，则应进行数据转换，以满足正态性和方差齐性；如果任何变换都不能改善数据的分布，可能存在个别可疑值，应予以识别和剔除。另一方面，可使用不依赖总体分布模型的非参数统计分析。以上统计学方法可参阅相关统计学专著。统计检验的假设是关于总体特征的假设，检验方法是以统计量的抽样分布为根据的，得到的结论是概率性的，不是绝对的肯定或否定，不等同于有或无生物学意义和毒理学意义。

评价毒理学试验结果时要解决3个问题：①是否具有统计学意义；②是否具有生物学意义，即是否是真实的效应；③是否具有毒理学意义，即是否是有害效应。对毒理学实验结果作出科学判断和解释，应该根据统计学分析的结果、生物学知识和经验，其中具有统计学意义是具有生物学意义的必要条件之一。正确利用统计学假设检验的结果有助于确定实验结果的生物学关联。

五、实验动物管理与实验者自身防护

自1988年国务院批准《实验动物管理条例》以来，我国发布了多项国家和地方法规，并制定了有关国家标准，其中强制性国标为《GB14923—2010 实验动物哺乳类实验动物的遗传质量控制》《GB14922—2001 哺乳类实验动物微生物学和寄生虫学等级和监测》《GB14924—2001 实验动物全价营养饲料》和《GB14925—2001 实验动物环境及设施》。这些标准要求使用动物的实验室具有实验动物使用许可证，培育和生产动物的单位具有实验动物生产许可证和动物合格证，生产饲料单位具有饲料合格证。开展动物实验人员应经专业培训合格方可上岗。

（一）动物饲养室条件

1. 按照实验动物微生物等级标准，动物饲养环境分普通环境、屏障环境和隔离环境。普通环境为开放系统，符合动物居住的基本要求，不能完全控制传染因子，适用于饲育教学用途的普通级实验动物。屏障环境严格控制人员、物品和环境空气的进出，适用于饲育清洁实验动物及无特定病原体（specific pathogen free，SPF）级实验动物。隔离环境采用无菌隔离装置以保存无菌或无外源污染动物，隔离装置内的空气、饲料、水、垫料和设备均为无菌，动物和物料的动态传递须经特殊的传递系统，该系统既能保证与环境的绝对隔离，又能满足转运动物时保持内环境一致，适用于饲育悉生和无菌实验动物等。

2. 动物饲养室应具备基本设备，包括动物笼具及笼具架、操作检查设备（电子天平、干湿温度计、动物捕捉手套）、清洁消毒用具（消毒液桶、灭菌缸、污物铲、拖把挤干器）以及护理治疗用品。

3. 动物饲养室保持适宜的气候条件（温度、湿度、通风、光照等）及其他条件（如噪声、空气中氨浓度、气味、群体密度和空间限制）。

（二）实验动物的管理要求

实验动物管理一般要求：①提供良好的动物饲养环境和设施；②供应足够的水和饲料以便实验动物自由饮水和进食；③定时记录动物接收、来源、分类标志、处理及其他相关资料；④记录动物体重变化、体征与死亡情况；⑤动物实验结束后动物尸体集中回收并交由环保部门批准资质的单位进行无害化处理；⑥加强节假日动物饲养室的值班和突发事件的应急处理。有些动物尚需要特殊要求：孕期或哺乳期动物需要用富含蛋白质等的特殊饲料饲养；急性经口毒性实验中染毒前需要禁食4小时左右。

（三）实验者自身防护

1. 实验中损伤的防护　动物实验过程损伤包括动物咬伤、抓伤、器械损伤。动物实验过程损伤的防护措施有：正确掌握动物抓取方法、正确固定与有效麻醉和标准操作规范。

2. 人畜共患病的防护　动物实验过程易感染的人畜共患病包括：病毒性疾病（出血热、狂犬病、传染性肝炎、淋巴细胞性脉络丛脑膜炎）、细菌性疾病（布鲁菌病、沙门菌病和真菌病）和寄生虫病（弓形虫病、阿米巴病）。对人畜共患病的防护措施有：加强个人防护和卫生管理、严格实验动物选择、搞好实验环境和及时治疗疾病。

3. 特殊实验的防护　特殊实验是指进行感染性和有害物质的动物实验，其防护措施包括：①负压操作安全柜内操作；②严格按照实验操作程序开展实验；③实验结束后严格废弃物品的处理。

六、动物实验流程与基本操作技术

（一）动物实验流程

1. 实验前准备　主要包括理论准备、条件准备和开展预实验。理论准备主要指通过查阅文献资料了解动物实验相关基础理论知识、选择实验方法、制定研究计划与实验方案、编制记录实验数据表格；条件准备主要指实验场所与动物笼具消毒、动物预订、实验试剂配置、实验耗材购买、仪器设备校准；预实验是指正式实验前用少量动物开展初步实验，实验方法和观察指标应该与正式实验相同。充分的准备工作为顺利完成后续动物实验提供了较强的理论基础和实践依据。

2. 动物实验实施

（1）动物选择：从物种、品系、微生物和寄生虫控制以及个体特征等方面选择受试动物。①物种选择。物种选择的基本原则是选择受试物在代谢、生物化学和毒理学特征与人最接近的物种；选择自然寿命不太长的物种；选择易于饲养和实验操作的物种；选择经济并易于获得的物种。系统毒性研究最常用的啮齿类是大鼠和小鼠，非啮齿类是犬；豚鼠常用于皮肤刺激试验和致敏试验；兔常用于皮肤刺激试验和眼刺激试验；遗传毒理学试验多用小鼠；致癌试验常用大鼠和小鼠；致畸试验常用大鼠、小鼠和兔；迟发性神经毒性试验常用母鸡。②品系选择。根据实验动物遗传的均一性排序，近交系最高、杂交群次之、封闭群较低。对某种外源化学物系列毒性研究中应固定使用同一品系动物，以确保研究结果的稳定性。③微生物和寄生虫控制的选择。按照微生物和寄生虫控制程度，实验动物分为普通级、清洁级、无特定病原体和无菌四个等级，分别需要在开放系统、屏障系统、屏障或隔离系统以及隔离系统内饲养。④个体选择。选择健康、未孕动物，且雌雄各半，还需根据实验类型选择相应年龄的受试动物。此外，同一试验同一批动物体重差异应小于20%，组内个体间体重差异应小于10%，组间平均体重差异不应超过5%。

（2）染毒途径与期限：毒理学动物实验尽量选择与人群实际接触途径相一致的染毒途径，主要包括经口、经呼吸道、经皮肤和注射途径。根据实验目的、实验动物种类和毒物剂型选择最终动物染毒途径，各种染毒途径与方法介绍见动物实验基本操作技术部分。不同毒性实验内容，其动物染毒期限可能不同，主要参照经济合作与发展组织（OECD）《化学品测试方法》、美国国家环境保护局（USEPA）《健康效应评估指南》等相关规定。急性毒性实验染毒通常是一次或2小时内多次；重复剂量经口毒性实验规定啮齿类动物染毒期限为28天；亚慢性毒性实验规定染毒期限：啮齿类为90天，犬为1年；慢性毒性实验规定啮齿类动物染毒期限至少12个月（或终生染毒），但新药临床前慢性毒性实验染毒期限一般为临床用药周期的2～3倍。

（3）剂量设计与分组：合理剂量的选择在毒理学试验中尤为关键。针对剂量设计，目前尚无公认的计算方法，主要参考半数致死剂量（LD_{50}）、文献估计剂量和通过预实验估计剂量等方法。毒理学试验一般至少要设 3 个剂量组，即高剂量组、中剂量组、低剂量组，其中高剂量组应出现明确的有害作用，或者高剂量组剂量已达到染毒的极限剂量（如大鼠或小鼠灌胃或注射的最大容量）；低剂量组应不出现任何可观察到的有害作用（相当于 NOAEL），但低剂量组剂量应当高于人可能接触剂量，至少等于人可能接触剂量；中剂量组剂量介于高剂量组和低剂量组之间，应出现轻微毒性效应（相当于 LOAEL）。组间剂量一般按等比例计算，剂量组间距多为 3～10 倍，一般不低于 2 倍，低剂量组剂量一般为高剂量组剂量的 1/20～1/10。此外，各组动物数取决于很多因素，如实验目的和设计，要求的敏感度、实验动物寿命、生殖能力、经济考虑及动物可利用性，按照一般估测方法或统计学方法测算。

（4）生物材料收集：实验过程中或实验结束时，收集受试动物血液、尿液、胆汁、粪便及各种脏器，检测生理、生化、病理及分子改变。生物材料收集方法见动物实验基本操作技术部分。

（5）观察指标：包括一般情况（体重改变、进食量、饮水量等），中毒体征（血压、呼吸次数、心率、心电图和脑电图等），生化指标（血脂、血糖、尿糖、肝功能、肾功能、激素、电解质与微量元素等），血液学指标（血红蛋白、白细胞、血小板、凝血因子及骨髓象检查），免疫学指标（细胞因子、免疫球蛋白等），组织病理学指标（H&E 染色、组织化学、特殊染色及电镜检查）等。

3. 实验结果整理、统计分析及实验报告与论文撰写 实验实施过程中或实验结束后，收集所有原始数据，及时录入计算机，并对原始数据进行人工检查和计算机检查，找出缺项或差错数据。针对关键数据缺失则剔除该个体，而非关键项目缺失仅在单项分析时减少样本数处理；针对人为造成差错项目应予以纠正，无法纠正则只能剔除；针对非人为因素造成的差错或异常值，样本数大于 10 且呈正态分布时，剔除均数±3 倍（或 2 倍）标准差范围之外的数据。

实验数据经过检查和核对后，首先通过统计描述计算平均数、标准差、率或构成比，然后采取恰当的统计分析方法进行分析比较。不同类型数据资料需选用不同统计分析方法，定量资料一般用 t 检验、方差分析、相关分析、线性回归分析，定性资料一般用卡方检验、Fisher 确切概率法，详见 IPCS 专家组推荐的统计学分析方法。目前常用统计分析软件有 *Microsoft Excel*、*SPSS* 和 *SAS* 等。

实验报告是描述实验过程、记录实验结果的材料，是表达研究成果的一种形式，报告内容一般包括实验名称、实验目的、实验器材、实验步骤、实验结果和结论，报告撰写应做到内容准确、文字简练、语言通顺、表达清晰和格式规范。研究论文是对外表达研究成果的重要方法，撰写动物实验研究论文，除按照其他医学研究论文撰写要求外，还需要准确描述动物种属和品系名称、动物来源、遗传学背景、微生物质量分级、动物合格证号、性别、年龄与体重、动物饲养环境、分组方法和动物处置方法。

（二）动物实验基本操作技术

1. 健康动物判断 实验动物健康状况直接或间接影响毒理学实验结果，因此，毒理学实验务必选用正常健康动物。除实验动物微生物控制指标外，健康动物还应发育正常、体形健壮，无外观畸形，被毛浓密、有光泽、顺贴而不蓬乱、行动灵活、反应敏捷、眼睛明亮有神、表皮无溃疡和结痂、天然孔道干净无分泌物。为确保实验选择健康动物，一般对新购进动物在实验前进行 5～7 天的检疫，及时剔除不健康或环境适应不良的动物。对于亚慢性和慢性毒性试验，可在实验前进行大鼠或犬的血液生化检查，生化指标异常动物应被剔除；实验前对犬应常规驱除肠道寄生虫。

2. 动物性别鉴定　区分雄性与雌性大鼠和小鼠最简单方法是观察肛门与外生殖器官之间距离。雌鼠肛门与外生殖器间距离极短,成年雌鼠可见乳头;雄鼠肛门与外生殖器间距离较长,成年雄鼠卧位可见阴囊处睾丸,且可见肛毛。针对家兔,检查方法是雌兔在肛门前面有两个相近的孔,分别为尿道口和阴道口,成年雌兔可见 5 对乳头;成年雄兔可见阴茎和两侧睾丸。

3. 动物标志　分群体标志和个体标志,群体标志主要用文字书写或号码标示于房间或笼子上,而个体标志方法如下:①小鼠:剪趾(胎鼠/新生鼠)、耳打孔、刺纹、植入;②大鼠:剪趾(胎鼠/新生鼠)、耳打孔、刺纹、耳标记、植入;③豚鼠:耳打孔、耳标记、刺纹、植入;④家兔:耳标记、刺纹、植入;⑤犬和猴:刺纹、项圈、植入。啮齿类动物或白色家兔标记常用染色法:用苦味酸(黄色染料)、品红(红色染料)乙醇饱和溶液在动物不同部位被毛上染色,其中红色表示十位数,黄色表示个位数,可标出 1～99 号。如图 1-1 所示,可将小鼠或大鼠从头顶 1 号、右前肢 2 号、右腰 3 号、右后肢 4 号、尾根 5 号、左后肢 6 号、左腰 7 号、左前肢 8 号、背中 9 号的顺序标记 1～9 号,第 10 号用红色在头顶上标记,5 号红色和 6 号黄色表示 56 号动物。耳缘孔口标记法如图 1-2 所示。

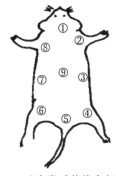

图 1-1　啮齿类动物染色标记法

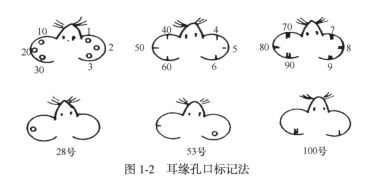

图 1-2　耳缘孔口标记法

4. 动物抓取与固定　动物实验中,染毒、手术或生物材料收集时需要正确抓取和固定动物。抓取或固定动物前,必须对实验动物的一般生理习性有所了解。抓取或固定动物时,既要胆大快捷,又要小心仔细,避免被咬伤。下面分别介绍小鼠、大鼠和家兔抓取与固定方法。

(1)小鼠抓取与固定方法:小鼠抓取有两种方法。①用右手提起尾部,放在鼠笼盖或其他粗糙面上,向后上方轻拉,小鼠前肢紧紧抓住粗糙面,迅速用左手拇指和示指捏住小鼠颈背部皮肤并用小指和手掌尺侧夹持其尾根部固定在手中;②先用左手拇指和示指抓住小鼠尾部,再用手掌尺侧及小指夹住尾根,然后用左手拇指及示指捏住其颈背部皮肤(图 1-3)。小鼠固定器及其使用方法如图 1-4 所示。

(2)大鼠抓取与固定方法:若进行大鼠灌胃、腹腔注射、肌内注射和皮下注射,可采用与小鼠相同的抓取,即用拇指、示指捏住鼠耳头颈皮肤,余下三指紧捏住背部皮肤,置于掌心中,调整大鼠在手中的姿势后即可进行染毒操作(图 1-5)。对操作不熟练者,建议抓取大鼠前戴上帆布或硬皮质防护手套。大鼠固定器及其使用方法如图 1-6 所示。

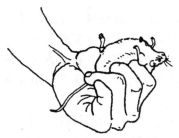

图 1-3　小鼠的抓取方法

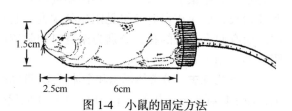

图 1-4　小鼠的固定方法

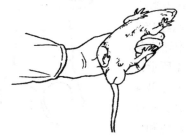

图 1-5　大鼠的抓取方法

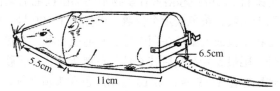

图 1-6　大鼠的固定方法

　　大鼠手术操作前应对大鼠进行麻醉和固定。麻醉的大鼠以仰卧位置于大鼠实验板上,用棉线固定好四肢;为防止大鼠醒后咬伤人和便于颈、胸部实验操作,用棉线将大鼠两上门齿固定于实验板上。

　　(3)家兔抓取与固定方法:一般以右手抓住兔颈部毛皮提起,然后左手托其臀部或腹部,让其身体大部分重量集中在左手上(图 1-7),这样可避免抓取操作对家兔的损伤。禁止采用抓双耳或抓提胯部的方法。家兔固定方法分为盒式和台式两种,盒式固定适用于兔耳采血、兔耳血管注射等情况;若做血压和呼吸测量等实验和手术时,则需将家兔固定在兔台上,四肢用粗棉绳活结绑住,拉直四肢,将绳绑在兔台四周的固定木块上,头用固定夹固定。

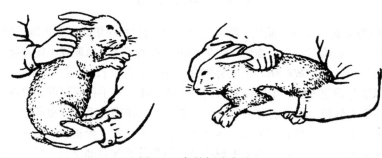

图 1-7　兔的抓取方法

　　5. 动物染毒途径　毒理学动物试验染毒途径尽可能与人实际接触方式一致。动物染毒途径包括经口、经呼吸道、经皮及注射途径。不同染毒途径的吸收速率由高至低依次为静脉注射、吸入、肌内注射、腹腔注射、皮下注射、经口、皮内注射。

　　(1)经口染毒:包括喂饲、灌胃和吞咽胶囊等方式。

　　1)喂饲是将受试物掺入动物饲料或饮水中供受试动物自行摄入。若受试物是完全无毒的,则在饲料中的最高含量可达 5%,一些有营养价值的食物成分物质含量可更高,但应避免造成饲料营养成分失衡而影响动物的生长发育。喂饲法符合人类毒物暴露的实际情况，但不适用于适口性差、易挥发或易水解的受试物，且受试动物务必单笼喂饲，根据食物消耗量计算其实际染毒剂量。

2）灌胃是将受试物配制成溶液或混悬液，用注射器经导管注入胃内，灌胃要点是固定好动物、沿口角进针、头颈部保持平整且不可强行进针。一般灌胃深度从口至剑突下，给药容积不超过 20 ml/kg。最好是利用等容量灌胃法，即受试物配制成不同浓度，但给药容积相同；若怀疑有稀释毒性时用等浓度灌胃法染毒。灌胃前应禁食空腹，大鼠隔夜禁食，小鼠可禁食 4 小时，均不禁水；灌胃 2～4 小时后提供饲料；若经口多次染毒，一般不禁食，但应每日定时染毒。灌胃法的优点是剂量准确，缺点是工作量大，且操作不慎可能伤及食管或误入气管。

3）吞咽胶囊是将一定剂量受试物装入胶囊中，放入较大动物的舌后部，迫使动物咽下。此法剂量准确，适用于易挥发、易水解和有异味的受试物。

（2）经呼吸道染毒：分为吸入染毒和气管内注入。

1）静式吸入染毒：将一定数量啮齿类动物放在密闭的染毒柜中，加入一定浓度易挥发的液态或气态受试物，染毒时间一般为 2～4 小时，要求受试物在 10 分钟内挥发完毕。静式吸入染毒装置简易，但缺点是随试验进行氧分压降低、柜内受试物浓度逐渐下降，且受试物可能经皮肤被吸收。

2）动式吸入染毒：分为整体接触和口鼻接触两种。其设备由染毒柜、机械通风系统和配气系统三部分构成，该设备设计为每小时维持 12～15 次换气，保证氧气浓度为 19% 和受试物均匀分布。在染毒柜中受试物浓度达动态平衡后，每天染毒时间应为 6 小时。从实际考虑，每周染毒 5 天是可接受的。动式吸入染毒柜中受试物浓度应实际监测；染毒柜应维持轻微的负压以免受试物从染毒柜逸出；要保证染毒柜中气流的稳定性，实验动物的总体积不能超过染毒柜容积的 5%；若采用鼻-口或经头部吸入染毒法，可避免经口和皮肤同时暴露受试物。该方法优点是在染毒过程中染毒柜内氧分压和受试物浓度较稳定，缺点是对动式吸入设备的要求较高，消耗受试物量大，且易引起周围环境污染。

3）气管内注入：该方法主要用于急性中毒模型建立及肺尘埃沉着病研究，如用乙醚轻度麻醉大鼠后，将受试物注入气管，使之分布至两肺。

（3）经皮肤染毒：主要用于经皮毒性试验（经皮肤染毒急性毒性和致癌试验）、皮肤刺激和致敏试验，前者常用大鼠或小鼠，而皮肤刺激试验常用家兔和豚鼠，皮肤致敏试验常用豚鼠。试验前用机械法或化学法（硫化纳或硫化钡）脱毛，脱毛区面积不超过动物体表面积10%，脱毛后 24 小时涂抹一定量受试物，盖上 2～4 层纱布和一层玻璃纸或塑料薄膜，再用无刺激性胶布固定，接触一定时间，若重复接触受试物，一般间隔 1 周再脱毛 1 次。经皮肤染毒剂量与涂抹区面积、受试物浓度和接触时间有关。

（4）注射染毒：包括静脉注射、肌内注射、腹腔注射、皮下注射、皮内注射等方式。非啮齿类可模拟人的实际注射途径，而啮齿类的尾静脉和肌内注射难以多次染毒，必要时可改为皮下注射或腹腔注射。腹腔注射在遗传毒理学实验中有时采用；致畸试验和肝脏非程序 DNA 合成研究尽可能避免腹腔注射，以防止损伤和局部高浓度受试物对靶器官的影响。静脉注射应控制速度，大鼠尾静脉注射最好控制在 10 秒以上。受试物 pH 一般为 5～8，最好是等渗溶液，动物对高渗的耐受力比低渗强。注射染毒前应局部消毒。不同注射途径的染毒部位与最大给药容积见表 1-1 所列。

表 1-1   推荐的最大给药容积和常用注射部位（ml/kg，以小鼠为例）

	静脉注射	腹腔注射	肌内注射	皮下注射	皮内注射
最大给药容积	10	20	0.05/只	20	0.5
常用注射部位	左右两侧尾静脉	左或右下腹部	臀部	颈背部或大腿外侧	背部脊柱两侧

6. 受试物配制   通过查阅文献资料和研究报告，了解受试物纯度和杂质成分、化学结构和理化性质。各个毒理学试验受试物成分和配方必须固定，均用同一货号和同一批号受试物。染毒前根据染毒途径不同，应将受试物制备成水溶液、油溶液或混悬液。针对水溶性受试物，体内试验首选溶剂为水（经口染毒）和等渗生理盐水（胃肠道外染毒）。针对水不溶性受试物应溶于或悬浮于适当有机溶剂、天然植物油（如玉米油、橄榄油），但植物油成分不能保证完全一致，且植物油中抗氧化剂成分可影响受试物毒性效应。混悬液最常用赋形剂为 0.5%羧甲基纤维素钠或 10%阿拉伯胶液。固体受试物用称量法，液体受试物用称量法或吸量法，然后通过等容量稀释法或等浓度稀释法分别配制不同浓度（给药体积相同）或同一浓度（给药体积不同）受试物溶液。受试物配制要点如下：①受试物溶液应新鲜配制，除非已证明储存稳定。②在准备制剂时加热温度不能过高，以免改变受试物化学性质或物理性质。③多成分受试物（混合物）应按配方配制，以使染毒制剂准确地反映原混合物（即其成分不应被选择性地悬浮或溶解）。④制剂应减少总实验容积，利用溶剂或赋形剂的量不应过多。⑤制剂应易于准确染毒。⑥制剂 pH 范围尽可能为 5～9。⑦不能用酸或碱使受试物解离，且避免改变肠道或肾小管内 pH。

7. 生物材料收集

（1）血液采集：分终末和非终末采血技术。终末采血是指实验结束（终末实验）以处死动物方式采血。一般情况总循环血量为 55～77 ml/kg 体重。血液总量取决于物种、性别、年龄、健康和营养状况。对于同一物种，较大动物单位体重总血量比较小动物少，老龄和肥胖动物比年轻和正常体重动物单位体重含血量少。非终末采血是在清醒动物身上单次或多次采血。对健康、无明显不良反应的动物，单次采血不超过动物总血量 15%，可在 3～4 周后重复采血；多次采血每 24 小时不应超过总血量的 1% [0.6 ml/kg 体重]。单次采血量低于动物总血量 15%，对动物不会有影响；若取血量为总血量 15%～20%，则会出现心排血量或血压降低等副作用；若取血量为总血量的 30%～40%，则会引起缺血性休克；若取血量超过 40%，则可引起约 50%的猪或大鼠死亡。

大、小鼠若少量采血，可选用尾尖采血法。若尾静脉不能满足较大采血量，大、小鼠也可用眼眶静脉丛穿刺采血，但要求在麻醉状态下操作。在无替代方法的特殊情况下，2 周后才能考虑用动物恢复的眼眶静脉丛再次取血。这项技术应由训练良好的工作人员操作，且只能用动物一只眼睛。不赞成在无麻醉条件下，用眼球摘除法取血。在毒物动力学研究中，大鼠采血可采用尾静脉、全麻下心脏穿刺、全麻下外颈静脉和总颈动脉插管。兔和豚鼠可从耳缘静脉、颈静脉或隐静脉采血。较大动物可从隐静脉、头静脉、颈静脉等浅表静脉采血。

（2）尿液采集：大鼠和小鼠可用代谢笼收集尿液。在毒物动力学研究中，对半衰期长（数小时以上）的受试物可用代谢笼收集尿液；对半衰期短的受试物可在全麻下经尿道或经腹壁插管至膀胱收集尿液。对犬可用接尿法或导尿法。

（3）胆汁采集：在毒物动力学研究中，可直接插管至胆总管，其尖端应接近肝门区的分叉点。大鼠胆汁一般达 0.5～1.0 ml / h。插管后应立即给予受试物，因胆盐不能再循环时，胆汁成分会发生改变。对有胆囊的实验动物（如豚鼠和家兔），应在胆囊基底部结扎胆囊，以免胆囊延缓经胆汁消除。

（4）粪便采集：大鼠和小鼠可在代谢笼下部安装粪尿分离器，进而便于粪便收集。对犬和猴直接取新鲜粪，剔去表层，取内层粪进行后续分析。

（5）取脏器：实验动物处死后 30 分钟内取出各种脏器，观察脏器的外形、颜色、边界、大小、质地和切面等情况，对指定脏器称重，计算脏器系数或脏体比。中华预防医学会环境病理学组推荐的实验动物病理解剖标准操作程序为：①将动物固定在解剖板上，解剖颈部后取颌下腺、腮腺、局部淋巴结等；②取一侧乳腺及腹部皮肤，开腹并扩展切口，取胰、脾、生殖器官、肾、肾上腺、直肠、胃、十二指肠、空肠、回肠、肠系膜淋巴结和肝脏等；③开胸后取舌、喉、气管、甲状腺、甲状旁腺、食管、心、肺和胸腺；④剥离左后肢，取肌肉、坐骨神经、股骨，再取头皮、耳，然后打开颅腔，取脑神经、脑组织、垂体，最后暴露脊髓并取出脊髓。部分组织低温保存待用；部分新鲜组织需放入 10%中性福尔马林（甲醛）溶液或其他固定剂固定 12～24 小时后，常规石蜡包埋、切片，进行 H&E 染色或其他特殊染色检查。病理固定标本需要用锋利刀和剪取统一组织部位（不同动物之间），组织块体积与固定剂容量比不小于 10，需在动物处死后 30 分钟内置于固定剂内。

8. 动物麻醉与处死方法

（1）动物麻醉：根据对不同动物麻醉持续时间，分为短效（30 分钟）、中效（120 分钟）和长效（长于 120 分钟）麻醉剂联合用药。短效用药：对啮齿类动物多用乙醚，对大动物可用硫喷妥钠（10～25 mg/kg，i.v.或 i.p.）；中效用药推荐用塞拉嗪+氯胺酮，剂量：啮齿类动物（5mg/kg+100 mg/kg，i.m.），大动物（2mg/kg+10 mg/kg，i.m.）；长效用药常用戊巴比妥钠，剂量：啮齿类动物（35～50 mg/kg，i.p.），大动物（30 mg/kg，i.v.或 i.p.），对大鼠也可用乌拉坦（1500 mg/kg，i.m.）。

麻醉过程中必须对动物仔细观察，并对多个系统进行检查，检查指标：循环系统（心率、脉搏、血压、心电图、外周灌流量、体温）和呼吸系统（呼吸频率）相关体征。麻醉过程确定麻醉深度是非常重要的步骤，进行手术的最佳麻醉状态是意识和痛觉丧失并松弛。麻醉时和麻醉后必须检查动物体温，若发现体温降低，应使用加热灯、加热垫升高体温。麻醉终止后，动物要经历和麻醉过程相同但顺序相反的几个时期，即耐受期、兴奋期、痛觉丧失期。

（2）安死术（euthanasia）：是指用公众认可和人道主义的方法处死动物，使动物没有惊恐或焦虑而安静、无痛苦地死亡。小鼠、大鼠和豚鼠的安死方法有断头、脱颈，吸入含 80%CO_2 气体、适宜挥发性麻醉剂（乙醚、氟烷等），注射戊巴比妥钠，且均伴有放血；家兔的安死方法有戊巴比妥钠注射、撞击、脑定位猛击，且均伴有放血；犬、猫及大型动物实施任何安死术前，都应使用镇静剂，然后用戊巴比妥钠注射伴有放血。安死术后，动物出现心跳、呼吸停止和反射缺失，方可确认动物死亡，也可通过放血或取出心脏、毁损大脑、断头、切除内脏、出现尸僵等确保动物死亡。安死方法对动物物种和年龄应是适宜的，且无痛苦，不引起兴奋，能快速导致意识丧失和死亡。选择哪种安死术需要根据待处死动物的感觉能力而不是根据实验观察者或操作者的主观感觉。安死术方法的最重要标准是保证动物中枢神经系统立即达到失去痛觉的早期抑制作用。安死方法应可靠、可重复和不可逆。处死动物不应和其他动物在同一房间内。

七、思 考 题

1. 动物实验结果外推到人有哪些不确定因素？
2. 在毒理学研究中，如何避免动物与人之间的种属差异？
3. 简述毒理学动物实验设计原则和方法。
4. 如何获得正确可靠的动物实验结果？
5. 一项完整的动物实验流程包括哪些内容？

（农清清　王　华　徐德祥）

实验二 毒物代谢动力学研究与实验技术

一、教学目的与意义

1. 掌握毒物代谢（动力学）研究的方法。
2. 理解毒物代谢（动力学）研究的意义。
3. 了解毒物代谢（动力学）研究的基本内容和参数。

二、背 景 资 料

毒物代谢动力学（毒代动力学）是运用毒物代谢动力学的原理，探讨外源化学物毒性或不良作用发生和发展规律的一门交叉边缘学科。这门学科主要研究毒性剂量下的化学物外源化学物或其代谢产物在生物体内随时间变化的动态过程，包括它们在体内的吸收（absorption）、分布（distribution）、代谢（metabolism）和排泄（excretion），简称 ADME，随时间变化的动态规律。相对于化学物对机体的毒性作用而言，它更注重化学物在机体内的行为，为解释化学物暴露和毒性作用之间的关系提供科学依据。

由于实验动物和人体在解剖、生理、生化代谢等方面存在不同程度的差异，因此，将实验动物安全性研究结果外推到人类是一项十分复杂的工作。传统的方法是在动物实验中找到阈剂量或未观察到毒性作用剂量（NOAEL），然后根据安全系数外推到人类的安全剂量。在大多数情况下，由于种属间差异的复杂性和多样性，这样的方式并不理想。因而进行毒性作用机制及其在种属间差异的研究越来越重要，其中定性和（或）定量地研究毒物在种属间的 ADME 的差异是其中重要的部分。

外源化学物的 ADME 过程与其毒性作用的关系十分密切。外源化学物的毒性作用取决于化学物到达作用部位的量及在该部位的作用时间。化学物能否到达作用部位，取决于化学物从接触部位吸收到体循环和通过血液分布到作用部位的能力。化学物在作用部位的浓度和作用时间取决于其在体内的消除速度，即代谢和排泄。并且，很多化学物的毒性作用往往与其代谢转化成为一个毒性作用更大的代谢物或反应中间体有关。对化学物的毒性作用的研究和对其代谢过程的研究是密不可分的，暴露于化学物的代谢物可能与特异性暴露于原化学物同等重要甚至更重要。另外，多次暴露情况下，由于机体对化学物处置过程（如代谢和排泄）的能力是有限的。当这种能力饱和或达到极限时，化学物在体内的不断蓄积最终会达到对机体产生毒性作用的水平。可见，毒性作用的出现和化学物外源化学物的 ADME 过程的关系密切，毒代动力学的研究结果可以用于解释对应毒效学研究的结果。

三、案 例 与 问 题

（一）案例

有机磷农药是磷酸酯类、硫代磷酸酯类有机磷化合物，其结构式中多为甲氧基（$CH_3O—$）或乙氧基（$C_2H_5O—$）。研究表明有机磷农药对硫磷（二乙基-对硝基苯基-硫代磷酸酯，

$$H_5C_2 \quad \overset{\underset{\parallel}{S}}{\underset{P}{}}—O——NO_2$$

）经由呼吸道、皮肤和消化道等不同途径进入人体。经家兔腹腔注射

1.5 mg/kg 对硫磷及经口 3 mg/kg 对硫磷染毒后，对硫磷的吸收过程发生非常快，为（33.00±15.41）小时，随后发生的是较慢的分布过程。大鼠皮下注射 ^{32}P 对硫磷后，脂肪、肝脏、肾脏和唾液腺内放射性最高，胃肠道壁、甲状腺、脾脏和肺脏次之，肌肉和骨髓最低，对硫磷因其高脂溶性，广泛储存于脂肪内，可导致中毒时间延长，出现临床症状反复等情况，并可通过血脑屏障侵入中枢神经系统。对硫磷主要在肝脏微粒体内进行生物转化，代谢涉及的细胞色素 P450 主要包括 CYP1A2、CYP2B6、CYP2C9、CYP2C19、CYP3A4、CYP3A5 及 CYP3A7。大鼠体内染毒对硫磷结果发现，肺和脑组织中对硫磷代谢率仅为肝脏中同样反应最大速率的20%和 3%，但在肺脏和脑组织中对硫磷更多的转化为对氧磷。对硫磷摄入体内后代谢会生成毒性更大的对氧磷，而后还要经过复杂的酶促解毒反应及结合反应等一系列生物转化而解毒及排出体外。对氧磷是对硫磷的代谢激活的主要产物，也是对硫磷发挥毒理学作用的主要活性形式，其抑制胆碱酯酶活性的能力是对硫磷的 300 倍。^{32}P 研究对硫磷在尿中排泄的情况，结果发现其在体内代谢产物中，磷酸盐和对硝基苯酚大部分于 24 小时内被排泄，其后 2～3 天为持续排泄痕量。

（二）问题

甲基对硫磷与对硫磷同属于硫代磷酸酯类有机磷农药。以对硫磷的代谢转化试验为参照和比较，如何通过实验研究甲基对硫磷的吸收、分布与储存、代谢、排泄等过程及其特征。

1. 甲基对硫磷经何种途径进入体内？
2. 甲基对硫磷在机体内的主要分布器官及分布规律（模型）是什么？
3. 涉及参与甲基对硫磷代谢的酶主要有哪些？代谢激活及灭活的规律有哪些？
4. 甲基对硫磷在体内的排泄规律有哪些？

四、课题设计与实验指导

课题名称：对硫磷与甲基对硫磷代谢动力学实验

（一）毒代动力学实验的设计

1. 受试物 毒代动力学实验中受试物的纯度、活性、稳定性等应与毒性研究中所使用的受试物一致，并且都是人类可接触的物质。给药量和给养方式也要和毒性研究的一致，因为这两者均能影响化学物的吸收。应确认受试物中已知的或可能存在的杂质，一般含量低于 0.1%的杂质不需要提供鉴定资料，除非有特殊毒性。

基于检测的考虑，有时需要将受试物进行放射性标记。放射性标记就是用放射性核素取代化学物分子的一种或几种原子而使它能被放射性探测技术识别和追踪。它与未标记的相应化学物具有相同的化学及生物学性质，不同的只是它带有放射性。使用放射性标记的测试物有利于识别各种形式的代谢物，并能够在研究结束时对所有受试物来源的代谢物的代谢过程有一个更全面的掌握。放射性标记法具有更高的分析灵敏度和特异性，如 ^{14}C 通常用来标记有机物质，其他具有适宜衰减速率和中等能量的如 β 放射性核素也可以使用。当对受试物进行放射性标记时，放射性标记应该标记在分子代谢稳定的位置。若已知化学物要进行水解，则需采用双标记法，即用两个不同的放射性核素对水解的两部分在水解之前进行标记，并对分子的两部分进行跟踪研究。如果受试物分子的某部分与所研究的活性高度相关，可以只对这部分进行标记。受试物的放射性元素标记率通常应该大于 95%，未标记率如果大于 2%就要谨慎使用。如果未做放射性标记的受试物能够达到研究目的，优先考虑使用未标记的化学物。

2. 实验动物 进行毒物代谢实验的研究目的是为了更好地解释毒性研究的结果，因此，所选择的实验动物必须与毒性作用的研究一致。常见的毒代动力学研究一般采用合适品种、年轻的雄性和（或）雌性大鼠作为实验对象。动物的体重变化不应该超过平均体重的20%。最初的毒代动力学研究使用一种性别就可以。如果受试物存在性别相关的毒性差异时，研究对象可只选择对毒性更敏感的性别。如果有另外的研究目的则需要补充相应的实验动物，如：①种间差异的比较研究。②探索毒代动力学参数随年龄变化的规律；③探讨易感因素，如处于不同生理状态（如妊娠、糖尿病、先天性代谢障碍等）的动物对受试物的易感性。

评价和解释毒代动力学数据就需要收集足够数量的生物样本并对每个样本在实验过程中随时间的变化进行详细的描述。毒理相关实验一般要求每组中每种性别的动物三只或四只，以保证每种剂量水平至少可以获得三个数据。如果考虑到实验过程中动物的死亡或偶然事故，那么每组中每种性别需要四个或四个以上的动物。当毒代动力学个体间的表现差异很大时，每组则需要更多的动物数。

另外有一种主要考察组内变异的实验设计，采用复合采样法而不是序列采样法。这个设计借用了群体毒代动力学的思想，选取数量更多的动物，但是减少采样频率，这样可以减少采样过程对动物的应激。并且当毒代动力学和毒效学研究同时进行时，可以节省动物。

3. 暴露途径　毒代动力学研究的测试物暴露途径一般为人类常见的暴露途径（即经口、经呼吸道和经皮肤），为了便于结果的解释应选择与毒效学研究一样的暴露途径。毒性研究中，饮水或饲料加药的方式常见，在估计胃肠道的吸收情况时，可以优先选择灌胃法。受试物通过饲料和饮水摄入或者直接以药丸的形式摄入的毒代动力学行为不同，后者能简化毒代动力学数据的分析和解释。常见的是毒性研究中采用一种暴露途径和方法进行，当进行毒代动力学研究时，选用相同或相关的暴露途径/方法获得系统性的数据。这样获得的数据可以外推用于和暴露途径相关的危险度评价。

当采用皮肤接触的暴露途径时，动物在给药之前的16～24小时应将肩背部的毛发去掉。测试物被均匀地涂抹在皮肤上并用合适的覆盖物保护。当采用吸入暴露途径通常采用锥形吸氧鼻罩和罩住头部的设备完成给药。一些研究设计也可以采用静脉注射途径给药。理论上讲，静脉注射被认为是能100%吸收的，不仅有利于准确估计重要的毒代动力学参数，而且可以作为一个参考剂量来确定其他暴露途径的吸收程度。药丸给药和非药丸给药两种暴露途径随时间推移血药浓度的变化情况如图2-1所示。单独的静脉给药因受试物直接进入循环系统而不存在药物的吸收阶段。静脉给药有静脉推注或静脉滴注，进药部位通常为颈静脉或股静脉。

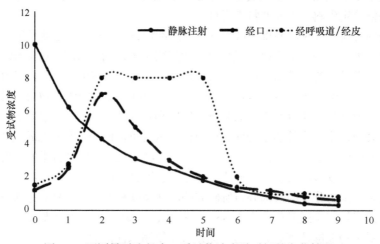

图 2-1　不同暴露途径中，受试物浓度随时间的变化情况

4. 剂量水平 不同的实验指南对剂量水平的选择不同,一般选择 1~3 个水平。如果是选择一个剂量水平,可以选择无毒性作用的剂量;选择两个剂量水平可以选择最小毒性作用水平(即观察到作用的最低水平)和无毒性作用水平(即未观察到作用的水平);考虑到检验效能和斜率系数就需要选择 3 个剂量水平,通常高剂量是低剂量的倍数。设置更多的剂量水平可以更好地描述某种化学物剂量依赖性的行为特征,特别是剂量-反应关系是线性关系的(图 2-2 的曲线 A 和 B)或剂量-反应关系包括线性和非线性部分(图 2-2 曲线 C 和 D)。通过用对数线性转换,消除量与剩余浓度成正比的部分可以转换成线性曲线。曲线 C 和 D 的非线性部分代表消除量是浓度非依赖性的。

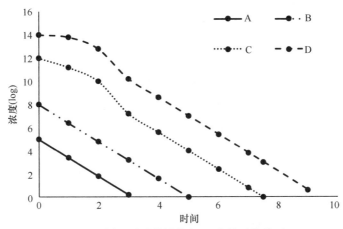

图 2-2 剂量(对数转换)-反应关系的类型

5. 给药方案 毒代动力学研究一般采用单次暴露的给药方式。例如,经口和静脉注射时,一般采用单次给药。经呼吸道或皮肤途径时,一般采用特定时间段内的单次持续暴露。经呼吸道和经皮暴露途径的毒代动力学研究需要有足够长的暴露时间以确保体内药物浓度能够达到稳定的状态,同时尽力减少动物的不适和应激。采用经皮暴露途径时,至少暴露 6 小时并在暴露结束时需对暴露部位进行清洁,回收不被皮肤吸收的药物。采用经呼吸道暴露途径时,使用锥形吸氧鼻罩或只作用于头部的设备给药 4~6 小时。这种特殊的给药设备可以避免受试物在动物体表沉积,避免动物舔梳皮毛时经消化道或直接经皮吸收,影响结果。但是,如果皮肤通透性很低或者使用伊丽莎白项圈可以避免动物舔梳皮毛的情况下,也可以让动物全身处于给药装置内。评价剂量水平、暴露途径、性别或物种的因素对受试物毒物代谢动力学的影响时,设定几个剂量水平进行单次暴露的实验就能达到目的。

重复给药或注射给药的方式用得较少,但能获得额外的信息。如果需要做重复给药的毒代动力学研究,那么重复给药的时间一般为 5 天~3 周。为了更好地解释重复给药的毒效学研究结果就需要开展重复给药的毒代动力学研究,特别是当受试物单一剂量暴露时,实验动物就发生了生化、形态或功能变化的情况。如果受试物引起酶的诱导或失活,一般在重复给药几天后可以观察到酶的变化,且通常会伴随着毒代动力学其他结果的变化。另外,如果受试物的消除半衰期较长,也需要采用重复给药的毒代动力学设计来准确地确定受试物在组织中的蓄积程度或体内持续存在的潜力。

6. 生物样品收集 选择何种排泄物或组织样本进行检测一般可以根据预实验提供的信息来确定。多数的实验指导都会介绍排泄物、血液或血浆样本的收集,但对于如何收集和优先收集哪些生物样本会有不同的观点。

在暴露后的几个时间点收集排泄物并进行分析可以获得受试物的吸收程度、生物转化、暴露途径、消除速率等信息。使用专门设计的代谢室可以单独收集尿液和粪便。呼出的废气样本可以通过收集呼出的挥发性物质和代谢物的那种管子收集。吸收程度的测量和总质量的计算需要分析动物尸体中受试物的含量，同时也需要分析某些组织中的含量。经皮暴露途径的实验，需要对皮肤清洗液、任何和经皮暴露有关的容量、设备或保护罩中残留的测试物进行检测。经呼吸道摄入途径的研究可以通过检测回收的受试物的量，从暴露总量中减去回收量得出从肺部吸入的受试物的量。

为了评估动物的整体暴露情况，需要在几个时间点进行血浆或血液的采集。如果待分析物和细胞有高亲和力，则应采集血液而不是血浆。如果要联合分析靶器官特异性毒性，可以收集靶组织并检测受试物的含量，其结果可能与靶器官特异性毒性的程度相关。大多数情况下，优先考虑收集全血而不是组织，这样可以对同一个动物进行连续的测量，极大降低了不同个体间数据的变异。微透析技术可以克服血液或组织取样的限制，可以在体内对各种基质中某种待测物进行连续监测，如组织细胞外液、血浆、胆汁或脑脊髓液。这种技术是用一个含有透析膜的探针插入感兴趣的基质，小的分子扩散到探测器被收集，而像与蛋白质结合的这种大分子化学物则被挡在膜外。采集到的液体在分析前不需要进行进一步清洁或清理。受试物的浓度可以直接在感兴趣的组织或替代组织中精确地测量到。

当需要检测受试物在组织中的分布情况，全身放射自显影是一种很好的技术，可用来检测动物体内放射性标记的受试物在某段时间内的分布变化。另一种分析毒物分布的方法是在给药后的某个时间段内，连续采集相应的组织样本并测量其中受试物的含量。实验结束时需要收集和存储（冷冻）动物残存的组织或尸体，用于计算受试物的质量总数。

7. 采样时间和次数 检测排泄物和呼出气体样本中待测物的含量需要在给药后立即开始监测。对于经呼吸道吸入的情况，则需要在暴露期结束时检测。采样时间一般需要持续 7 天或至少 3 个半衰期或持续到血药浓度为 C_{max} 的 $1/20\sim1/10$ 或直到 90% 或 95% 的暴露量被回收时为止，达到任何一种情况都可以停止采样。暴露量被回收的百分比通常是通过检测排泄物中累计放射能来确定，有时还需要测量呼出气体中的量。很多化学物的排泄主要是通过肾脏代谢为尿液，变为水溶性物质。因此，很多实验指导中都会规定在给药的第一天频繁地收集尿液（如 $0\sim6$ 小时，$6\sim12$ 小时和 $12\sim24$ 小时）。

体液样品一般采集血液或血浆，偶尔采集胆汁、尿液或哺乳动物的乳汁。我们的目标是要得出从暴露开始，体内原受试物和（或）特定代谢产物的浓度随时间变化的关系（图 2-1）。实际操作中，采样一般开始较早，并持续进行直到样本中化学物的浓度达到仪器的检测限后，才开始正式采集用于检测的样本。正式采样的次数和频率要足够多才能确定浓度-时间的变化关系，而采样次数随给药途径、给药方法不同而有变化，同时与受试物的代谢过程也有关。代谢过程可能包括一个、两个或更多的阶段，如吸收阶段、平衡阶段和消除阶段。采集的样本应该覆盖各个阶段，一般在吸收阶段需要 $2\sim3$ 个样；在 C_{max} 附近至少需要 3 个样；消除阶段需要 $4\sim5$ 个样。三个阶段的确定需要参考预实验的结果。对于血液或血浆样本，在药丸给药后的 24 小时内需要收集 $8\sim12$ 个样品。对于某些化学物，24 小时内仅仅收集 5 个样品就可以用于计算两个重要的毒物代谢动力学参数：最大浓度（C_{max}）和浓度-时间曲线下面积（图 2-3）。在毒代动力学研究中，采样次数尽量满足暴露评价的要求，但要注意不可过于频繁以至于引起动物过度的生理应激反应。采集血样的同时需要定期监测血细胞比容。因为采集过多的血不仅会影响动物的健康，也会影响受试物毒代动力学的结果。每只动物总采血量不能超过其总血量的 $15\%\sim30\%$。

24 小时均匀间隔采集的 $4\sim8$ 个样品可用于推导日均水平。如果是随着时间的推移需要测定待测物在组织中的分布情况，无论是通过放射自显影法还是按时间处理动物来检测，采样次数可以参考上述对体液的要求。如前所述，也可以采用微透析方法来代替血液或组织采样，避免过多采血和牺牲动物。

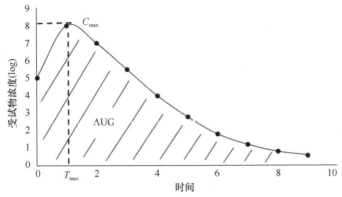

图 2-3 毒代动力学重要参数示意图

8. 单次给药和重复给药比较 重复给药会影响受试物的毒代动力学行为，如改变受试物的吸收程度、诱导或抑制受试物的代谢等。一些测量值如 AUC 或 C_{max} 也会发生改变。比较单次和重复给药后的代谢的变化可以推断代谢酶是否被诱导或被抑制，当然更直接的是测量暴露组织或动物体内酶的活性或代谢产物形成的速度。

单次给药后，药物浓度迅速下降直到低于检出限，难以评价生物蓄积能力。重复的给药方式可以用于确定生物蓄积程度和蓄积的组织。生物蓄积性高的化学物一般具有低的清除率（clearane，Cl）值或更长的清除半衰期，对这些参数进行准确的描述需要一个可靠的浓度与时间曲线的末端斜率。重复给药时要注重对代谢物的测量，选择特异性强的分析方法重点测量靶组织或蓄积组织（如脂肪）中活性形式的代谢物浓度。

9. 暴露途径和物种比较 众所周知，不同的暴露途径影响受试物的吸收、分布、生物转化，相关动力学参数和毒性也会有差异。经口给药，受试会会发生"首过效应"，即化学物在肝脏中发生代谢，改变其在全身的输送。如果肝脏代谢可以解毒，经呼吸道暴露将相对于经口暴露对机体产生更大的毒性。如果受试物有肝毒性，经口给药对肝的毒性作用将比别的途径更严重。毒性作用研究中暴露途径的选择，主要参考化学物在生产和使用过程中人类可能的暴露途径。毒代动力学中，不同暴露途径的差异可以用于解释对应毒效学研究中的差异，并且对风险评估有更大的意义。

从实验动物到人类的跨物种外推是毒理学家所面临的难题。在毒性反应中物种之间的差异来源于不同物种毒代动力学的差异（如吸收程度、代谢活化的程度等），也可能和物种之间的敏感性有关。某些毒性机制并不能用于人类的安全性评价或风险评估。例如，已知某种化学品的毒性作用模式和人类、实验动物的相对灵敏度的数据，用于预测人类的毒性和安全性时仍需要慎重。此外，人类成年个体之间毒代动力学结果存在很大差异，成人与儿童之间及人类生长的不同阶段毒代动力学的结果都有很大差异。如在出生后的最初几天，一些屏障如皮肤、血脑屏障通透性最大，而体内代谢酶活性相对较低，肾小球的过滤速度低，因而新生儿阶段的消除化学物的能力最低。在确定人类可接受的化学物暴露水平的实验中，由于存在种间差异和人类个体的变异性，通常采用 10 倍安全系数，也称为不确定性系数。

（二）毒物代谢动力学实验的检测和分析

1. 检测物质 在血液中或其他系列样品中需要检测的物质应当包括受试物本身和（或）一种、多种代谢物，特别是那些有毒性的代谢物。如果测试物的生物转化很快则不容易检测到，如血液中发生的水解反应或进入肝脏时的首过代谢。在这种情况下，可以分析受试物的初级代谢物来代替原化学物。掌握受试物的可能代谢途径对于预测代谢产物和选择分析方法都是非常有用的。一般的代谢途径的信息可以在毒理学教材和商业的代谢数据库中查找，商业数据库还提供化学结构、亚结构和某些特征等信息。

选择分析方法时需要事先了解受试物在生物基质中的行为。活性太高而难以直接测量的物质可以通过捕集代谢产物或反应中间产物以形成一个稳定的反应产物再进行间接测定。内源性分子，如血红蛋白或谷胱甘肽，已用于这样的方法。对于化学物可逆地与血浆和组织蛋白结合的情况，在选择检测方法时应该予以考虑。一般的研究只检测血浆中未结合的或游离的化学物的浓度，正是这种未结合状态的物质才可以供组织摄取并产生生物活性。选择的检测方法要能够将未结合的待测物从有大量蛋白质结合发生的生物样品中区分开来。如果化学物很少和蛋白质发生结合，那么样本中总化学物的测量结果就可以代表游离化学物的情况。

排泄物中需要检测的物质包括受试物本身、主要的代谢产物和分解产物。如果受试物有放射性的标记，可通过全身放射自显影法或者收集样本后通过液体闪烁仪等来确定组织中的分布情况。

2. 检测方法　受试物和生物样本中代谢产物的分析方法包括色谱法、放射性核素标记法、电化学、免疫学和生物学方法。

色谱法包括高效液相色谱法（HPLC）、气相色谱法（GC）和色谱-质谱联用法（LC-MS、LC-MS/MS、GC/MS、GC-MS/MS 方法）等。为了识别排泄物中的原化学物和代谢产物，色谱法可以联合质谱进行分析，其中液相色谱串联质谱（LC-MS/MS）成为了定量测量和鉴定分析物的首选方法。

如果需要鉴定代谢产物，一般要求代谢物的含量大于暴露剂量的 5%～10%。对于受试物本身或其代谢产物都有活性时，应该选择能同时测定受试物和代谢产物的检查方法，以检查质量守恒并阐明药物在体内的转归。这种情况下，放射性核素标记法和色谱-质谱联用法具有明显的优点。

应用放射性核素标记法测定血液中物质的浓度时可以配合色谱法，以保证有良好的检测特异性。如果某些受试物难以用上述检测方法，可选用免疫学或生物学方法。放射免疫法和酶标免疫法具有一定的特异性，灵敏度高，但受试物和代谢产物、内源性物质间常有交叉反应，影响其特异性。在使用这样的方法时，需要提供实验依据证明其特异性。生物学方法的特异性较差，尽可能选择特异性较高的方法（如色谱法）并进行平行检测以证明方法的可靠性。

对方法进行确证一般应进行以下几方面的考察：

（1）特异性：必须证明待测物是预期的分析物，内源性物质和其他代谢物不得干扰样品的测定。对于色谱法至少要分析 6 个不同个体空白生物样品色谱图、空白生物样品外加对照物质色谱图及给予受试物后的生物样品色谱图。

（2）标准曲线与定量范围：根据待测物的浓度与响应的相关性，用回归分析方法（如用加权最小二乘法）获得标准曲线。标准曲线高低浓度范围为定量范围，在定量范围内浓度测定结果应达到试验要求的精密度和准确度。

（3）精密度与准确度：要求选择 3 个不同浓度的质控样品同时进行方法的精密度和准确度的考察。低浓度选择在定量下限附近，其浓度在定量下限的 3 倍以内；高浓度接近于标准曲线的上限；中间选一个浓度。

（4）定量下限：是标准曲线上的最低浓度点，要求至少能满足测定 3～5 个消除半衰期时样品中的受试物浓度，或峰浓度的 1/20～1/10 时的受试物浓度，其准确度应在真实浓度的 80%～

120%范围内，批内和批间相对标准差应小于20%。

（5）样品稳定性：根据具体情况，对含受试物的生物样品在室温、冰冻或冻融条件下及不同存放时间进行稳定性考察，以确定生物样品的存放条件和时间。还应注意储备液的稳定性及样品处理后的溶液中分析物的稳定性。

（6）提取回收率应考察高、中、低3个浓度的提取回收率，其结果应精密和可重现。

3. 对受试物暴露总量的分析和评估　对排泄物、组织和动物尸体测量获得的数据对研究结束时计算给药总剂量具有重要意义。若使用放射性标记的测试物就会使这部分的计算相对简单直接。具体来讲，需要对研究过程中收集的所有排泄物的量进行测定，如收集呼出的气体，任何组织或动物尸体。研究进行期间和研究结束后都需要对给药装置进行冲洗，冲洗的液体需要进行收集和检测。对于皮肤暴露研究，给药设备、防护罩和暴露后的皮肤清洗液也要收集定量。最后计算总回收量，这个数值理想情况下等于施用剂量的100%±5%。

五、毒物代谢动力学试验主要方法与技术

【题目】　**甲基对硫磷的代谢转化试验**

甲基对硫磷（para-thion-methyl）俗称甲基1605，是一种有机磷杀虫剂，纯品为白色结晶，工业产品为带蒜臭的黄棕色油状液体，难溶于水，易溶于有机溶剂和植物油，高温或遇碱易分解。甲基对硫磷杀虫谱广，主要用于防治多种农业害虫。甲基对硫磷可经呼吸道、消化道和皮肤吸收，经皮肤的吸收率相对较低，急性经口毒性大鼠LD_{50}为14～42 mg/kg，小鼠LD_{50}为18.3～32.1 mg/kg，急性经皮毒性大鼠LD_{50}为67 mg/kg，属高毒性农药。甲基对硫磷的生化作用是抑制胆碱酯酶。甲基对硫磷进入体内后能迅速与体内胆碱酯酶结合，形成磷酰化胆碱酯酶，使胆碱酯酶分解胆碱能神经末梢分泌的神经递质乙酰胆碱的能力丧失，导致神经系统乙酰胆碱的积聚，从而产生一系列中枢和周围神经系统功能障碍。磷酰化胆碱酶酯酶一般约48小时即"老化"不易复能。

【目的与原理】

甲基对硫磷经各种途径吸收入血后，通过血液转运到全身各组织器官，再经过一系列复杂的生物转化（代谢转化）后，通过各种途径排出体外。通过上述变化，甲基对硫磷原形在体内不断被代谢降解，同时又生成新的代谢产物。测定染毒后不同时间内甲基对硫磷原形或其代谢产物在血液、组织或排泄物中的含量，可以了解甲基对硫磷在机体内的毒物代谢动力学特征，如吸收、分布、消除的特点及组织蓄积情况、可能作用的靶器官等，还可以通过数学模型和公式，求出各项毒物代谢动力学参数，同时还可以据此试验采用分离纯化的方法来确定甲基对硫磷的主要代谢产物的化学结构，检测其毒性并推测甲基对硫磷在体内的可能代谢途径和作用性质，为探讨甲基对硫磷的毒性作用机制提供科学依据。

【仪器与试剂】

1. 实验室常用仪器与试剂　分析天平、电子秤、灌胃或注射器材、采血或解剖器材、超声波清洗器、离心机等；乙醇、生理盐水、甲基对硫磷标准品（纯度不低于98%，如果使用放射性核素标记的甲基对硫磷，其放射化学纯度不应低于95%）等。

2. 分析仪器　紫外分光光度计、荧光分光光度计、薄层层析仪、气相色谱仪、高效液相色谱仪、气质或液质联用仪、液体闪烁计数仪等。

【操作步骤】

1. 建立甲基对硫磷及其代谢产物的检测分析方法

（1）色谱和化学的方法：根据实验室条件并查阅相关文献，尽量选择如高效液相色谱法、气相色谱法等比较先进的检测方法，要求方法的专一性强、灵敏度高、线性范围要求最低检出浓度达到 $10^{-12} \sim 10^{-9}$ g/ml 或 g/g 水平，准确度应达到回收率在 75%～125%。精密度要求批间变异系数小于 10%。如果选用化学方法，可选用紫外、层析、色谱等技术。

（2）放射性核素示踪法

1）放射性核素应标记在甲基对硫磷分子骨架或具有重要功能的基团上。

2）标志物要稳定。

3）标志物要达到一定的纯度，其纯度不低于 95%。

4）根据放射性核素射线的性质来建立测定放射活性的方法，结果以每分钟衰变数 DPM 表示。

5）可结合薄层层析等技术来进一步检测被示踪物质的性质和含量。

2. 选择实验动物

（1）动物的物种选择：原则上应尽量选择与人具有相同代谢途径的动物种类，同时尽可能选择与其他毒理学试验相同的动物种类，并能出现典型毒性作用的动物。一般首选大鼠，周龄为 6～12 周，也可以根据需要选择小鼠、家兔或犬。

（2）动物的年龄、性别、数量的选择：一般选用成年动物，体重波动不超过均值的 20%，性别要求每一试验组动物雌、雄各半。雌性动物应选用未产过仔和未妊娠的。数量每组动物数不少于 5 只，非啮齿类动物的数量可酌情减少。

（3）饲养条件：试验前动物在动物房至少应进行 3～5 天的环境适应和检疫观察。实验动物饲养条件、饮用水、饲料应符合国家标准和有关规定（实验动物饲养条件应符合 GB 14925—2010、饮用水应符合 GB 5749—2006、饲料应符合 GB 14924.2—2001 的有关规定）。动物室温度应为 22℃± 3℃，相对湿度 30%～70%，照明为明暗各 12 小时。做代谢试验时尤要注意饲料不应含有干扰成分。收集粪尿时，应使用单笼饲养的有机玻璃代谢笼。

3. 染毒

（1）剂量的选择：如果设两个剂量组，低剂量组应低于最大无作用剂量，高剂量组剂量应能产生中毒，但不会引起严重中毒甚至死亡，两个剂量水平应使甲基对硫磷或其代谢产物足以在排泄物中测出。一般应考虑选用 0.20 LD_{50} 和 0.75 LD_{50}。如果试验中仅设置一个剂量水平，该剂量理论上应使甲基对硫磷及其代谢产物可以在排泄物中测出，并不产生明显的毒性，同时应提供合理的理由说明不设置两个剂量水平的原因。放射性剂量的选择原则是满足试验目的的最小剂量，防止因放射强度太大导致放射性损伤，影响毒物动力学特征的改变。可通过预实验来确定，一般大鼠放射性剂量为 100～250 μCi/kg，小鼠为 10～250 μCi/只。

（2）染毒方式：原则上应选择与人类的接触方式相同或与已知的其他毒理学试验相同的途径，如灌胃、注射、吸入或经皮等。为了解外源化学物的毒物代谢动力学特征，常选用静脉注射的染毒方式。在选择溶剂或介质时应确保不会对受试物的代谢动力学有影响。

4. 样品制备

（1）取样时间：染毒后，选择不同时间点收集生物样本。取血时间点应在受试物代谢的不同时相中均有分布，这可通过预实验来摸索。一般采样时间点不应少于 7 个，采样持续时间应大于 4.5 个 $T_{1/2}$。采集尿、粪样品的时间不应小于 2 天，胆汁样品不应小于 24 小时，组织样本采用分批处死动物取样。

（2）样品处理：如采用放射性核素标记的方法检测受试物或其代谢物的含量时，放射性核素示踪样品按表 2-1 所示方法处理。

（3）样本测量：采用均相测量法。样本经过淬灭校正后以每克组织或每毫升血浆中每分钟放射性衰变数 DPM 表示。

表 2-1　放射性核素示踪样品处理方法

样品或试剂	加入量	备注
组织	0.1 g	湿重
血浆	0.1 ml	
粪	0.1 ml（或 0.1g）	加水制成匀浆液取 0.1 ml 或烘干研成粉末取 0.1 g
尿/胆汁		离心后直接取样测定
高氯酸	0.2 ml	
过氧化氢	0.4 ml	
正丁醇	1 滴	
消化混合液	0.1 ml	80 ℃水浴消化 45 分钟，加蒸馏水 1 ml，即获得样本的消化混合液
闪烁液	3～5 ml	闪烁液配方（避光保存） 0.4%～0.6%PPO* 0.01%～0.03%POPOP* 二甲苯（或甲苯）与 Triton X-100（比例 2∶1）

*：PPO 即 2,5-二苯基噁唑；POPOP 即 1,4-双-（5-苯基噁唑基-2）苯；Triton X-100：乙二醇聚氧化烯异辛基酚醚

5. 检测项目

（1）血液内甲基对硫磷浓度的动态变化：在动物染毒后的不同时相采血，每个时相的动物数不应少于 3 只。测定结果以每毫升血浆中甲基对硫磷浓度或含量或放射性强度为纵坐标，时间为横坐标，在半对数坐标纸上做毒物-时间曲线。用已编制的毒代动力学计算机程序进行曲线拟合，分析速率类型和动力学房室模型的基本特征，求出毒物动力学方程及毒物动力学参数。

（2）胃肠道消失率/吸收率观察

1）在体试验：经灌胃方式染毒，于灌胃后不同时间处死动物，取出胃肠道及其内容物做成匀浆，测定甲基对硫磷含量或放射性水平。以灌胃后即刻处死动物的胃肠道回收量为 100%。观察各组动物在不同时相受试物含量或放射性从胃肠道的消失情况，以测得的不同时相受试物回收量的百分数为纵坐标，时间为横坐标，于半对数坐标纸上作图，可求得甲基对硫磷或其放射性在胃肠道的消失速率。

2）离体实验（体胃肠道孵育试验）：将甲基对硫磷注入离体胃肠道后结扎两端，于 37 ℃ Kreb's 液中振荡孵育 1 小时，测定甲基对硫磷的回收率。估计其在胃肠道中的吸收速率。

（3）在主要器官或组织中的分布观察：于染毒后不同时间处死动物，采集主要脏器或组织如肝、肾、脑等不同器官或组织进行甲基对硫磷含量或放射性测定。找出甲基对硫磷含量或浓度最高的脏器或组织，探讨受试物的靶器官，计算总回收率，判断甲基对硫磷的蓄积程度。文献显示甲基对硫磷有生殖毒性，还可以检测羊水和胎体内的浓度和分布。

（4）受试物排泄的测定

1）经胃肠道（粪）和肾脏（尿）的排泄：染毒动物置于装备有粪尿分离器的有机玻璃代谢笼内单笼饲养，在规定时间内收集染毒动物的粪便和尿液，测定甲基对硫磷的含量或其放射性。如需做代谢物的结构分析，则应把收集尿液的容器置于冰浴中并注意避光。

2）经胆汁排泄的测定：动物在轻度乙醚麻醉下行动物胆道插管，待动物清醒后给动物经灌胃染毒，收集不同时间胆汁，测定受试物或代谢产物含量（放射性）。

（5）毒物的生物转化测定：根据甲基对硫磷的化学结构和文献资料，估计经生物转化后可能的代谢产物，建立相应的分析方法，分析手段如薄层色谱、气相色谱、液相色谱、质谱、红外光谱等，有时需用放射性标记，做放射性薄层扫描分析。具体可分为整体试验法和体外试验法。

1）整体试验法：动物染毒后在不同时间收集尿液、胆汁等样品进行鉴定。

2）体外试验法：在体外代谢条件下采用肝微粒体、酶活性系统和受试物于 37 ℃振荡培养，经提取、纯化后进行代谢物的结构鉴定。

【数据处理和结果评价】

1. 根据具体的试验类型，将数据汇总。选择科学合理的数据处理及统计学方法，并说明所用软件的名称、版本和来源。

2. 根据试验结果，给出甲基对硫磷进入机体的主要途径、各个途径的吸收速率和程度，甲基对硫磷及其代谢产物在脏器、组织和体液中的分布特征，生物转化的速率和程度，排泄的主要途径、速率和能力。

3. 分析评价甲基对硫磷在机体内是否存在蓄积，推测甲基对硫磷在体内的可能代谢途径及有无增毒或减毒的发生。

六、思 考 题

1. 甲基对硫磷在体内是如何代谢的？

2. 进行毒物代谢动力学研究时，如何选择合适的染毒剂量？

3. 不同的染毒途径对代谢动力学试验结果的影响有哪些？

4. 毒物代谢动力学研究的计算机软件主要有哪些？

（段燕英　李煌元）

实验三　一般毒性研究与实验技术

一、教学目的与意义

1. 学习外源化学物一般毒性试验的设计思路和实验方法。
2. 掌握一般毒性试验的实施原则、结果评价要点及其科学意义。
3. 通过试验，培养和提高学生文献查阅、综合设计、试验操作及结果分析的能力，为实际工作奠定基础。

二、背景资料

一般毒性亦称基础毒性，指实验动物单次、多次或长期染毒所产生的综合毒性效应，是与特殊毒性（致癌、致突变、致畸及生殖发育毒性）相对应的概念。对外源化学物进行一般毒性评价是毒理学重要的基础内容，可为外源化学物安全性评价和风险评估提供基础数据，在我国不同类型化学物（化学品、食品、药品、农药、化妆品等）的管理法规程序中均规定了相应的评价程序和方法。

一般毒性作用根据接触毒物的时间长短，可分为急性毒性、亚急性毒性、亚慢性毒性和慢性毒性作用，通过试验对相应毒性进行评价，可确定受试物毒性作用的表现和性质、靶器官、毒性作用的剂量-反应（效应）关系，确定损害的可逆性。此外，为了评价化学物对机体接触和暴露部位造成的局部损伤和刺激等，还需进行局部毒性试验。

（一）急性毒性试验

急性毒性试验是指一次或 24 小时内多次给予实验动物受试物后，观察动物在短期内出现的各种中毒症状及死亡情况，初步了解受试物的毒性作用特征和剂量-反应（效应）关系，为急性毒性分级、标签管理、其他毒理学试验剂量选择以及制定生产和应用过程中的防护措施提供科学依据。急性毒性试验根据染毒途径的不同，可分为急性经口毒性试验（acute oral toxicity test）、急性吸入毒性试验（acute inhalation toxicity test）和急性经皮毒性试验（acute dermal toxicity test）。

（二）局部毒性试验

局部毒性是指机体暴露于化学物后，在其接触和暴露部位造成的局部毒性损伤、刺激和（或）变态反应等。人们在实际生产和生活环境中接触化学毒物时，这类损伤作用经常发生，可严重影响健康。因此局部毒性评价在多种化学物的毒理学安全性评价程序中均为重要内容，我国化学品、农药、化妆品和消毒产品的毒理学评价程序均规定其为必做项目。评价局部毒性作用的常用方法有皮肤刺激/腐蚀性试验（dermal irritation/corrosion toxicity test）、眼刺激/腐蚀性试验（eye irritation/corrosion toxicity test）、皮肤变态反应（致敏）试验（skin sensitization test）等。

（三）短期、亚慢性和慢性毒性试验

短期重复剂量毒性指试验动物或人连续接触外源化学物 14～30 天所产生的中毒效应；亚慢性毒性指实验动物或人连续较长期（约为生命周期的 1/10）接触外源化学物所产生的中毒效应；慢性毒性是指实验动物或人长期（无统一、严格的时间界限，可为终身染毒）

接触外源化学物所产生的毒性效应。在实际生活和工作中，人类对环境中的化学物一般是较低剂量的长期、重复接触，急性毒性试验难以评价低毒或长期低剂量接触可能导致慢性中毒的化学物，且机体对一次大剂量染毒和多次重复染毒的反应亦可能不同，故需对化学物的短期、亚慢性或慢性毒性进行评价，其相应的评价试验分别为短期重复剂量毒性试验（repeated-dose toxicity test）、亚慢性毒性试验（subchronic toxicity test）和慢性毒性试验（chronic toxicity test）。

三、案例与问题

（一）案例

随着农业发展水平的不断提高，我国创制的新农药品种越来越多，农药的安全性问题日益受到人们重视。氯胺嘧草醚，化学名称为 N-苯基-2-（4,6-二甲氧基-2-嘧啶氧基）-6-氯-苄胺（Ⅰ），是在对具有我国自主知识产权的农药先导结构 2-嘧啶氧基-N-芳基苄胺类化合物进行优化时发现的棉花田除草活性化合物。对氯胺嘧草醚的除草活性研究发现，其对棉田主要杂草的除草活性较高，杀草谱较广，施药方法简单且生产成本较低，具有一定开发潜力。

为明确氯胺嘧草醚的毒性，为该农药安全使用提供毒理学依据，对其进行了一般毒性评价。

（二）问题

1. 对氯胺嘧草醚进行一般毒性评价，需进行哪些准备工作？
2. 氯胺嘧草醚拟在农业部申请新农药原药正式登记，需进行哪些一般毒性试验项目？
3. 如何开展氯胺嘧草醚的一般毒性试验并进行评价？

四、课题设计与实验指导

课题名称：氯胺嘧草醚的一般毒性试验与评价

（一）一般毒性试验前的准备工作

在进行正式毒理学一般毒性试验前，应尽可能掌握氯胺嘧草醚的相关信息，包括化学结构、产品成分、理化性质等；通过查阅相关文献资料，了解其化学结构类似物的一般毒性，在生产和使用场所、生活环境中存在的形式，人类实际接触方式和可能吸收途径等。

氯胺嘧草醚为 2-嘧啶氧基-N-芳基苄胺类化合物的结构优化产物，产品为 98%氯胺嘧草醚原药，白色颗粒，有刺激气味，不溶于水，主要通过喷雾形式应用于棉田除草。研发单位前期已成功开发了与其拥有相同先导结构相关农药，如油菜田除草剂草剂丙酯草醚、异丙酯草醚和溴嘧草醚（ZJ0777）、玉米田除草活性物 ZJ2528、水稻田除草活性物 ZJ0862、棉花田除草活性物 SIOC0426 和 SIOC0991 等。

（二）一般毒性试验项目的确定

根据我国农业部令第 10 号《农药登记资料规定》（2007 年）要求，一般新农药原药进行正式登记，需提供急性经口毒性试验、急性经皮毒性试验、急性吸入毒性试验、皮肤刺激试验、眼刺激试验、皮肤致敏试验、亚慢性毒性试验（90 天大鼠喂养试验）等一般毒性试验资料，必要时还应提供 6 个月至 2 年的慢性和致癌性试验结果。按照上述要求，氯胺嘧草醚若要申请新农药正式登记，至少需完成急性经口、经皮、吸入毒性试验、皮肤和眼刺激试验、皮肤致敏试验和亚慢性毒性试验。

（三）氯胺嘧草醚一般毒性试验及其结果评价

试验项目确定后，依据我国现行的国家标准《农药登记毒理学试验方法》（GB 15670—1995）设计试验方案、开展试验并对结果进行评价。

1. 实验动物的选择　急性毒性试验一般选用成年大鼠，体重 180～220g，亚慢性和慢性毒性试验常选用初断乳大鼠，4～6 周龄，雌雄各半。皮肤刺激试验和眼刺激试验常选择健康成年家兔，体重 2～3kg，皮肤致敏试验选择健康成年豚鼠，体重 250～300g。

2. 剂量设计与染毒

（1）剂量设计原则：急性毒性试验一般根据查阅资料及预实验结果，选择恰当的计算半数致死剂量（LD_{50}）的方法，参考各方法要求确定实验分组和各组的剂量；一般至少设 4～5 个剂量组，各剂量组间应有适当的剂量间距，出现不同程度的毒性效应（死亡率）。亚慢性毒性试验和慢性毒性试验至少设 3 个受试物剂量组和 1 个阴性（溶剂）对照组，一般以 $1/20\ LD_{50}$～$1/5\ LD_{50}$ 作为最高剂量，各组组距以 2～4 倍为宜。局部毒性实验常使用原药进行试验。

（2）急性毒性与局部毒性试验的剂量设计与染毒：试验时 98%的氯胺嘧草醚原药根据需要进行粉碎过筛或用玉米油配置成所需浓度。根据资料收集及预实验结果，氯胺嘧草醚的急性经口毒性试验按限量法设染毒剂量为 5000mg/kg 体重，灌胃染毒；急性吸入毒性试验按限量法设染毒剂量为 2000mg/m³，动式吸入染毒 2 小时；急性经皮毒性试验按限量法设染毒剂量为 2000mg/kg 体重，敷贴 4 小时；家兔眼刺激试验将粉状受试物 0.1g 倒入左侧眼结膜囊内，右侧以蒸馏水为正常对照；家兔皮肤刺激试验将受试物 0.5g 用玉米油湿润后涂布于左侧皮肤去毛区，右侧以玉米油为对照，敷贴 4 小时后用温水洗净。

（3）亚慢性毒性试验的剂量设计与染毒：参考大鼠急性经口毒性试验结果，设 3 个剂量组（62mg/kg 体重、250 mg/kg 体重、1000 mg/kg 体重）和 1 个阴性对照组（0mg/kg 体重）。将 98% 氯胺嘧草醚按大鼠进食量为体质量的 8%混入饲料，配成受试物含量分别为 775 mg/kg、3125 mg/kg、12 500 mg/kg 的饲料，为保证其稳定性，每 3 周配制 1 次；对照组饲料为不加受试物的全价营养辐照灭菌饲料。每日上午定时添加足量饲料，连续 90 天。

3. 试验实施及指标观察　按设计方案进行试验，设计合理的实验记录表格对实验过程和结果进行客观真实的记录，包括动物中毒发生发展过程、死亡情况、相关指标检测结果等。

4. 氯胺嘧草醚的一般毒性评价　急性毒性试验结果显示，98%氯胺嘧草醚的急性经口毒性、急性经皮毒性、急性吸入毒性均属低毒；对眼、皮肤无刺激性。但吸入毒性试验和眼刺激试验表现出轻微症状，提示氯胺嘧草醚在生产和使用过程中应重点加强对眼和鼻的防护，防止其与眼睛黏膜和鼻黏膜接触。亚慢性毒性试验结果显示，高剂量组雄鼠总蛋白、白蛋白及球蛋白明显升高；中高剂量组雌鼠及高剂量组雄鼠心、肝等脏器湿重及脏器系数明显升高；中高剂量组大鼠肾小管上皮细胞混浊肿胀、水样变性。大鼠 90 天慢性经口最大无作用剂量：雌鼠为 77.37mg/kg，雄鼠为 73.55mg/kg，推荐每日容许摄入量（ADI）值为 0.073mg/kg。

急性毒性试验基本流程见图 3-1。

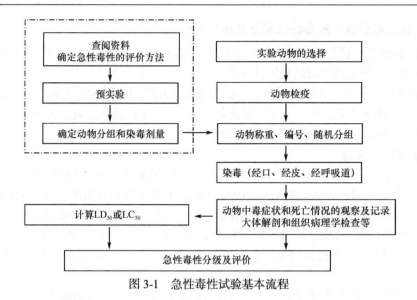

图 3-1　急性毒性试验基本流程

五、一般毒性试验主要方法与技术

（一）急性经口毒性试验

【目的与原理】

急性经口毒性试验是在 24 小时内一次或多次灌胃给予实验动物一定剂量的受试物后，观察其发生的各种中毒表现及其严重程度、死亡特征和死亡数量，并经统计分析获得 LD_{50}，对受试物进行急性经口毒性评价。

【实验动物】

健康成年小鼠或大鼠，雌雄各半，动物总数和每组动物数根据所选择 LD_{50} 计算方法而确定。

【器材与试剂】

动物体重秤、电子天平、烧杯、容量瓶、吸管、注射器、灌胃针、解剖器械（外科剪刀、镊子、止血钳等）、防护手套。

受试物、苦味酸乙醇饱和溶液、品红乙醇饱和溶液。

【试验步骤】

1. 动物实验前准备　健康动物的选择、性别识别。

2. 动物称重、编号与随机分组　实验动物分配到各实验组和对照组必须遵循随机的原则，以保证实验中非处理因素均衡一致。将实验动物按性别称重、编号，编号一般采用染色法（用苦味酸或品红乙醇饱和溶液在动物不同部位被毛上染色标示），根据体重大小依次排序，按随机分组方法分配到各组。一般在同一试验中，组内个体间体重差异应小于 10%，各组间平均体重差异应小于 5%。

3. 剂量设计与分组　根据查阅资料及预实验结果和所选择的计算 LD_{50} 的方法确定实验组数和各组的剂量。

4. 受试物的配制

（1）受试物的量取：①固体化学物采用称量法，即根据拟配制浓度，称取相应重量的受试物，加溶剂溶解或稀释，倒入容量瓶中继续加溶剂至刻度；②液体化学物一般采用吸量法，即根据拟配制浓度计算出应吸取液态受试物的体积（计算公式为 $X=A \cdot V/d$，其中 X 为吸取受试物的体积，A 为拟配制受试物的浓度，V 为容量瓶容积，d 为受试化学物的比重），加入容量瓶中，加溶剂至刻度。

（2）受试物的稀释：①等容量稀释法：按照设计剂量，分别稀释配制成不同浓度的受试物溶液，对各剂量组的动物给予相同单位体积的受试物。②等浓度稀释法：将受试物配成一种浓度，各剂量组的实验动物将给予不同体积的受试物，以达到相应染毒剂量。

5. 灌胃染毒　灌胃前应对实验动物禁食，大鼠隔夜禁食，小鼠禁食 4 小时，正常饮水。灌胃方法：采用专用小鼠或大鼠灌胃针进行灌胃。将实验动物固定成垂直体位，腹部面向操作者，注意使动物的上消化道固定成一直线；右手持注射器，将灌胃针头由动物口腔侧插入，避开牙齿，沿咽后壁缓缓滑入食管，若遇阻力可轻轻上下滑动探索，一旦感觉阻力减小时，即可深入至胃部；如动物挣扎，应停止进针或将针拔出，切勿强行插入，以免穿破食管或误入气管，导致动物死亡。一般进针深度，小鼠为 2.5～4cm，大鼠为 4～6cm；一次灌胃体积，小鼠为 0.2～1ml，大鼠为 1～4ml。

6. 动物中毒体征和死亡情况观察　染毒后注意观察动物中毒的发生、发展过程及死亡数和死亡时间，并做好相关实验记录。观察应包括皮肤、被毛、眼、黏膜及呼吸系统、泌尿生殖系统、消化系统和神经系统等，特别要注意有无震颤、惊厥、流涎、腹泻、呆滞、嗜睡和昏迷等，根据中毒的表现和特点可大致确定靶器官。对于死亡动物和观察期满处死的动物进行尸体解剖，先肉眼观察，若发现有异常的组织或脏器应做病理组织学检查。观察时间为 14 天，实验开始和结束时称量并记录动物体重，观察期内每周至少称量动物体重 1 次。

7. LD₅₀计算　计算 LD_{50} 的方法有多种，其中较常用的有改进寇氏法、霍恩法、序贯法和 Bliss 法，根据实验前所设计方法求出 LD_{50} 及其 95%的可信区间。如毒性反应存在性别差异，应分别求出不同性别动物的 LD_{50}。

（1）改进寇氏法：利用剂量对数与死亡率呈 S 形曲线而设计的方法。该法计算简便，准确率高，是较为常用的方法。一般设 5～10 个剂量组，要求每个染毒剂量组动物数相同，6～10只/组为宜，各剂量组组距呈等比级数，死亡率呈正态分布，最低剂量组死亡率<20%，最高剂量组死亡率>80%。实验结束后根据下列公式计算受试物的 LD_{50} 及其 95%可信区间。计算公式为：

$$m=Xk-i\left(\sum p-0.5\right)$$

$$S_{m}=i\sqrt{\sum\frac{pq}{n}}$$

式中，m：$\lg LD_{50}$；i：相邻两剂量组的对数剂量差值；Xk：最大剂量的对数值；p：死亡率；q：存活率（$q=1-p$）；$\sum p$：各剂量组死亡率总和；n：每组动物数。

（2）霍恩（Horn）法：利用剂量对数与死亡率（反应率）的转换数（概率单位）呈直线关系而设计的方法。该法使用动物数少，结果可直接查表（表 3-1、表 3-2）求出 LD_{50} 及其 95%可信区间，使用简便，但其 LD_{50} 的 95%可信区间范围较大，方法精确度有限。霍恩法推荐使用 4 个染毒剂量组，要求每组动物数相等，一般 10 只/组，雌雄各半，剂量按等比级数排列。在设计剂量时可根据化学毒物致死剂量范围的宽窄考虑选择 2 个染毒剂量系列。

系列Ⅰ：剂量组距为 2.15 倍，剂量系列为 $1×10^t$、$2.15×10^t$、$4.64×10^t$、$10×10^t$……，$t=0$，$±1$，$±2$，$±3$……

系列Ⅱ：剂量组距为 3.16 倍，剂量系列为 $1×10^t$、$3.16×10^t$、$10×10^t$、$31.6×10^t$……，$t=0$，$±1$，$±2$，$±3$……

依据每组动物数、组距和每组动物死亡数，查表（表 3-1、表 3-2）即可求出受试化学毒物

的 LD_{50} 及其 95%可信区间。

（3）序贯法：又称平均数法、阶梯法或上-下法。该法利用序贯设计原理，先以一个剂量进行试验，如动物死亡，则以下一个较小剂量试探，若仍死亡则以更小剂量试探；如动物存活，则以较大剂量试探，依次类推，最终求出 LD_{50}。该法仅适用于动物快速发生中毒反应或死亡的化学毒物，对引起迟发性死亡的化学物不适用。实验后根据下列公式计算受试物的 LD_{50} 及其95%可信区间。计算公式为：

$$LD_{50}=\frac{1}{n}\sum xf$$

$$S=\left[\frac{n\sum x^2 f-(\sum xf)^2}{n^2(n-1)}\right]^{1/2}$$

式中，n：使用动物总数；x：各剂量组的剂量；f：各剂量组使用的动物数。

（4）Bliss 法：又称最大似然性法（maximum likelihood method）。我国《新药临床前毒理学研究指导原则》及《新药（西药）毒理技术要求规范》均推荐使用。Bliss 法实验设计要求相对简单，但计算比较复杂，各数值均加权后再计算，现多利用计算机软件进行运算。

表 3-1　霍恩法组距 2.15 倍 LD_{50} 计算表

| 各剂量组动物死亡数（只） | | | | 剂量1=0.464 剂量2=1.00 ×10' 剂量3=2.15 剂量4=4.64 | | 剂量1=1.00 剂量2=2.15 ×10' 剂量3=4.64 剂量4=10.0 | | 剂量1=2.15 剂量2=4.64 ×10' 剂量3=10.0 剂量4=21.5 | |
| 组1 | 组2或 | 组3 | 组4 | | | | | | |
组1	组3	组2	组4	LD_{50}	95%可信区间	LD_{50}	95%可信区间	LD_{50}	95%可信区间
0	0	3	5	2.00	1.37-2.91	4.30	2.95-6.26	9.26	6.36-13.5
0	0	4	5	1.71	1.26-2.33	3.69	2.71-5.01	7.94	5.84-10.8
0	0	5	5	1.47	--	3.16	--	6.81	--
0	1	2	5	2.00	1.23-3.24	4.30	2.65-6.98	9.26	5.70-15.0
0	1	3	5	1.71	1.05-2.78	3.69	2.27-5.99	7.94	4.89-12.9
0	1	4	5	1.47	0.951-2.27	3.16	2.05-4.88	6.81	4.41-10.5
0	1	5	5	1.26	0.926-1.71	2.71	2.00-3.69	5.84	4.30-7.94
0	2	3	5	1.71	1.01-2.91	3.69	2.17-6.28	7.94	4.67-13.5
0	2	3	5	1.47	0.862-2.50	3.16	1.86-5.38	6.81	4.00-13.5
0	2	4	5	1.26	0.775-2.05	2.71	1.69-4.41	5.84	3.60-9.50
0	2	5	5	1.08	0.741-1.57	2.33	1.60-3.99	5.01	3.44-7.30
0	3	3	5	1.26	0.740-2.14	2.71	1.59-4.62	5.84	3.43-9.95
0	3	4	5	1.03	0.665-1.75	2.33	1.43-3.78	5.01	3.08-8.14
1	0	3	5	1.96	1.22-3.14	4.22	2.63-6.76	9.09	5.66-14.6
1	0	4	5	1.62	1.07-2.43	3.48	2.31-5.24	7.50	4.98-11.3
1	0	5	5	1.33	1.05-1.70	2.87	2.26-3.65	6.19	4.87-7.87
1	1	2	5	1.96	1.06-3.60	4.22	2.29-7.75	9.09	4.94-16.7
1	1	3	5	1.62	0.866-3.01	3.48	1.87-6.49	7.50	4.02-16.7
1	1	4	5	1.33	0.737-2.41	2.87	1.59-5.20	6.19	3.42-11.2
1	1	5	5	1.10	0.661-1.83	2.37	1.42-3.95	5.11	3.07-8.51
1	2	2	5	1.62	0.818-3.19	3.48	1.76-6.37	7.50	3.80-14.8
1	2	3	5	1.33	0.658-2.70	2.87	1.42-5.82	6.19	3.05-12.5
1	2	4	5	1.10	0.550-2.20	2.37	1.19-4.74	5.11	2.55-10.2
1	3	3	5	1.10	0.523-2.32	2.37	1.13-4.99	5.11	2.43-10.8
2	0	3	5	1.90	1.00-3.58	4.08	2.16-7.71	8.80	4.66-16.6
2	0	4	5	1.47	0.806-2.67	3.16	1.74-5.76	6.81	3.74-12.4
2	0	5	5	1.14	0.674-1.92	2.45	1.45-4.13	5.28	3.13-8.89
2	1	2	5	1.90	0.839-4.29	4.08	1.81-9.23	8.80	3.89-19.9
2	1	3	5	1.47	0.616-3.50	3.16	1.33-7.53	6.81	2.86-16.2
2	1	4	5	1.14	0.466-2.77	2.45	1.00-5.98	5.28	2.16-12.9
2	2	2	5	1.47	0.573-3.76	3.16	1.24-8.10	6.81	2.66-17.4

续表

组1	组2	组3	组4	剂量1=0.464 剂量2=1.00 剂量3=2.15 剂量4=4.64 ×10^f		剂量1=1.00 剂量2=2.15 剂量3=4.64 剂量4=10.0 ×10^f		剂量1=2.15 剂量2=4.64 剂量3=10.0 剂量4=21.5 ×10^f	
组1	组3	组2	组4	LD_{50}	95%可信区间	LD_{50}	95%可信区间	LD_{50}	95%可信区间
2	2	3	5	1.14	0.406-3.18	2.45	0.875-6.85	6.28	1.89-14.8
0	0	4	4	1.96	1.18-3.26	4.22	2.53-7.02	9.09	5.46-15.1
0	0	5	4	1.62	1.27-2.05	3.48	2.74-4.42	7.50	5.90-9.53
0	1	3	4	1.96	0.978-3.92	4.22	2.11-8.44	9.09	4.54-18.2
0	1	4	4	1.62	0.893-2.92	3.48	1.92-6.30	7.50	4.14-13.6
0	0	3	5	2.00	1.37-2.91	4.30	2.95-6.26	9.26	6.36-13.5
0	0	4	5	1.71	1.26-2.33	3.69	2.71-5.01	7.94	5.84-10.8
0	0	5	5	1.47	--	3.16	--	6.81	--
0	1	2	5	2.00	1.23-3.24	4.30	2.65-6.98	9.26	5.70-15.0
0	1	3	5	1.71	1.05-2.78	3.69	2.27-5.99	7.94	4.89-12.9
0	1	4	5	1.47	0.951-2.27	3.16	2.05-4.88	6.81	4.41-10.5
0	1	5	5	1.26	0.926-1.71	2.71	2.00-3.69	5.84	4.30-7.94
0	2	2	5	1.71	1.01-2.91	3.69	2.17-6.28	7.94	4.67-13.5
0	2	3	5	1.47	0.862-2.50	3.16	1.86-5.38	6.81	4.00-13.5
0	2	4	5	1.26	0.775-2.05	2.71	1.69-4.41	5.84	3.60-9.50
0	2	5	5	1.08	0.741-1.57	2.33	1.60-3.99	5.01	3.44-7.30
0	3	3	5	1.26	0.740-2.14	2.71	1.59-4.62	5.84	3.43-9.95
0	3	4	5	1.03	0.665-1.75	2.33	1.43-3.78	5.01	3.08-8.14
1	0	3	5	1.96	1.22-3.14	4.22	2.63-6.76	9.09	5.66-14.6
1	0	4	5	1.62	1.07-2.43	3.48	2.31-5.24	7.50	4.98-11.3
1	0	5	5	1.33	1.05-1.70	2.87	2.26-3.65	6.19	4.87-7.87
1	1	2	5	1.96	1.06-3.60	4.22	2.29-7.75	9.09	4.94-16.7
1	1	3	5	1.62	0.866-3.01	3.48	1.87-6.49	7.50	4.02-16.7
1	1	4	5	1.33	0.737-2.41	2.87	1.59-5.20	6.19	3.42-11.2
1	1	5	5	1.10	0.661-1.83	2.37	1.42-3.95	5.11	3.07-8.51
1	2	2	5	1.62	0.818-3.19	3.48	1.76-6.37	7.50	3.80-14.8
1	2	3	5	1.33	0.658-2.70	2.87	1.42-5.82	6.19	3.05-12.5
1	2	4	5	1.10	0.550-2.20	2.37	1.19-4.74	5.11	2.55-10.2
1	3	3	5	1.10	0.523-2.32	2.37	1.13-4.99	5.11	2.43-10.8
2	0	3	5	1.90	1.00-3.58	4.08	2.16-7.71	8.80	4.66-16.6
2	0	4	5	1.47	0.806-2.67	3.16	1.74-5.76	6.81	3.74-12.4
2	0	5	5	1.14	0.674-1.92	2.45	1.45-4.13	5.28	3.13-8.89
2	1	2	5	1.90	0.839-4.29	4.08	1.81-9.23	8.80	3.89-19.9
2	1	3	5	1.47	0.616-3.50	3.16	1.33-7.53	6.81	2.86-16.2
2	1	4	5	1.14	0.466-2.77	2.45	1.00-5.98	5.28	2.16-12.9
2	2	2	5	1.47	0.573-3.76	3.16	1.24-8.10	6.81	2.66-17.4
2	2	3	5	1.14	0.406-3.18	2.45	0.875-6.85	6.28	1.89-14.8
0	0	4	4	1.96	1.18-3.26	4.22	2.53-7.02	9.09	5.46-15.1
0	0	5	4	1.62	1.27-2.05	3.48	2.74-4.42	7.50	5.90-9.53
0	1	3	4	1.96	0.978-3.92	4.22	2.11-8.44	9.09	4.54-18.2
0	1	4	4	1.62	0.893-2.92	3.48	1.92-6.30	7.50	4.14-13.6

表3-2　霍恩法组距3.16倍LD_{50}计算表

组1	组2	组3	组4	剂量1=0.316 剂量2=1.00 剂量3=3.16 剂量4=10.0 ×10^f		剂量1=1.00 剂量2=3.16 剂量3=10.0 剂量4=31.6 ×10^f	
组1	组3	组2	组4	LD_{50}	95%可信区间	LD_{50}	95%可信区间
0	0	3	5	2.82	1.60-4.95	8.91	5.07-15.7
0	0	4	5	2.24	1.41-3.55	7.08	4.47-11.2
0	0	5	5	1.78	--	5.62	--
0	1	2	5	2.82	1.36-5.84	8.91	4.30-18.5
0	1	3	5	2.24	1.08-4.64	7.08	3.42-14.7
0	1	4	5	1.78	0.927-3.41	5.62	2.93-10.8
0	1	5	5	1.41	0.891-2.24	4.47	2.82-7.08

各剂量组动物死亡数（只）组 1 组 2 组 3 组 4 或 组 1 组 3 组 2 组 4				剂量 1=0.316 剂量 2=1.00 剂量 3=3.16 剂量 4=10.0	$\times 10^t$	剂量 1=1.00 剂量 2=3.16 剂量 3=10.0 剂量 4=31.6	$\times 10^t$
				LD_{50}	95%可信区间	LD_{50}	95%可信区间
0	2	2	5	2.24	1.01-4.97	7.08	3.19-15.7
0	2	3	5	1.78	0.801-3.95	5.62	2.53-12.5
0	2	4	5	1.41	0.682-2.93	4.47	2.16-9.25
0	2	5	5	1.12	0.638-1.97	3.55	2.02-6.24
0	3	3	5	1.41	0.636-3.14	4.47	2.01-9.92
0	3	4	5	1.12	0.542-2.32	3.55	1.71-7.35
1	0	3	5	2.74	1.35-5.56	8.66	4.26-17.6
1	0	4	5	2.05	1.11-3.80	6.49	3.51-12.0
1	0	5	5	1.54	1.07-2.21	4.87	3.40-6.98
1	1	2	5	2.74	1.10-6.82	8.66	3.48-21.6
1	1	3	5	2.05	0.806-5.23	6.49	2.55-16.5
1	1	4	5	1.54	0.632-3.75	4.87	2.00-11.9
1	1	5	5	1.15	0.537-2.48	3.65	1.70-7.85
1	2	2	5	2.05	0.740-5.70	6.49	2.34-18.0
1	2	3	5	1.54	0.534-4.44	4.87	1.69-14.1
1	2	4	5	1.15	0.408-3.27	3.65	1.29-10.3
1	3	3	5	1.15	0.378-3.53	3.65	1.20-11.2
2	0	3	5	2.61	1.01-6.77	8.25	3.18-21.4
2	0	4	5	1.78	0.723-4.37	5.62	2.29-13.8
2	0	5	5	1.21	0.554-2.65	3.83	1.75-8.39
2	1	2	5	2.61	0.768-8.87	8.25	2.43-28.1
2	1	3	5	1.78	0.484-6.53	5.62	1.53-20.7
2	1	4	5	1.21	0.318-4.62	3.83	1.00-14.6
2	2	2	5	1.78	0.434-7.28	5.62	1.37-23.0
2	2	3	5	1.21	0.259-5.67	3.83	0.819-17.9
0	0	4	4	2.74	1.27-5.88	8.66	4.03-18.6
0	0	5	4	2.05	1.43-2.94	6.49	4.53-9.31
0	1	3	4	2.74	0.968-7.75	8.66	3.06-24.5
0	1	4	4	2.05	0.843-5.00	6.49	2.67-15.8
0	1	5	4	1.54	0.833-2.85	4.87	2.63-9.01
0	2	2	4	2.74	0.896-8.37	8.66	2.83-26.5
0	2	3	4	2.05	0.711-5.93	6.49	2.25-18.7
0	2	4	4	1.54	0.604-3.92	4.87	1.91-12.4
0	2	5	4	1.15	0.568-2.35	3.65	1.80-7.42
0	3	3	4	1.54	0.555-4.27	4.87	1.76-13.5
0	3	4	4	1.15	0.463-2.88	3.65	1.47-9.10
1	0	4	4	2.61	0.953-7.15	8.25	3.01-22.6
1	0	5	4	1.78	1.03-3.06	5.62	3.27-9.68
1	1	3	4	2.61	0.658-10.4	8.25	2.08-32.7
1	1	4	4	1.78	0.528-5.98	5.62	1.67-18.9
1	1	5	4	1.21	0.442-3.32	3.83	1.40-10.5
1	2	2	4	2.61	0.594-11.5	8.25	1.88-36.3
1	2	3	4	1.78	0.423-7.48	5.62	1.34-23.6
1	2	4	4	1.21	0.305-4.80	3.83	0.966-15.2
1	3	3	4	1.21	0.276-5.33	3.83	0.871-16.8
2	0	4	4	2.37	0.539-10.4	7.50	1.70-33.0
2	0	5	4	1.33	0.446-3.99	4.22	1.41-12.6
2	1	3	4	2.37	0.307-18.3	7.50	0.970-58.0
2	1	4	4	1.33	0.187-9.49	4.22	0.592-30.0
2	2	2	4	2.37	0.262-21.4	7.50	0.830-67.8
2	2	3	4	1.33	0.137-13.0	4.22	0.433-41.0
0	0	5	3	2.61	1.19-5.71	8.25	3.77-18.1

各剂量组动物死亡数（只）组 1　组 2　组 3　组 4 或 组 1　组 3　组 2　组 4				剂量 1=0.316 剂量 2=1.00 剂量 3=3.16 剂量 4=10.0	$\times 10^t$	剂量 1=1.00 剂量 2=3.16 剂量 3=10.0 剂量 4=31.6	$\times 10^t$
				LD_{50}	95%可信区间	LD_{50}	95%可信区间
0	1	4	3	2.61	0.684-9.95	8.25	2.16-31.5
0	1	5	3	1.78	0.723-4.37	5.62	2.29-13.8
0	2	3	3	2.61	0.558-12.2	8.25	1.76-38.6
0	2	4	3	1.78	0.484-6.53	5.62	1.53-20.7
0	2	5	3	1.21	0.467-3.14	3.83	1.48-9.94
0	3	3	3	1.78	0.434-7.28	5.62	1.37-23.0
0	3	4	3	1.21	0.356-4.12	3.83	1.13-13.0
1	0	5	3	2.37	0.793-7.10	7.50	2.51-22.4
1	1	4	3	2.37	0.333-16.9	7.50	1.05-53.4
1	1	5	3	1.33	0.303-5.87	4.22	0.958-18.6
1	2	3	3	2.37	0.244-23.1	7.50	0.771-73.0
1	2	4	3	1.33	0.172-10.3	4.22	0.545-32.6
1	3	3	3	1.33	0.148-12.1	4.22	0.467-38.1

（5）限量试验：如受试物的毒性很低，或只是在某种特殊条件下才对人体有毒性作用时，可采用限量试验，即只进行一个剂量组的试验，说明"存在"或"不存在"某种毒性。一般选择大鼠或小鼠 20 只，雌雄各半，单次染毒剂量不超过 5g/kg 体重，对于食品毒理学试验限量可为 15g/kg 体重。若限量试验中实验动物无死亡，则认为最小致死剂量大于该限量；若实验动物死亡数低于 50%，则认为 LD_{50} 大于限量；若实验动物死亡数高于 50%，则应重新设计，进行常规的急性毒性试验。

【试验结果分析及急性经口毒性评价】

根据实验动物中毒体征、死亡时间和 LD_{50}，分别参照受试物种类相应的急性经口毒性分级标准评定受试物的急性毒性大小及毒性特征。

（二）急性吸入毒性试验

【目的与原理】

经呼吸道急性毒性试验常用于研究气态、蒸气态、气溶胶、烟尘、粉尘状的外源化学物对机体的损害，通过试验可求出其半数致死浓度（LC_{50}）并进行急性毒性分级。经呼吸道吸入染毒可分为静式染毒和动式染毒，一次吸入性染毒 2 小时或 4 小时，观察实验动物中毒反应，并根据受试物浓度和动物死亡情况计算 LC_{50}，为急性吸入毒性分级、制订防护措施提供依据。

【实验动物】

健康成年小鼠或大鼠，雌雄各半，动物总数和每组动物数根据所选择 LC_{50} 计算方法而确定。

【器材与试剂】

静式吸入染毒柜或动式吸入染毒柜、动物体重秤、吸管、解剖器械（外科剪刀、镊子、止血钳等）、防护手套。

受试物、苦味酸乙醇饱和溶液、品红乙醇饱和溶液。

【试验步骤】

1. 动物实验前准备 健康动物的选择、称重、编号，随机分组。

2. 剂量设计与分组 根据查阅资料及预实验结果和所选择的计算 LC_{50} 的方法确定实验组数和各组的剂量。

3. 经呼吸道染毒

（1）动式染毒：是采用机械通风装置，连续不断地将含有一定浓度受试样品的气体均匀输入染毒柜，并排出等量的染毒气体，维持相对稳定的受试物浓度对实验动物进行染毒，空气交换量为 12~15 次/小时。一般情况下，实验动物的体积不超过染毒柜体积的 5%，且染毒柜内应维持微弱的负压，以防受试物泄露污染周围环境。

染毒时，将实验动物按组别放入动式染毒柜内，根据受试物的理化性质，选择适宜的方法制备成不同浓度的气态、蒸汽、气溶胶或颗粒物，均匀输入染毒柜中，柜内应确保至少 19% 的氧含量。实际染毒浓度一般应通过实际测定动物呼吸带的受试物浓度确定，至少 30 分钟一次，取其平均值。若无适当的测定方法，可通过公式计算：$C = (a \cdot d \cdot 1000) / (V_1 + V_2)$，式中，$C$ 为设计的染毒浓度（mg/L）；a 为气化或雾化受试物的量（ml）；d 为受试物的比重（g/ml）；V_1 为输入染毒柜风量（L），V_2 为染毒柜体积（L）。

染毒 2 小时或 4 小时，结束后取出实验动物，置动物室继续观察。

（2）静式染毒：是将实验动物放在一定体积的密闭容器（染毒柜）内，加入一定量易挥发的液态受试物或气态受试物，使柜内形成所需的受试物空气浓度，对实验动物进行染毒。所选择的染毒柜体积应能满足试验期间动物最低需气量，可按实验动物总体重（kg）×100×染毒时间（小时）来估算，即动物每公斤体重每小时所需空气体积为 100L。

染毒时，将实验动物按组别放入不同静式染毒柜内，依据设计剂量及染毒柜体积，计算需要受试物的量，将受试物经加样孔加到接物蒸发器上，立即将染毒柜密封，防止受试物逸出影响设定浓度及污染周围环境。加入易挥发性液体受试物的量可按照公式计算：$C = (a \cdot d \cdot 1000) / L$，式中，$C$ 为设计的染毒浓度（mg/L）；a 为加入受试物的量（ml）；d 为受试物的比重（g/ml）；L 为染毒柜体积（L）。

染毒 2 小时或 4 小时，结束后在通风柜内或通风处开启染毒柜，迅速小心取出动物，置动物室继续观察。

4. 动物中毒体征和死亡情况观察 观察并记录染毒期间及观察期内动物的中毒表现和死亡情况，观察期限为 14 天。

5. 计算 计算 LC_{50} 及其 95% 可信区间。

【试验结果分析及急性吸入毒性评价】

根据实验动物中毒症状，死亡时间和 LC_{50}，参照受试物种类相应的急性吸入毒性分级标准评定受试物的急性吸入毒性大小及毒性特征。

（三）急性经皮毒性试验

【目的与原理】

经皮肤吸收是外源化学物进入机体的重要途径之一，一些化学物（如化妆品、消毒产品、药品、农药等）与皮肤接触后可经皮吸收产生全身性中毒表现和死亡。经皮肤急性毒性试验是在实验动物体表脱毛部位的完好皮肤上涂敷不同剂量的受试物，观察动物出现的各种中毒表现和死亡情况，求出该受试物的经皮 LD_{50} 并进行毒性评价。

【实验动物】

成年健康大鼠,也可使用家兔或豚鼠。体重为大鼠200～300g、家兔2.0～3.0kg、豚鼠350～450g。每组大鼠或豚鼠8～10只,家兔6～8只,雌雄各半。

【器材与试剂】

动物体重秤、电动剃毛刀、医用纱布、油纸、无刺激性胶布或网孔尼龙绷带,解剖器械(外科剪刀、镊子、止血钳等)、细玻璃棒、注射器。

受试物;赋形剂:常用的有水、植物油、凡士林、羊毛脂等;脱毛剂:硫化钡和滑石粉(或硫酸钠和淀粉)按1:4比例,使用前临时用温水调成糊状。

【试验步骤】

1. 动物实验前准备　健康动物的选择、称重、编号、随机分组。

2. 剂量设计与分组　根据查阅资料及预实验结果和所选择的计算 LD_{50} 的方法确定实验组数和各组的剂量。若使用赋形剂,则需设赋形剂对照组。

3. 受试物的配制　固体受试物需研磨,过100目筛,用适量无毒无刺激性赋形剂混匀,以保证受试样品与皮肤良好的接触;液体受试样品一般可直接用原液试验,不需稀释。

4. 动物脱毛　大鼠通常在背部中央或中线两侧脱毛,家兔与豚鼠通常在背部中线两侧脱毛。因动物的被毛与体温有关,脱毛区不宜过大,一般为动物体表面积的10%左右,大鼠、豚鼠约为40cm^2,家兔约为150cm^2。

脱毛可采用机械法,即用电动剃毛刀直接剃掉动物脱毛区被毛;亦可采用化学法,用剪刀剪去动物脱毛区的被毛,然后均匀地涂抹一层脱毛剂,3～5分钟后用细玻璃棒轻拨局部去毛,并用棉球蘸温水轻轻擦拭,洗净脱毛剂。

脱毛后24小时,经仔细观察确认表皮没有损伤或微小损伤已愈合,即可开始试验。

5. 经皮肤染毒　固定动物,将受试物均匀涂布于实验动物的脱毛区(不同剂量组动物根据设计剂量及动物体重,计算涂抹受试物的体积),并用油纸和两层医用纱布覆盖,再用无刺激性胶布或网孔尼龙绷带加以固定,以保证受试样品和皮肤的密切接触,防止覆盖物脱落和动物舔食受试样品。涂敷4小时后取下固定物和覆盖物,用温水洗净动物皮肤上残留的受试物。

6. 动物中毒体征和死亡情况观察　观察并记录染毒过程和观察期内的动物中毒表现和死亡情况,观察期限为14天。

7. 计算　计算 LD_{50} 及其95%可信区间。

【试验结果分析及急性经皮毒性评价】

根据实验动物中毒症状、死亡时间和 LD_{50},参照受试物种类相应的急性经皮毒性分级标准评定受试物的急性经皮毒性大小及毒性特征。

(四)亚慢性毒性实验

【目的与原理】

短期重复剂量毒性试验和亚慢性毒性试验在实验设计、指标选择和结果评价等方面有许多共同之处,本部分主要介绍亚慢性毒性试验。

亚慢性毒性是指在实验动物或人连续较长期(约相当于其生命周期的1/10)接触外源化学物所产生的中毒效应。亚慢性毒性试验是目前较常用的长期重复染毒试验,通过该试验可获得较长时期接触受试物后引起的毒性效应及其剂量-反应(效应)关系、毒性作用的靶器官及受试物在体内的蓄积能力，得到观察到有害作用的最小剂量（LOAEL）或未观察到有害作用剂量（NOAEL），为慢性毒性试验的剂量设计和初步估计人群接触的危险性提供依据。在经济合作与发展组织（OECD）《化学品测试方法》、美国国家环境保护局（USEPA）《健康效应评估指南》和我国食品、化妆品、农药和化学品等安全性评价程序中，啮齿类动物（大鼠）亚慢性毒性试验的染毒期限均为90天。亚慢性毒性试验按照给予受试物的途径不同可分为经口、吸入和经皮毒性试验。

【实验动物】

应选择已有资料证明对受试物敏感的动物物种和品系，一般啮齿类动物首选大鼠，非啮齿类动物首选犬。亚慢性经皮毒性试验也可选择家兔或豚鼠进行试验；若还需进行慢性毒性试验，则使用的动物种系应相同。

大鼠一般选用4～6周龄，体重50～100g；每组不少于20只，雌雄各半。犬通常选用4～6个月的幼犬，每组不少于8只，雌雄各半。如果需要进行试验中期观察或试验结束后的恢复期观察，则应增加动物数，在对照组和高剂量组设置卫星组（指在毒性研究设计和实施中外加的动物组，其处理和饲养条件与主要研究的动物相同，用于试验中期或试验结束恢复期观察和检测，也可用于不包括在主要研究内的其他指标及参数的观察和检测），通常大鼠每组10只，犬每组4只，雌雄各半。动物体重的变动范围按性别不应超出平均体重的20%。在试验前对动物进行环境适应和检疫观察，一般大鼠5～7天，犬7～14天。

动物饲养条件、饮水和饲料应符合国家相关标准和规定。试验期间动物自由饮水和摄食。原则上单笼饲养动物，大鼠也可按分组分性别分笼群饲，每笼动物数不超过5只。试验期间每组动物的非试验因素死亡率应小于10%，濒死动物应尽可能及时进行血液生化指标检测、大体解剖及病理组织学检查，每组生物标本损失率应小于10%。

【器材与试剂】

动物体重秤、动物解剖器械、电子天平、动式染毒柜（吸入）、血生化分析仪、血细胞分析仪、尿液分析仪、离心机、病理切片机、生物显微镜等。

甲醛、二甲苯、乙醇、苏木精、伊红、石蜡、血细胞分析仪稀释剂、血生化分析试剂、尿液分析试剂等。

受试物：应使用原始样品。通过呼吸道染毒时，气态受试样品可直接染毒；液体受试物可直接雾化后染毒，如果较黏稠难以雾化，可加入赋形剂做适当稀释；固体受试物应将其粉碎后以粉尘染毒，至少应保证相当部分为可吸入粉尘（粒径≤5μm）；也可将固体受试样品溶解至适当的溶剂（赋形剂）中雾化后染毒。通过皮肤染毒时，液体受试物一般可不稀释；固体受试物应将其粉碎、过100目筛并用适当的赋形剂充分湿润，以保证受试样品与皮肤有良好的接触。水是首选的赋形剂，若采用其他赋形剂，应考虑其毒性和刺激性，以及赋形剂对受试物呼吸道或皮肤通透性的影响。

【试验步骤】

1. 动物实验前准备 健康动物的选择、称重、编号、随机分组。

2. 剂量设计与分组 试验至少设3个受试物剂量组和1个阴性（溶剂）对照组。对照组除不接触受试物外，其余处理和相关条件均与受试物剂量组相同。原则上高剂量应使动物产生较明显的毒性效应，但不引起动物死亡；低剂量组则不应出现任何可观察到的毒效应，若掌握人群接触水平，则最低染毒浓度应高于人群的实际接触水平；中剂量应介于两者之间，可出现一定的毒性效应。具体剂量可参考受试物的LD_{50}确定，一般以$1/20\ LD_{50}$～$1/5\ LD_{50}$作为最高剂量，高、中、低各剂量组间距在2～10倍，以2～4倍为宜。若每天接触剂量超过1000mg/kg

体重时仍未产生可观测到的毒性效应,且根据相关结构化学物构-效关系分析预测受试物的毒性很低时,可考虑不必进行三个剂量水平的全面试验观察。

通过消化道染毒时,若预期受试物没有明显毒性,化学品和保健食品高剂量组使用剂量至少为人拟使用最高剂量的 100 倍,化学药品为 30 倍,中药为 50 倍;最低剂量组应是人体推荐摄入量的至少 3 倍。通过皮肤染毒时,若受试样品引起严重的皮肤刺激效应,应降低受试样品的使用浓度。若在试验早期动物的皮肤即受到严重损伤,则应终止试验,并使用较低浓度重新开始试验。

3. 染毒 根据受试物特性和实验目的,可通过经口、经皮和经呼吸道对实验动物进行染毒。

(1)经口染毒:可选择将受试物掺入饲料、饮水或灌胃方式给予。①受试物掺入饲料或饮水:将受试样品混入饲料或饮水中是亚慢性毒性试验常用的染毒方式。应将受试物与饲料(或饮水)充分混匀,并保证其稳定性;最大加入量以不影响动物摄食、营养平衡和饮水量为原则。当掺入饲料的受试物量很少时需注意充分混匀;若受试物的毒性较低,加入饲料的受试样品比例较大时,应注意混入饲料中的受试样品不应超过 5%,以保证动物的正常营养。剂量以每公斤体重摄入受试物的毫克(或克)数表示,即 mg/kg 体重[或 g/kg 体重]。应按动物的摄食量或饮水量计算受试物的实际摄入量。②灌胃:若受试物引起饲料和饮水的口感不佳,影响动物正常摄入量,或受试样品不能加入饲料和饮水中时,可采用灌胃法。每周可染毒 5～7 天,灌胃体积一般不超过 10ml/kg 体重,各剂量组灌胃体积和时间应一致。

(2)经呼吸道染毒:应采用动式染毒。可采用整体染毒法、头面式或口鼻式方法进行。染毒时间以职业接触方式为每天 4～6 小时,每周 5 天;以环境污染物接触方式可为全天,每周 7 天。受试样品浓度以 mg/m³ 计。染毒时动物所占体积不超过染毒柜体积的 5%;应保证实验动物的正常需气量,大鼠为 30 L/h,小鼠为 3 L/h;染毒柜换气次数 12～15 次/小时;柜内氧含量≥19%;定期记录染毒柜中温度和相对湿度;在试验进行过程中连续监测气流量;在动物呼吸带采样,测定受试样品浓度,在试验开始时每小时一次,如 1 周后若浓度稳定,可适当减少采样测定的次数,有条件时最好能连续监测受试样品的浓度。

(3)经皮肤染毒:染毒前 24 小时,将动物躯干背部染毒区的被毛去除,并视动物被毛生长情况,每周对染毒部位去毛,去毛时需注意防止损伤动物皮肤。受试物应尽可能薄而均匀地涂敷于整个染毒区域,染毒部位的面积约相当于动物体表面积的 10%。在染毒期间应使用玻璃纸和无刺激的胶带将受试样品固定,以保证受试样品与皮肤有良好的接触并防止动物舔食。动物每天染毒 6 小时,每周 5～7 天。

4. 观察时间 大鼠亚慢性毒性试验的观察期一般为 90 天。若设恢复期观察受试物毒性的可逆性、持续性和迟发效应,应在停止染毒后继续观察至少 28 天。

5. 观察指标 应在试验前和试验结束时分别进行血液学指标测定、生化指标检查和尿常规等检查。

(1)一般观察:试验期内每天至少观察一次动物的一般表现,记录动物出现中毒和异常反应的时间、表现、持续时间和死亡情况。观察至少包括:皮肤和被毛、眼和黏膜、呼吸、循环、自主神经和中枢神经系统、肢体运动和行为活动等改变。对死亡动物及时进行解剖,对质弱或濒死动物应隔离或处死和解剖。每周称量和记录体重、摄食量,若经饮水染毒时还应记录每天饮水消耗量。计算试验期间内动物体重增长量、总摄食量和总食物利用率。

(2)眼部检查:在试验前和试验结束时,最好对所有实验动物,至少对最高剂量组和对照组动物进行眼部检查(角膜、晶状体、球结膜、虹膜)。若发现高剂量组动物有眼部变化,则应对所有动物进行检查。

(3)血液学指标测定:至少测定白细胞计数及分类、红细胞计数、血红蛋白浓度、红细胞比容、血小板计数、凝血酶原时间等，必要时应增加测定网织红细胞计数、骨髓涂片细胞学检验等。

（4）血液生化指标检查：检查指标包括肝功能、肾功能、电解质平衡、糖类代谢等。至少应包括丙氨酸氨基转移酶（ALT）、天冬氨酸氨基转移酶（AST）、碱性磷酸酶（ALP）、乳酸脱氢酶（LDH）、尿素氮（BUN）、肌酐（Cr）、总胆红素（TBIL）、白蛋白（ALB）、总蛋白（TP）等，还应根据受试样品可能的毒性作用选择性补充鸟氨酸脱羧酶、γ-谷氨酰转肽酶、总胆固醇、三酰甘油、正铁血红蛋白、胆碱酯酶、钙、磷、氯、钠、钾、血糖等指标。此外，尚可根据所观察到的毒性作用进行其他更大范围的临床生化检查，以便进行全面的毒性评价。

（5）尿液检查：包括尿蛋白、尿比重、pH、葡萄糖和潜血等。若预期有毒性反应出现，还应增加尿沉渣镜检和细胞分析等项目。

（6）体温和心电图检查：对犬在试验前、试验结束和恢复期结束时应分别进行体温和心电图检查。

（7）病理检查：①大体解剖：所有动物均应进行全面的大体解剖，包括体表、颅、胸腔、腹腔及其脏器，至少应称量心、肝、脾、肺、肾、脑、睾丸的绝对重量，并计算脏器系数（脏器系数=脏器重量/体重×100%）。②病理组织学检查：首先对高剂量组和对照组动物及系统解剖时发现的异常组织做详尽的组织学检查，若在高剂量组发现病变，则进一步对较低剂量组的相应器官、组织进行检查。检查脏器应包括心、肝、脾、肾、胃、大脑、肺、睾丸（卵巢）、附睾、肾上腺等。根据需要，还可包括脑桥、小脑和大脑皮质、垂体、主动脉、气管、胰、十二指肠、空肠、回肠、结肠、直肠、膀胱、甲状腺（包括甲状旁腺）、胸腺、前列腺、子宫、乳腺、皮肤、肌肉、胸骨（包括骨髓）、淋巴结、眼球等。如果毒性作用提示为可能的靶器官时还可选择检查唾液腺、生殖附属器官、皮肤、眼、股骨（包括关节面）、脊髓（包括颈部、胸部、腰部）、泪腺、雌性乳腺、大腿肌肉等。

（8）其他指标：根据受试物的相关毒性资料和结构-活性关系等线索，可增加相应的特异性指标，如内分泌毒性、免疫毒性或神经行为毒性相关指标。

【结果分析与亚慢性毒性评价】

应将所有结果和数据列表进行总结，包括试验开始时各组动物数、实验期间动物死亡数和死亡时间、出现毒性反应的动物数，并列出所有的毒性反应及其持续出现的时间及程度。对所有检测数据应采用适当的统计学方法进行分析，计量资料一般可采用方差分析，进行受试物各剂量组与对照组之间的均数比较；计数资料可采用卡方检验、秩和检验等进行统计分析。在结果分析时需注意综合考虑指标的统计学意义、生物学意义和毒理学意义。

亚慢性毒性试验结果应结合前期试验结果，并考虑到毒性效应指标和解剖及病理组织学检查结果进行综合评价。毒性评价应包括受试物染毒剂量是否出现毒性反应，毒性反应的发生率及其程度之间的关系。这些反应包括行为或临床异常、肉眼可见的损伤、靶器官、体重变化情况、死亡效应及其他一般或特殊的毒性作用。最后综合提出受试物亚慢性毒性的 LOAEL 或 NOAEL。

（五）慢性毒性试验

【目的与原理】

慢性毒性是指实验动物或人长期接触外源化学物所引起的毒性效应，对于啮齿类动物，染毒时间至少为 12 个月，甚至终生染毒。通过慢性毒性试验，观察实验动物的慢性毒性效应、严重程度、靶器官和损害的可逆性，确定慢性染毒条件下受试物的剂量-反应（效应）关系，观察 LOAEL 或 NOAEL，为制订受试物的安全限值、进行风险评估提供毒理学资料。基于 3R 原则，并为节约人力物力财力等，慢性毒性试验常与致癌试验合并进行。

【实验动物】

应在急性、亚急性、亚慢性等试验基础上选择实验动物，所选用的品系应对该类受试物的慢性毒性作用敏感。一般要求选择两种动物进行试验，啮齿类动物首选大鼠，非啮齿类动物首选犬。由于实验周期长，应选择初断乳的动物，一般大鼠 4～6 周龄，犬 4～6 个月。实验动物每组大鼠 40～60 只，犬 8～10 只，雌雄各半，以保证试验结束时每个组的动物数满足统计学要求。若计划进行试验中期观察或试验结束后的恢复期观察，则应增加动物数，在对照组和高剂量组设置卫星组，通常大鼠每组至少 20 只，犬每组 4 只，雌雄各半。动物准备和饲养条件参考亚慢性毒性试验。

【器材与试剂】

参见亚慢性毒性试验。

【试验步骤】

1. 动物实验前准备　健康动物的选择、称重、编号，随机分组。

2. 剂量设计与分组　试验至少设 3 个受试物剂量组和 1 个阴性（溶剂）对照组，剂量选择可根据急性毒性、亚急性毒性、亚慢性毒性、蓄积毒性和代谢研究等资料确定。高剂量组可以出现某些较明显的毒性反应，个别动物可能死亡；低剂量不应引起任何毒性反应；中剂量界于高剂量和低剂量之间，动物可能产生轻微的毒性效应。各剂量组间距一般以 2～4 倍为宜，不应超过 10 倍。

3. 染毒　染毒途径基本同亚慢性毒性试验。根据受试物的特性和人类主要接触方式确定，可选择经口、经皮肤、经呼吸道给予受试物，一般与受试物在相同物种动物的短期重复毒性试验和亚慢性毒性试验中一致。

4. 观察时间　确定慢性毒性试验持续时间和结束时间的原则包括：①试验期限至少为 12 个月，小鼠一般为 18 个月，大鼠为 24 个月。②可根据需要设置卫星组，以观察由受试物所致毒性反应和改变的可逆性、持续性或延迟性作用，一般应在停止染毒后至少观察 28 天，但不应多于正式试验期限的 1/3。③在试验期间，若最低剂量组或对照组存活的动物数仅为开始时的 25%（雌、雄性动物分别计算），应及时终止试验；若高剂量组动物因明显的受试物毒性作用出现早期死亡，则不应终止试验。④阴性结果的确认需符合：因自然死亡或管理问题所造成的动物损失在任何一组都不高于 10%；小鼠在 18 个月、大鼠 24 个月时，各组存活动物不少于 50%。

5. 观察指标　观察指标的选择与亚慢性毒性试验基本相同，可根据亚急性/亚慢性试验结果进一步确定重点观察的指标，或增加能反映受试物特异性毒性作用的其他指标。

（1）一般观察：同亚慢性毒性试验。

（2）体重、摄食量及饮水量：试验前 3 个月，每周记录体重、摄食量或饮水量（经饮水给予受试物时），之后如动物健康状况或体重等无异常改变，则每月记录一次。实验结束时，计算动物体重增长量、总摄食量、食物利用率。经饲料或饮水染毒时应计算受试物的实际摄入量。

（3）眼部检查：同亚慢性毒性试验。

（4）血液学指标、血生化指标和尿液检查：应在试验前、试验后每隔 6 个月及试验结束时各检查一次，每组至少检查雌雄各 10 只动物，每次检查应尽可能使用同一动物。检查指标参考亚慢性毒性实验，但应根据亚慢性毒性实验和前期其他试验结果对其毒性相关指标予以重点观察。

（5）病理检查和其他指标：参考亚慢性毒性试验，但应注意重点检查亚慢性毒性试验发现的靶器官和有毒性损伤的系统或组织。

【结果分析与慢性毒性评价】

慢性毒性试验的数据处理及统计分析参考亚慢性毒性试验。在慢性毒性试验结果的评价过程中，必须对试验期间的全部观察和检测结果进行全面的综合分析，结合受试物的理化性质和相似化学物的结构-活性关系分析，综合应用统计学、生物学、毒理学等学科的相关知识做出科学、合理的评价，为化学物的风险管理提供可靠的毒理学依据。

六、思 考 题

1. 可否仅依据 LD_{50} 的数值评价不同化学物急性毒性的大小？为什么？
2. 化学物一般毒性资料在其安全性评价及化学物的管理中有何重要作用？
3. 如何对不同的一般毒性实验结果进行综合分析？

（姚茂琳　张爱华）

实验四　遗传毒性研究与实验技术

一、教学目的与意义

1. 学习如何对外源化学物的遗传毒性及潜在致癌作用进行筛选。

2. 掌握遗传毒理学成套观察项目的选择原则。

3. 通过试验进一步巩固和掌握外源化学物质致遗传学损伤的机制和过程。

4. 通过文献查阅、综合设计、方法选择、实验操作、结果分析总结和撰写报告等过程，培养学生对外源化学物的遗传毒性进行评价的能力。

二、背景资料

致突变实验可以检测多种与人类健康有关的遗传学改变，包括基因突变、染色体畸变和非整倍体。试验方法的研究发展很快，包括建立新方法和完善原有的方法。目前已有 200 多种试验，其中重要和常规使用的方法约有 20 种。其中基因突变和染色体畸变的检测可以直接反映外源化学物的致突变性，是评价外源化学物致突变性唯一可靠的方法。还有许多实验所观察的现象仅反映突变过程中发生的其他事件。一般将致突变实验的观察终点称为遗传学终点（genetic endpoint），由于致突变实验观察终点不断得到扩展，现称为遗传毒理学试验。目前，能反映遗传学终点的实验可分为以下三类。

（一）基因突变试验

1. Ames 试验　是检测外源化学物基因突变的常用方法。

2. TK 基因突变试验　是一种哺乳动物体细胞基因正向突变试验。

3. 转基因小鼠基因突变试验　可在整体状态下检测基因突变，比较不同组织（包括生殖腺）的突变率，确定靶器官，对诱发的遗传改变做精确分析等。3 种已投入商品化生产的转基因小鼠突变测试系统分别为 MutaTM 小鼠、Big-BlueTM 小鼠和 Xenomouse 小鼠，它们分别采用大肠杆菌乳糖操纵子的 LacZ 和（或）Lacl 作为诱变的靶基因。

（二）染色体和染色体组畸变试验

1. 微核试验　能检测外源化学物诱导产生的染色体完整和染色体分离改变这两种遗传学终点。

2. 染色体畸变试验　是检测化学物质影响染色体数量和结构的基本方法。

3. 荧光原位杂交技术（florescence insitu hybridization，FISH）　原理是按检测目标准备恰当的 DNA 序列作为探针，并用生物素标记，对载玻片上待测标本中的 DNA 进行杂交，最后通过杂交位点的荧光来观察染色体结构或数目的改变。

（三）DNA 损伤试验

单细胞凝胶电泳技术（single cell gel eletrophoresis，SCGE）是一种快速检测单细胞 DNA 损伤的实验方法，因其细胞电泳形状颇似慧星，故又称彗星试验（comet assay）。

遗传毒性评价是化学物质危害鉴定的重要组成部分，主要用于对外源化学物进行致突变性的鉴定（包括点突变和生殖细胞改变）和预测潜在致癌物。目前尚未有一种试验方法能涵盖所有的遗传学终点，故需采用多层试验方案，用一组试验配套进行研究。关于遗传毒理学成套观察项目中的入选原则有：①可靠的实验系统应包括每一类型的遗传学终点（基因突变、染色体畸变、非整倍体和 DNA 损伤等）。②观察外源化学物在不同系统发育的多种生物体的致突变性。常用的实验对象包括细菌、真菌、病毒、培养的哺乳动物细胞、植物、昆虫、哺乳动物等，进化程度不同的物种有：原核细胞、低等和高等真核细胞。③体内与体外试验配合，取长补短，综合考虑。受试化学物在任何一种试验中出现可重复的阳性结果，即可认为是遗传物毒物。

三、案例与问题

（一）案例

苯并（a）芘[Benzo（a）pyrene，B（a）p]，化学式：$C_{20}H_{12}$，是一种五环多环芳香烃类，结晶为黄色固体。B（a）p 存在于煤焦油、各类炭黑和煤、石油等燃烧产生的烟气、香烟烟雾、汽车尾气中，以及焦化、炼油、沥青、塑料等工业污水中。地面水中的 B（a）p 除了来自工业排污外，主要来自洗刷大气的雨水。在许多食用植物油和烟熏食物中也含有 B（a）p。我国 B（a）p 环境空气质量标准为 0.0025 μg/m³（日平均）；生活饮用水水质标准为 0.01 μg/L；肉制品、粮食的卫生标准为 5 μg/kg；植物油为 10 μg/kg。

2012 年 12 月，香港食物环境卫生署到怀疑无牌食品加工场、粮油供货商和 13 间食肆抽取 39 个样本化验，发现两家供应商的食用油分别含有 B（a）p 16 μg/kg 和 17 μg/kg，高出国家标准。另外两个样本分别检出有 5.8 μg/kg 和 6.2 μg/kg，高于欧盟标准（2 μg/kg），其余样品则低于欧盟标准或无检出 B（a）p。

（二）问题

1. B（a）p 的主要危害是什么？
2. B（a）p 的代谢转化特点是什么？
3. B（a）p 的主要遗传毒性是什么？
4. 如何检测 B（a）p 的遗传毒性？

四、课题设计与实验指导

课题名称：苯并（a）芘的遗传毒性测试与评价

（一）B（a）p 遗传毒性模型的建立

1. 查阅文献 通过查阅文献及相关资料了解以下信息。

（1）理化性质：苯并（a）芘[Benzo（a）pyrene，B（a）p]，化学式：$C_{20}H_{12}$，是一种五环多环芳香烃类，结晶为黄色固体。不溶于水，微溶于乙醇、甲醇，溶于苯、甲苯、二甲苯、氯仿、乙醚、丙酮等。

（2）毒理学资料：B（a）p 是一种确认遗传毒性物质和致癌物，是多环芳烃中毒性最大的一种强致癌物，但它本身不具有致癌性，环境中的 B（a）p 可以通过呼吸道、消化道和皮肤进入人体，在细胞色素 P450 混合功能氧化酶代谢活化下，生成亲电子剂 7,8-二氢二羟基-9,10-环氧化物，便可能是最终致癌物。这种最终致癌物有四种异构体，其中的（+）-BP -7β,8α-二醇体-9α,10α-环氧化物-苯并（a）芘，已被证明致癌性最强，它与 DNA 形成共价键结合，造成 DNA 损伤，如果 DNA 不能修复或错误修复，细胞就可能发生癌变。其他三种异构体也有致癌作用。动物试验包括经口、经皮吸入、经腹膜皮下注射，均出现致癌结果。人群流行病学资料研究也发现长期接触 B（a）p 可诱发皮肤、肺、消化道和膀胱等部位癌症，还可损害中枢神经、血液以及破坏淋巴细胞、影响肝脏功能和 DNA 修复能力，且对人体内分泌系统也有一定的干扰作用，严重威害了人类的生存和繁衍。

毒理学研究发现 B（a）p 有致畸（妊娠大鼠模型）、致突变（多种生物模型）和致 DNA 损伤作用。急性毒性 LD_{50} 为 500 mg/kg（小鼠腹腔）和 50 mg/kg（大鼠皮下）。

2. B（a）p 遗传毒性成套观察项目的选择

（1）检测致基因突变水平常选 Ames 试验。

（2）检测致染色体和染色体组畸变可选微核试验（小鼠腹腔注射或灌胃）检测不同剂量染毒后的微核率。

（3）检测致 DNA 损伤水平可选单细胞凝胶电泳实验，检测不同剂量作用下单个细胞 DNA 的尾长（tail length）、慧尾 DNA 的百分含量、尾距（tail moment）、尾块（tail local）和尾惯量等指标。

3. 实验对象的选择

（1）动物模型：健康小鼠，体重 18～20 g，7～12 周龄或 150～200 g 的大鼠，每组 6～8 只，雌雄各半。

（2）细胞模型：原代培养细胞或细胞株，细胞模型每个剂量至少 2 个平行。

4. 染毒剂量和时间的选择

（1）B（a）p 染毒至少选择三个剂量组，分别为 1/2 LD_{50}、1/4 LD_{50}、1/8 LD_{50}。

（2）阴性对照：溶剂对照、空白对照。

（3）阳性对照：微核试验可选环磷酰胺（100 mg/kg）作为阳性对照，单细胞凝胶电泳试验选 H_2O_2（10^{-4} mol/L）作为阳性对照。

（4）染毒或处理时间：根据具体模型选择，一般在 48～72 小时。

（5）染毒途径：灌胃、腹腔注射或体外细胞染毒。

（6）实验主要试剂：B（a）p 标准品（纯度 99%），可用 DMSO 或植物油做溶剂溶解；细胞模型需要 S9 活化系统（制备方法见详细过程）。

（二）按设计方案进行试验，完整记录实验过程和结果

观察不同剂量处理组动物染毒后的体征或不同剂量染毒细胞的一般生长形态变化特征，记录相关实验效应指标的检测值。

（三）根据实验结果，对 B（a）p 的遗传毒性进行评价

分析对照组与染毒组之间的效应指标变化是否有显著性差异，并分析效应指标与 B（a）p 的剂量反应和时间效应关系。所选成套观察项目中任何一项实验中出现可重复的阳性结果，即可认为 B（a）p 具有遗传毒性。

五、遗传毒性试验主要方法与技术

（一）鼠伤寒沙门菌营养缺陷型回复突变试验

【目的与原理】

细菌回复突变实验（bacterial reverse mutation test）是利用营养缺陷型的突变体菌株，观察受试物能否纠正或补偿突变体所携带的突变改变，判断其致突变性。常用的菌株有鼠伤寒沙门菌（*Salmonella typhimurium*）和大肠杆菌（*E.Coli*）。

鼠伤寒沙门菌营养缺陷型回复突变试验（Ames 试验）是最广泛的检测基因突变的方法，主要用于检测受试物能否引起鼠伤寒沙门菌基因组碱基置换型或移码型突变。鼠伤寒沙门菌突变型菌株为组氨酸缺陷型（his⁻），在无组氨酸培养基上不能生长，而在含组氨酸培养基上可正常生长。致突变物可使沙门菌突变型回复突变为野生型（表现型），因而在无组氨酸培养基上也能生长。故可根据在无组氨酸培养基上试验菌株能否形成菌落及形成菌落的多少来确定受试物是否具有致突变性及致突变性的强弱。对于间接致突变物，可用多氯联苯（PCBs）诱导的大鼠肝匀浆制备 S9 混合液作为代谢活化系统活化后，再进行回复突变检测。

【器材与试剂】

1. 器材与培养基　低温高速离心机，低温冰箱（–80 ℃）或液氮罐，洁净工作台，恒温培养箱，恒温水浴箱，蒸气压力锅，匀浆器等实验室常用设备。培养基成分或试剂除说明外，应是分析纯，无诱变性。避免重复高温处理，选择适当的保存温度和期限。

2. 培养基制备

（1）营养肉汤培养基：牛肉膏 2.5 g，胰胨（或混合蛋白胨）5.0 g，氯化钠 2.5 g，磷酸氢二钾（$K_2HPO_4 \cdot 3H_2O$）1.3 g，加蒸馏水至 500 ml。加热溶解，调 pH 至 7.4，分装后 0.103 MPa 20 分钟灭菌，4 ℃保存备用。

（2）营养肉汤琼脂培养基：用作基因型（rfa 突变，R 因子，pKM101 及 pAQl 质粒，UvrB）鉴定。琼脂粉 1.5 g，营养肉汤培养基 100 ml，加热融化后调 pH 为 7.4，0.103 MPa 20 分钟灭菌。

（3）底层培养基

1）磷酸盐贮备液（V-B 盐贮备液）：磷酸氢铵钠（$NaNH_4HPO_4$）17.5 g，柠檬酸（$C_6H_8O_7 \cdot H_2O$）10.0 g，磷酸氢二钾（K_2HPO_4）50.0 g，硫酸镁（$MgSO_4 \cdot 7H_2O$）1.0 g，加蒸馏水至 100 ml，0.103 MPa 20 分钟灭菌，待其他试剂完全溶解后，再将硫酸镁缓慢放入其中继续溶解，否则易析出沉淀。

2）40%葡萄糖溶液：葡萄糖 40.0 g，加蒸馏水至 100 ml，0.055 MPa 20 分钟灭菌。

3）底层培养基（1.5%琼脂培养基）：琼脂粉 6.0 g，蒸馏水 400 ml，融化后 0.103 MPa 20 分钟灭菌。趁热（80 ℃）在灭菌琼脂培养基中（400 ml）依次无菌操作加入：磷酸盐贮备液 8 ml、40%葡萄糖溶液 20 ml，充分混匀，待凉至 60 ℃左右时倒入平皿，每皿（内径 9 mm）25 ml，37 ℃培养过夜以除去水分及检查有无污染。

（4）顶层培养基

1）顶层琼脂：琼脂粉 3.0 g，氯化钠 2.5 g，加蒸馏水至 500 ml。

2）0.5 mmol/L 组氨酸-生物素溶液（诱变试验用）：D-生物素（相对分子质量 244）30.5 mg，L-组氨酸（相对分子质量 155）17.4 mg，加蒸馏水至 250 ml。

3. 鉴定菌株基因型用试剂

（1）0.1 mol/L 组氨酸- 0.02 mol/L D -生物素溶液：称取 L -盐酸组氨酸（MW191.17）191.17 mg，D -生物素 12.2 mg，溶于 10 ml 蒸馏水，0.103 MPa 20 分钟灭菌，保存于 4 ℃冰箱。

（2）0.8%氨苄西林溶液：称取氨苄西林 40 mg，用 0.02 mol/L 氢氧化钠溶液 5 ml 溶解，保存于 4 ℃冰箱。

（3）0.8%四环素溶液：称取 40 mg 四环素，用 0.02 mol/L 盐酸 5 ml 溶解，保存于 4 ℃冰箱。

（4）0.1%甲紫溶液：称取甲紫 10 mg，溶于 10 ml 灭菌蒸馏水。

4. 活化系统的制备

（1）大鼠肝 S9 的诱导和制备：选健康雄性成年 SD 或 Wistar 大白鼠，体重 150 g 左右，周龄 5～6 周。将 Aroclorl254 或国产五多氯联苯（PCB-五氯）溶于玉米油中，浓度为 200 mg/kg，一次腹腔注射，5 天后断头处死动物，取出肝脏称重后，用预冷的 0.15 mol/L 的 KCl 溶液冲洗肝脏数次，以去除血液。每克肝（湿重）加预冷的 0.15 mol/L 的 KCl 溶液 3 ml，连同烧杯移入冰浴中，用消毒剪刀剪碎肝脏，用匀浆器制备肝匀浆。将制成的肝匀浆在低温（0～4 ℃）高速离心机上，以 9000 g 离心 10 分钟。吸出上清液为 S9 组分，分装。用液氮或–80 ℃低温保存。S9 应经无菌检查、蛋白含量测定（Lowry 法）及间接致突变物检测，来鉴定其生物活性是否合格。

（2）S9 混合液的配制

1）0.4 mol/L MgCl₂-1.65 mol/L KCl：取 MgCl₂·6H₂O 8.1 g、KCl 12.3 g，加蒸馏水稀释至 100 ml，0.103MPa 20 分钟灭菌或滤菌。

2）0.2 mol/L 磷酸盐缓冲液（pH7.4）：每 500 ml 由磷酸氢二钠（Na₂HPO₄ 14.2 g/500 ml）440 ml 与磷酸二氢钠（NaH₂PO₄·H₂O 13.8 g/500 ml）60 ml 组成，调 pH 至 7.4，0.103MPa 20 分钟灭菌或滤菌。

3）10%S9 混合液的配制：每 10 ml 由灭菌蒸馏水 3.8 ml，磷酸盐缓冲液（0.2 mol/L，pH7.4）5.0 ml，1.65 mol/L 氯化钾-0.4 mol/L 氯化镁溶液 0.2 ml，葡萄糖-6-磷酸溶液（0.05 mol/L）40 μmol，辅酶Ⅱ液（0.05 mol/L）50 μmol，肝 S9 液 1.0 ml 组成，将上述成分混匀，置冰浴待用。

5. 菌株及增菌培养

（1）试验菌株采用四株鼠伤寒沙门突变型菌株 TA97、TA98、TA100 和 TA102。TA97、TA98 可检测移码型突变，TA100 可检测碱基置换型突变，TA102 除可检出移码型突变和碱基置换型突变外，尚可检测出 DNA 交联。

（2）增菌培养：取灭菌的 25 ml 三角烧瓶，加入营养肉汤 10 ml，从试验菌株母板上刮取少量细菌，接种至肉汤中。37 ℃振荡培养 10 小时。存活细菌密度可达（1～2）×10⁹/ml。

6. 菌株鉴定和保存

（1）菌株基因型鉴定

1）组氨酸营养缺陷鉴定（组氨酸需求试验）：取 2 个底层培养基，其中一个培养基表面涂加 0.1 ml 的 0.1mol/L 组氨酸+0.5 mmol/L 生物素溶液，另一个仅加 0.1 ml 的 0.5 mmol/L 生物素溶液。将试验菌株在此两组培养基上划线接种，经 37℃培养 24～48 小时，观察生长情况。此 4 种菌株应在补充有组氨酸的培养基上生长，而在无组氨酸的培养基上不能生长。

2）深粗糙型（rfa）鉴定（甲紫抑菌试验）：深粗糙型突变的细菌，缺失脂多糖屏障，因此分子质量较大的物质能进入菌体。

鉴定方法：用移液器吸 0.1%甲紫溶液 20 μl，在肉汤平板表面涂成一条带，待甲紫溶液干后，再与甲紫带垂直方向划线接种 4 种试验菌株。经 37 ℃培养 24～48 小时，观察生长情况。此 4 种菌株在甲紫溶液渗透区出现抑菌，证明试验菌株有 rfa 突变。

3）uvrB 缺失的鉴定（紫外线敏感试验）：uvrB 缺失即切除修复系统缺失。鉴定方法：取受试菌液在营养肉汤琼脂平板上划线。用黑纸覆盖培养皿的一半，然后在 15 W 的紫外线灭菌灯下，距离 33 cm 照射 8 秒，37 ℃培养 24 小时。对紫外线敏感的三个菌株（TA97、TA98、TA100）仅在没有照射过的一半生长，而菌株 TA102 在没有照射过的一半和照射过的一半均能生长。

4）R 因子和 pAQl 质粒的鉴定：带有 R 因子的菌株具有抗氨苄西林的特性，TA102 菌株含 pAQl 质粒具有抗四环素的特性。

用甲紫抑菌试验的方法：在两个肉汤平板上分别滴加氨苄西林溶液 20μl（浓度为 1 mg/ml，溶于 0.02 mol/L NaOH）和四环素溶液 20μl（浓度为 0.08 mg/ml，溶于 0.02 mol/L HCl），并在肉汤平板表面涂成一条带，待溶液干后，垂直划线接种 4 种试验菌株。经 37 ℃培养 24～48

小时，观察生长情况。4 个菌株生长应不受氨苄西林抑制，证明它们都带有 R 因子。TA102 菌株生长应不受四环素抑制，证明带有 pAQl 质粒。

（2）自发回变数测定：取已融化并在 45 ℃水浴中保温的顶层培养基一管（2 ml），加入测试菌菌液 0.05~0.2 ml，迅速混匀，倒在底层培养基上，转动平皿使顶层培养基均匀分布在底层上，平放固化。37 ℃培养 48 小时观察结果。计数回变菌落数。每株的自发回变率应落在表 4-1 所列正常范围内。

表 4-1　菌株生物学特性鉴定标准、标准诊断性致突变剂、试验记录及报告格式

| 菌株 | 基因型 | | | | | 自发回变菌落数 |
	组氨酸缺陷	脂多糖屏障缺失	抗氨苄西林	抗四环素	uvrB 修复缺陷	（-S9）
TA97	+	+	+	−	+	90~180
TA98	+	+	+	−	+	30~50
TA100	+	+	+	−	+	120~200
TA102	+	+	+	+		240~320

（3）对鉴别性致突变物的反应试验菌株对不同致突变物的反应不同，应该在有和没有代谢活化的条件下鉴定各试验菌株对致突变物的反应。可按下述的点试验或平皿掺入试验的方法进行。各试验菌株对鉴别性致突变物的反应见表 4-2。

表 4-2　鉴别性致突变物在点试验中试验结果

致突变物	剂量	S9	TA97	TA98	TA100	TA102
柔红霉素	5.0 μg	−	−	+	−	++
叠氮钠	1.0 μg	−	+	−	++++	−
ICR-191	1.0 μg	−	+	+	++	+++
丝裂霉素 C	2.5 μg	−	++++	抑菌	抑菌	++
2,4,7-三硝基芴酮	0.1 μg	−	抑菌	++++	++	+
4-硝基-O-苯撑二胺	20.0 μg	−	++	+++	+	+++
4-硝基喹啉-N-氧化物	10.0 μg	−	+	++	++	+++++
甲基磺酸甲酯	2.0 μl	−	+	−	+	+++
敌克松	50.0 μg	−	++++	+++	++++	+
2-氨基芴	20.0 μg	+	+++	++++	+++	
甲基硝基亚硝基胍	2.0 μg	−	+	−	+++	+++

（4）菌株保存：鉴定合格的菌种应加入 DMSO 作为冷冻保护剂，保存在−80 ℃，或液氮（−196 ℃），或者真空冷冻干燥制成干粉，4 ℃保存。

标准试验菌株必须进行基因型鉴定、自发回变数鉴定及对鉴别性致突变物的反应鉴定，合格后才能用于致突变试验。

【实验设计】

受试物最低剂量为每平皿 0.1 μg，最高剂量为 5 mg，或出现沉淀的剂量，或对细菌产生最小毒性剂量。一般选用 4~5 个剂量，进行剂量-反应关系研究，每个剂量应做 2 或 3 个平行平皿。溶剂可选用水、DMSO（每皿不超过 0.4 ml）或其他溶剂。每次实验应有同时进行的阳性对照和阴性（溶剂）对照。试验应重复一次。

【操作步骤】

试验方法有平板掺入法和点试法。一般先用点试法做预试验，以了解受试物对沙门菌的毒性和可能的致突变性，平板掺入法是标准试验方法。

1. 平板掺入法 在底层培养平皿上写上记号。取已融化并在 45 ℃水浴中保温的顶层培养基一管（2 ml），依次加入受试物溶液 0.1 ml，测试菌液 0.05～0.2 ml（需活化时加 10% S9 混合液 0.5 ml），迅速混匀，倒在底层培养基上，转动平皿使顶层培养基均匀分布在底层上，平放固化，37 ℃培养 48 小时观察结果。

2. 点试法 在底层培养平皿上写上记号。取已融化并在 45 ℃水浴中保温的顶层培养基两管（2 ml），加入测试菌液 0.05～0.2 ml（需活化时加 10% S9 混合液 0.5 ml），迅速混匀，倒在底层培养基上，转动平皿使顶层培养基均匀分布在底层上，平放固化。取无菌滤纸圆片（直径 6 mm），小心放在已固化的顶层培养基的适当位置上，用移液器取适量受试物（如 10 μl），点在纸片上，或将少量固体受试物结晶加到纸上或琼脂表面，37 ℃培养 48 小时观察结果。

【结果分析与评价】

1. 点试法 凡在点样纸片周围长出一圈密集的 *his*⁺ 回变菌落者，该受试物即为致突变物质。如只在平板上出现少数散在的自发回变菌落，则为阴性。如在滤纸片周围见到抑菌圈，说明受试物具有细菌毒性。

2. 平板掺入法 计数培养基上的回变菌落数。如在背景生长良好条件下，受试物每皿增加一倍以上（即回变菌落数等于或大于溶剂对照回变菌落数的 2 倍），并有剂量-反应关系，或至少某一测试点有重复的并有统计学意义的阳性反应，即可认为该受试物为致突变物质。当受试物浓度达到 5 mg/皿仍为阴性者，可认为是阴性结果。

3. 报告的试验结果应是两次以上独立实验重复的结果 如果受试物对 4 种菌株（加和不加 S9）平皿掺入试验均得到阴性结果，可认为此受试物对鼠伤寒沙门菌无致突变性。如受试物对一种或多种菌株（加或不加 S9）平皿掺入试验为阳性结果，即认为此受试物是鼠伤寒沙门菌的致突变物。

【注意事项】

1. 应有专门的实验室，应有良好的通风设备。
2. 试验者必须注意个人防护，尽量减少接触污染的机会。
3. 受试致癌物与致突变物废弃物处理，原则上按放射性核素废弃物处理方法进行。
4. 所用沙门菌试验菌株毒性较低，具有 R 因子的菌株危害更小。但要防止沙门菌污染动物饲养室。

（二）哺乳动物细胞基因突变试验

哺乳动物细胞基因突变试验（mammalian gene mutation test）用于检测受试物引起的突变，包括碱基对突变、移码突变和缺失等，从而评价受试物引起突变的可能性。本部分将重点介绍常用的 L5178YTK⁺/⁻和 V79（CHO）/HGPRT 系统。

两个测试系统的基本检测步骤大致相同。包括：①细胞制备；②毒性预试；③代谢活化；④表达期，即基因突变表达及内源性酶减少；⑤选择期，即在选择剂作用下细胞集落形成；⑥细胞毒性与集落效率测试；⑦资料收集，计算突变频率、细胞毒性、集落形成率并予以评价。不同点在于细胞培养和集落方法、表达和选择的时限。

小鼠淋巴瘤 L5178Y 细胞系：源于小鼠白血病细胞，为近二倍体，细胞倍增时间为 11 小时，集落形成率＞70%，呈悬浮性生长。本试验使用 TK 座位杂合子细胞（TK⁺/⁻）。中国仓鼠肺（V79）细胞株：源于中国仓鼠肺细胞，染色体数为 22±1，细胞倍增时间为 12～16 小时，集落形成率为 75%～95%。中国仓鼠卵巢（CHO）细胞株：源于中国仓鼠卵巢细胞，染色体数为 21（$2n=22$），倍增时间为 12～14 小时，集落形成率达 88%，可贴壁或悬浮生长。

实验 1　小鼠淋巴瘤细胞 L5178YTK$^{+/-}$ 基因突变试验

【目的与原理】

在 5 - 三氟胸苷（TFT）参与下，通过评价细胞集落生长率来鉴定受试物诱导 L5178YTK$^{+/-}$ 小鼠淋巴瘤细胞系正向突变的能力。

TK 座位位于常染色体上，其基因产物为胸腺嘧啶脱氧核苷（胸苷）激酶（TK），作用是通过磷酸化将基质中外源性的胸苷用于 DNA 合成。胸苷类似物 TFT 也可经 TK 途径磷酸化掺入 DNA 中，导致细胞死亡。本试验使用 TK 座位杂合子（TK$^{+/-}$）细胞，一次正向突变就会形成 TK$^{-/-}$ 表型，失去 TK 活性，获得 TFT 抗性，在 TFT 选择性培养基中存活并形成集落。

【器材与试剂】

1. 器材　低温高速离心机、低温冰箱（–80 ℃）或液氮罐、洁净工作台、CO$_2$ 培养箱、蒸气压力锅、匀浆器、电子细胞计数器等实验室常用设备。培养基成分或试剂除说明外，应是分析纯（AR），无致突变性。

2. 培养基

（1）生长培养基：RPMI - 1640 培养基，加 10%灭活马血清，0.05%Pluronic F68，0.25 mg/ml L-谷氨酸，10 g/ml 丙酮酸钠，95 U/ml 青霉素，95 μg/ml 链霉素（均为终浓度）。

（2）集落培养基：生长培养基，0.2%琼脂。

（3）选择培养基：集落培养基，3 μg/ml TFT。

3. 受试物与对照组的设立　本试验适用于各种受试物。固体颗粒可溶于水或有机溶剂如 DMSO。有机溶剂不应超过培养基体积的 1%。液体受试物可直接或经稀释后加入测试系统中。

试验必须设未处理对照和溶剂对照。设加或不加 S9 的阳性对照，可用：甲基磺酸甲酯（MMS）：10～15 μl/ml，不需代谢活化，可诱导大、小两种集落；甲基磺酸乙酯（EMS）：0.20～0.50 μl/ml，不需代谢活化；3-甲基胆蒽（MCA）：1～4 μg /ml，需代谢活化。也可用二甲基苯并蒽。

4. 剂量选择　首先测试受试物在水或有机溶剂中的溶解度，再用一系列浓度的受试物进行细胞毒性测定。用剂量为 1～5 mg/ml（或液体 1～5 ml）受试物等倍稀释，处理细胞 4 小时，于次日进行活细胞计数，计算 24 小时内相对于阴性对照的细胞存活率，即相对毒性。在存活率为 5%～90%的范围内选取 7～10 个剂量组进行致突变试验。

对于毒性受试物，最高浓度应使细胞存活率降至溶剂对照的 10%～20%。对于低或无毒性的受试物，浓度应达到 5 mg/ml（5 μl/ml，或 10 mmol/L），或饱和浓度。

【操作步骤】

1. 细胞准备

（1）取液氮保存的 L5178YTK$^{+/-}$ 鼠淋巴瘤细胞株 TK$^{+/-}$-3.7.2C 系，用 RPMI - 1640 培养基复苏、培养。

（2）实验前，将细胞在含甲氨蝶呤（0.3 μg/ml）、胸苷（9 μg/ml）、次黄嘌呤（15 μg/ml）和甘氨酸（22.5 μg/ml）的 RPMI-1640 液中，37 ℃培养 24 小时，以阻断从头合成途径，清除自发突变产生的 TK$^{+/-}$ 细胞，24 小时后细胞数将增加 5 倍。

（3）将处理后的细胞在不含甲氨蝶呤的上述条件下，置于 37 ℃至少培养 72 小时，并使细胞增至足够数目。每天进行细胞计数，做相应稀释（约 1∶4），以保证最佳生长率。若细胞呈团块状，可在盛 9.0 ml 0.1%胰酶溶液的玻管中加入 1.0 ml 细胞培养物充分混匀，37 ℃培养 10 分钟使细胞解聚，再混匀计数。

2. 诱导

（1）将 $6×10^6$ 个细胞转入 10 ml 5%马血清培养基中。

（2）按照预选的剂量分别加入不同浓度的受试物，同时设阴性和阳性对照。另设加入 S9 混合液代谢活化的阴性对照组和 MCA 阳性对照组，S9 混合液终浓度分别为 2.4 mg/ml NADP 钠盐，4.5 mg/ml 异柠檬酸，S9 10～50 μl/ml。

（3）37 ℃旋转培养 4 小时。

（4）以 $500 g$ 离心 10 分钟，去除含受试物的上清液，将细胞用新配培养液或 Hanks 液清洗两次，加入 15 ml 新鲜培养液，使细胞密度约为 $4×10^5$ 个/ ml，37℃培养 2～3 天，以便细胞恢复增长和诱变的 $TK^{-/-}$ 表型表达。

3. 筛选

（1）用电子细胞计数器进行细胞计数。

（2）从各剂量组分别取 $7×10^5$ 个细胞转入 50 ml 半固体选择培养基，分别倒于两个直径为 100 mm 的培养皿中，每皿约 $3.5×10^5$ 个细胞，室温冷凝。同时将相同数量的细胞种入普通培养基以观察细胞形成集落的能力。

（3）置于 5% CO_2，37 ℃，培养 11～12 天。

（4）计数每皿突变体集落并测定其大小。同时计数直径为 0.25～0.3 mm 的小集落。

计算细胞毒性和突变频率：细胞毒性=表达期细胞悬浮生长（%）×选择期集落生长（%）。

表达期细胞悬浮生长（%）为表达期处理组细胞数与阴性对照组细胞数之比。

选择期集落生长（%）为软琼脂选择培养基上处理组集落数与阴性对照组集落数之比。

$$突变频率=\frac{突变细胞数}{活细胞总数}$$

4. 试验要求　所有试验方案必须满足以下标准，其结果才可接受。加 S9 试验与不加 S9 试验应同时进行。

（1）阴性对照（溶剂与未处理对照的平均值）的绝对集落形成率为（100±30）%。若为 50%～70%可以接受，但需谨慎而科学地判断。低于 50%不能接受。

（2）阴性对照（溶剂与未处理对照的平均值）的背景突变率为（20～100）/10^6 活细胞。阳性对照的突变率范围：10～40 μl/ml MMS（非活化）为（200～800）/10^6 活细胞；4.0 μg/ml MCA（活化）为（200～1000）/10^6 活细胞。

（3）只有相对集落形成率高于 10%，且存活集落总数超过 20 的突变率可用于评价。

（4）一次试验中必须有 3 个以上完全符合试验要求的剂量组才能进行受试物评价。

【结果分析与评价】

受试物组比阴性对照组的突变集落数多 100 个以上即可判定受试物为致突变性阳性，不必考虑剂量-反应关系或设定倍数，也没有推荐统计学处理方法。要判断一个受试物为致突变性阴性，应有阳性对照组诱发出小突变集落（直径为 0.25～0.3 mm）的明确证据。

实验 2　中国仓鼠肺 V79（CHO）/hGPRT 基因突变试验

【目的与原理】

hGPRT 为 X 连锁的功能性单倍体基因，即半合子。其基因产物是次黄嘌呤鸟嘌呤磷酸核糖转移酶（HGPRT），作用是催化次黄嘌呤和鸟嘌呤与磷酸核糖焦磷酸间的转磷酸核糖基作用，是细胞内嘌呤核苷酸合成的一条补救途径。它也能以嘌呤类似物如 6-巯基嘌呤（6-MP），6-硫代鸟嘌呤（6-TG）及 6-杂氮鸟嘌呤（6-AG）为底物掺入细胞 DNA 中，导致细胞死亡。所以，当 HGPRT 座位发生突变时，细胞就表现出 MP、TG 与 AG 抗性。可用选择培养基（如 6-TG）杀灭野生型细胞使突变体细胞形成集落。

【器材与试剂】

1. 细胞 使用中国仓鼠肺（V79）细胞株，将野生型细胞接种于含次黄嘌呤及胸腺嘧啶、甲氨蝶呤、甘氨酸的 MEM 培养液中培养 1 周，使野生型细胞群中存在的自发 HGPRT 座位突变体选择性杀灭。然后重新接种于 MEM 培养液中。

2. 培养液 采用 MEM（Eagls）基础培养液或 DMEM 培养液，含 10%小牛血清及适当青霉素、链霉素。

3. 磷酸缓冲液 无钙、镁、PBS，pH 8.0。

4. 胰蛋白酶/EDTA 溶液 胰蛋白酶浓度为 0.05%，EDTA 的浓度为 0.02%，按等比混合，40℃储存。

5. 阳性对照物 可选用甲基磺酸乙酯（EMS）0.25～0.5 μl/ml 或 3-甲基胆蒽（MCA）1～4 μl/ml 等。

6. 6-TG 0.5%碳酸氢钠溶液 配成 1.0 mg/ml，4 ℃储存。

7. 大鼠肝匀浆 S9 混合液

【操作步骤】

1. 细胞准备 将 5×10^5 个细胞接种于生长面积达 25 cm² 的培养瓶中，置 5%～10% CO_2，37 ℃培养 24 小时获得细胞密度为（0.8～1.2）$\times 10^6$/瓶的指数生长期培养物。

2. 受试物处理

（1）细胞经 Hanks 液洗涤两次后加入 5 ml 含不同浓度受试物的无血清培养基。同时设 S9 混合液代谢活化组，即加入 4 ml 含受试物的无血清培养基后，再加入 1 ml S9 混合液，37℃培养 2.5 小时。

（2）受试物溶剂终浓度为 0.5%～1%（V/V）。S9 混合液组分的终浓度为：NADP 4 mmol/L；6-磷酸葡萄糖 5 mmol/L，KCl 30 mmol/L，$MgCl_2$ 10 mmol/L，$CaCl_2$ 10 mmol/L，S9 组分 3 mg 蛋白/ml，磷酸缓冲液 50 mmol/L（pH8.0）。

（3）用 Hanks 液洗 2～3 次。再加入含血清的培养基，置 5%～10% CO_2，37 ℃培养 19～22 小时。

3. 表型表达与细胞毒性测定

（1）将上述细胞用胰酶/EDTA 液消化。待细胞脱落后放入离心管以 500 g 离心 5～7 分钟，弃去上清液，制成细胞悬液计数，细胞数为 1×10^6 个，3 天后传代一次，以 5×10^6 个细胞培养 3 天。

（2）另将不同浓度受试物分别接种 200 个细胞于直径 100 mm 培养皿中（表型表达期 7～9 天），测定不同受试物处理的集落形成率。

（3）细胞毒性以相对集落形成率（%）表示，即表达期处理组与阴性对照组集落数之比。

4. 突变体选择与集落形成率测定

（1）表达结束后，各组取 1×10^6 个细胞分别种于含次黄嘌呤的 100 mm 培养皿中。细胞贴壁后加入 6-TG 储存液，使 TG 终浓度为 5～15 μg/ml，置 5%～10% CO_2，37℃培养 10 天，进行突变体选择。另将各组接种 200 个细胞/皿于 100 mm 培养皿中，培养 7～10 天做集落形成率测定。

（2）相对集落形成率为各受试物组与溶剂对照组的集落形成数百分比。

（3）培养结束后，用 0.9%盐水洗涤细胞，再以 3∶1 的乙醇∶冰醋酸固定液固定，用 Giemsa 染液或 1%亚甲蓝液染色，分别计数各皿中出现的集落数。

【结果分析与评价】

1. 结果统计分析　致突变率以 10^6 活细胞中的突变细胞数表示，由在选择培养基中接种的细胞总数与观察到的突变集落数推算得到，以细胞相对集落形成率校正。

$$致突变率（/10^6 个活细胞数）= \frac{观察到的突变集落数}{接种细胞总数} = \frac{1}{相对集落形成率}$$

2. 结果评价　阳性结果根据统计分析、剂量-反应关系及试验的可重复性而定。一个阳性结果必须满足：①有连续两个受试物组的突变频率出现剂量依赖性增高，且每 10^6 个活细胞中有 40 个以上的突变体；②溶剂对照和未处理对照的自发突变频率必须在 25 个突变体/10^6 个活细胞以下；③溶剂对照组和未处理对照组的集落形成率高于 50%。若仅在一个浓度组突变率高于 40 突变体/10^6 个活细胞，结果不能肯定。统计分析可采用 Snee 和 Irr 数据转化，再进行检验。

方法评述：①两个系统均能检测座位内的碱基置换、缺失、移码和重排等点突变，可相互替代使用。但 L5178Y TK$^{+/-}$ 系统还能检测包括多基因、多座位缺失等断裂活性，这些突变终点，包括点突变与染色体突变，可由 TK$^{+/-}$ 集落的大小来判断。细胞遗传学和分子证据支持小集落变异体与 11 号染色体畸变相关的假说。一般来说，大突变集落的核型与亲代细胞相同，而小突变集落在 11 号染色体上有易于识别的染色体重排和多座位缺失。因此，L5178Y TK$^{+/-}$ 系统可检测从点突变到多座位突变的遗传性损伤，并能根据致突变剂的反应构建其突变谱。②试验细胞株的背景突变频率必须限制在一定范围内，应在实验前常规清除自发突变的细胞。③突变表型的表达时间：细胞被致突变剂处理后，在被观察的标记基因座位中引起的 DNA 损伤经突变固定和原有的内源性酶降解后，才会出现表型异常。④代谢协作效应与突变体选择时的细胞密度：代谢协作效应是指在组织培养中突变细胞的表现型被紧密接触的野生型细胞所纠正的现象，即由野生型细胞产生的代谢产物交叉饲养了突变体细胞，因此在突变体选择时，应将有代谢协作效应的野生型和突变细胞的密度控制在一定范围内。推荐各试验系统的最低细胞数：L5178Y TK$^{+/-}$ 3.5×10^5/皿；V79（CHO）HGPRT：10^6 个/处理组。

（三）小鼠骨髓细胞微核试验

【目的与原理】

体内哺乳动物骨髓嗜多染红细胞微核试验（in vivo mammalian erythrocyte micronucleus test）的目的是检测断裂剂和部分非整倍体致突变剂。

【器材与试剂】

1. 器材　手术刀、手术剪、无齿镊、小型弯止血钳、干净纱布、带橡皮头吸管、台式离心机、刻度离心管、晾片架、电吹风机、玻璃蜡笔、玻璃染色缸、2ml 注射器及针头、载玻片及推片、定时钟、生物显微镜、细胞计数器。

2. 试剂　甲醇（分析纯）、甘油（分析纯）、小牛血清、生理盐水、Giemsa 染液和 pH6.8 的 1/15 mol/L 磷酸盐缓冲液，见上。

3. 阳性对照物　环磷酰胺或丝裂霉素 C。

【操作步骤】

1. 试验动物及处理

（1）动物选择：一般常用的试验动物为小鼠，要求体重 18～20 g，7～12 周龄，每组 10 只，雌雄各半。

（2）染毒途径：原则上采用与人体接触化学毒物相同的途径。

（3）染毒次数及取样时间：一般采用两次染毒或多次染毒。两次染毒：第一次染毒后 24 小时进行第二次染毒，6 小时后取样；多次染毒：每天染毒 1 次，连续染毒 5 天，末次染毒后 24 小时取样。

（4）剂量选择：至少设置三个剂量组，高剂量组应达到不产生动物死亡的最大毒性作用剂量。一般取受试样品 1/5 LD$_{50}$、1/10 LD$_{50}$、1/20 LD$_{50}$ 剂量。当受试样品的 LD$_{50}$ 大于 5 g/kg 体重时，可取 5 g/kg 体重为最高剂量，以下设 3～5 个剂量组。另设溶剂对照组（阴性对照组）和阳性对照组。阳性对照组可用环磷酰胺（50～100 mg/kg）或丝裂霉素 C（10 mg/kg）腹腔注射 1 次。阴性对照组使用等体积的溶剂。

2. 骨髓液的制备和涂片　试验动物一次染毒后，按确定的时间用颈椎脱臼或麻醉的方法将其处死，取胸骨，擦净血污，剔去肌肉，剪去骨骺，用小型弯止血钳将骨髓挤于有一滴小牛血清的清洁载玻片上，混合均匀后推片。也可在股骨取骨髓。阳性及阴性对照组按上述方法同时进行处理。

3. 固定　将推好晾干的骨髓片放入染色缸中，用甲醇溶液固定 15 分钟，取出后晾干。不能及时染色的涂片也应固定后保存。

4. 染色　将固定晾干后的涂片，用新鲜配制的 Giemsa 应用液（Giemsa 储备液 1 份加 pH6.8 的磷酸盐缓冲液 9 份）染色 10～15 分钟，然后冲洗掉玻片上的染色液，置晾片架上晾干。

5. 观察计数　先在低倍镜下进行观察，选择分布均匀、染色较好的区域，再在油镜下观察计数。多染红细胞（polychromatic erythrocytes，PCE）呈灰蓝色，正染红细胞（normochromatic erythrocytes，NCE）呈橘黄色。细胞中含有的微核多数呈圆形，边缘光滑整齐，染色与核质一致，呈紫红色或蓝紫色。一个细胞内可出现一个或多个微核。计数 1000 个 PCE 中含微核的 PCE 数，并且计数 200 个细胞中 PCE 与 NCE 的比值。

【结果分析与评价】

本试验中只计数 PCE 中微核，微核率以千分率表示。每只动物为一观察单位。每组的雌、雄动物分别计算微核 PCE 的均值和标准差。雌、雄动物之间无明显的性别差异时可合并计算结果，否则应分别进行计算。

PCE／NCE 为评价细胞毒性的指标，受试物组 PCE／NCE 值与阴性对照组比较有统计学意义表示受试化学毒物的剂量过大，试验结果不可靠。

阴性对照组和阳性对照组的微核发生率，应与试验所用动物物种及品系的文献报道结果或者是与研究的历史数据相一致。微核试验所获数据资料的频数分布尚无定论，实验结果可用适当统计方法分析。

（四）染色体畸变分析

染色体畸变试验（chromosome aberration test）是检测染色体损伤的经典方法，可分为体内和体外测试系统，体内测试系统多用动物骨髓细胞和睾丸细胞，体外测试系统则用中国仓鼠卵巢（CHO）细胞、中国仓鼠肺（CHL）细胞、人或其他哺乳动物外周血淋巴细胞。

实验 1　体外哺乳动物细胞染色体畸变试验

【目的与原理】

体外哺乳动物细胞染色体畸变试验（in vitro mammalian chromosome aberration test）的目的是通过检测受试样品诱发体外培养的哺乳动物细胞染色体畸变的能力，从而评价受试样品的致突变性及其强度。

【器材与试剂】

1. 器材　培养皿（瓶）、10 ml 离心管、滴管、载玻片、离心机、水浴箱、生物显微镜（×100 物镜）。

2. 试剂

（1）培养液　MEM（Eagle）：加入非必需氨基酸和抗生素（青霉素按 100 IU/ml、链霉素 100 mg/ml），加入 10% 胎牛血清或小牛血清。

（2）代谢活化系统：肝混合功能氧化酶混合液（S9 混合液），配制方法见 Ames 试验部分。

（3）0.04% 秋水仙素溶液：取 40 mg 秋水仙素溶解于 100 ml 无菌 0.85% 氯化钠溶液中，过滤除菌。

（4）0.075 mol/L 氯化钾溶液。

（5）固定液：甲醇：冰醋酸=3：1，临用前配制。

（6）磷酸盐缓冲液（1/15 mol/L，pH6.8）配制方法如下：①第一液：取磷酸氢二钠 9.47 g 溶于蒸馏水 1000 ml 中，配成 1/15 mol/L 溶液；②第二液：取磷酸二氢钾 49.07 g 溶于蒸馏水 1000 ml 中，配成 1/15 mol/L 溶液；③取第一液 49.5 ml 加于第二液 50.5 ml 中混匀，即为 pH6.8 的 1/15 mol/L 缓冲液。

（7）姬姆萨（Giemsa）染液：取姬姆萨染料 3.8 g，加少量甲醇研磨，逐渐加甲醇至 375 ml，待完全溶解后加 125 ml 甘油，放入 37 ℃温箱中保温 48 小时，保温期间振摇数次，使其充分溶解，过滤，放置 2 周，作为姬姆萨染液原液（储备液），使用时取 1 份姬姆萨染液原液，与 9 份 1/15 mol/L 磷酸盐缓冲液（pH 6.8）混合，配成其应用液。

【实验设计】

1. 细胞株　可选用中国地鼠肺（CHL）细胞株或卵巢（CHO）细胞株、人或其他哺乳动物外周血淋巴细胞。一般推荐使用中国地鼠肺（CHL）细胞株。

2. 受试样品　固体受试样品应溶解或悬浮于合适的溶剂中，并稀释至一定浓度。液体受试样品可直接使用或予以稀释。

3. 剂量　受试样品至少应取 3 个检测剂量，检测范围一般覆盖两个 10 倍稀释系列。对有细胞毒性受试样品，最高剂量应能明显减少细胞计数或有丝分裂指数（大于 50%）；对无细胞毒性或细胞毒性很小的受试物，最高剂量应达到 5 μl/ml、5 mg/ml 或 0.01mol/L。应在预试验中确定细胞毒性和溶解度。

4. 对照组　当不存在外源性代谢活化系统时，可使用的阳性对照物有甲磺酸甲酯（methyl methanesulphonate，MMS）、甲磺酸乙脂（ethyl methanesulphonate，EMS）、丝裂霉素 C（mytomycin C）、乙基亚硝基脲（ethyl nitrosourea，ENU）、硝基喹啉-N-氧化物（4-nitroquinoline-N-oxide）等。当存在外源性活化系统时，可使用的阳性对照物有苯并（a）芘[benzo（a）pyrene，B（a）p]、环磷酰胺（cyclophosphamide）等。阴性对照为赋形剂对照，首选是水，亦可使用二甲基亚砜（DMSO），但浓度不应大于 0.5%。

【操作步骤】

1. 细胞培养与染毒 试验需在加入和不加入 S9 的条件下进行。试验前一天，将一定数量的细胞接种于培养皿（瓶）中，放入 CO_2 培养箱内培养。试验时吸去培养皿（瓶）中的培养液，加入一定浓度的受试样品、S9 混合液（不加 S9 混合液时，需用培养液补足）及一定量不含血清的培养液，放入培养箱中，根据细胞周期处理 2~6 小时。处理结束后，弃去含受试样品的培养液，用 Hanks 液洗细胞 3 次，加入含 10% 胎牛血清的培养液，放回培养箱，于 24 小时内收取细胞。收取细胞前 2~4 小时，加入细胞分裂中期阻断剂（如用秋水仙素，作用时间为 4 小时，终浓度为 1 mg/ml）。

2. 收取细胞与制片

（1）消化：用 0.25% 胰蛋白酶溶液消化细胞，待细胞脱落后，加入含 10% 胎牛或小牛血清的培养液终止胰蛋白酶的作用，混匀，吸入离心管，以 1000~1200 r/min 的速度离心 5~7 分钟，弃上清液。

（2）低渗：加入 0.075 mol/L KCl 溶液 7 ml，用滴管将细胞轻轻地混匀，放入 37 ℃水浴中低渗处理 7 分钟，加入 2 ml 固定液（甲醇：冰醋酸为 3：1）混匀，以 1500 r/min 速度离心 5~7 分钟，弃上清液。

（3）固定：加入 7 ml 固定液，混匀后固定 7 分钟，以 1500 r/min 速度离心 7 分钟，弃上清液。同法再固定 1~2 次，弃上清液。

（4）制片：加入数滴新鲜固定液，混匀。用混悬液滴片，自然干燥。用姬姆萨染液染色 10~20 分钟，取出清洗自然晾干。

3. 阅片 每片选择 100 个分散良好的中期分裂象，在显微镜油镜下进行读片。在读片时应记录每一观察细胞的染色体数目，对于畸变细胞还应记录显微镜视标位置及畸变类型。所有处理组、阳性和阴性对照组均需测定有丝分裂指数。每一剂量组应分析不少于 500 个分散良好的中期分裂象。主要观察项目如下：

（1）染色体数目改变：①非整倍体：亚二倍体或超二倍体；②多倍体：染色体成倍增加；③内复制：包膜内特殊形式的多倍化现象。

（2）染色体结构改变：①裂隙：损伤长度小于染色体的宽度；②断裂：损伤长度大于染色体的宽度；③微小体：较断片小，呈圆形；④有着丝点环：带有着丝点部分，两端形成环状结构，并伴有一对无着丝点断片；⑤无着丝点环：呈环状结构；⑥单体互换：形成三辐体、四辐体等多种形状；⑦双微小体：成对的染色质小体；⑧非特定性型变化：如粉碎化、着丝点细长化、黏着等变化。

【结果分析与评价】

计算指标包括每个细胞畸变数、染色体结构异常百分率、各剂量组及对照组不同类型染色体异常数与频率等。所得各组的实验结果可用泊松分布、二项分布、*Dunnet-t* 检验、χ^2 检验等多种统计方法分析，以评价剂量组和对照组之间是否有显著性差异。

在下列两种情况下可判定受试样品在本试验系统中为阳性结果：①受试样品引起染色体结构畸变数的增加具有统计学意义，并有与剂量相关的增加；②受试样品在任何一个剂量条件下，引起具有统计学意义的改变，并有可重复性。

【注意事项】

低渗是本试验的关键，控制好低渗时间，做出分散良好的染色体标本，关系到实验结果的准确性。

实验 2　动物骨髓细胞染色体畸变试验

【目的与原理】

体内哺乳动物骨髓细胞染色体畸变试验（in vivo mammalian bone marrow chromosome aberration test）目的是检测受试物导致动物染色体畸变的能力及畸变类型。

【器材与试剂】

1. 器材　小剪刀、镊子、10ml 离心管、滴管、载玻片、离心机、水浴箱、生物显微镜（×100 物镜）、注射器（5 ml）。

2. 试剂　500 mg/L 秋水仙素，0.75 mol/L KCl 液；固定液：甲醇 3 份和冰醋酸 1 份混匀，临时混配；姬姆萨（Giemsa）储备液、pH6.8 磷酸盐缓冲液；环磷酰胺或丝裂霉素 C；PBS：Na_2HPO_4 1.15 g、NaH_2PO_4 0.2 g、KCl 0.2 g、NaCl 8.0 g 溶于 1000 ml 蒸馏水中。

【实验设计】

1. 动物　一般选用成年小鼠或大鼠，每组 6～10 只，最好雌雄各半。

2. 染毒与取样时间　一般染毒一次或多次，多次更为合理。末次染毒 24 小时后处死动物，提取细胞。

3. 剂量　最高剂量为最大耐受剂量或 30%～80 %LD_{50}。低毒物质应以最大给药量或人使用剂量的 50～100 倍。设 3～5 个剂量组，剂量跨度在 10^2～10^3 或更大。阴性对照组给予 PBS/生理盐水；阳性对照组给予 30～50 mg/kg 环磷酰胺，经腹腔注射 1 次或 2 次。

4. 给药途径　原则上采用与人体接触化学毒物相同的途径。

【操作步骤】

1. 提取细胞　处死动物前 2～4 小时，腹腔注射秋水仙素，小鼠剂量为 4 mg/kg，大鼠剂量为 1 mg/kg。小鼠用颈椎脱臼法处死动物，大鼠用动静脉放血法处死动物，迅速取出双侧股骨，去肌肉，擦净血污，剪开两端关节面，用注射器吸 PBS 液 5 ml 冲出骨髓于离心管中，用 1500 r/min 离心 10 分钟，去上清液。

2. 低渗　打散沉淀物，加入预温 37 ℃的 0.075 mol/L KCl 约 6 ml，混匀，于 37 ℃低渗 15～20 分钟，再加固定液 1～2 ml 混匀，立即于 1000 r/min 离心 10 分钟，弃上清液。

3. 固定　加入固定液 4 ml 混匀，使细胞重新悬浮，放置室温 10～20 分钟，然后 1000 r/min 离心 10 分钟，去上清液。同样方法再固定一次，去上清液，留约 0.5 ml。

4. 制片染色　使细胞悬浮，将细胞悬液滴于冰冻载玻片上，干燥，用 10%Giemsa 染液染色 10～20 分钟，取出清洗，自然晾干。

5. 阅片　在低倍镜下选择染色体分散良好、互不重叠、长短收缩适中、未破裂的中期分裂象细胞，观察并记录染色体结构异常和数目异常细胞。具体观察项目参见体外哺乳动物细胞染色体畸变试验相关内容。

【结果分析与评价】

以每只动物为观察单位，每只动物观察 100 个中期分裂象细胞，计算其畸变细胞率，阴性和阳性对照组的畸变率应与所用动物的物种及有关资料相符。实验结果可用适当统计方法分析。结果报告以动物为实验单位，应报告各组畸变细胞率均数和标准差。各实验组畸变细胞率与阴性对照组比较，若差异有统计学意义，并有剂量-反应关系，或某一剂量组呈现可重复的并有统计学意义的增加，则此受试物骨髓细胞染色体畸变实验呈阳性。

【注意事项】

和体外染色体畸变试验相同，低渗也是本试验的关键，控制好低渗时间，做出分散良好的染色体标本，关系到实验结果的准确性。

（五）单细胞凝胶电泳试验

【目的与原理】

单细胞凝胶电泳试验（single cell gel electrophoresis，SCGE）又称彗星试验（comet assay），是一种快速检测单细胞水平 DNA 损伤的新技术。

有核细胞的 DNA 分子质量很大，DNA 超螺旋结构附着在核基质中，SCGE 分析技术是先用琼脂糖凝胶将细胞包埋在载玻片上，在细胞裂解液的作用下，细胞膜、核膜及其他生物膜遭到破坏，使细胞内的 RNA、蛋白质及其他成分外泄到凝胶中，随后扩散到细胞裂解液中，但核 DNA 仍保持缠绕的环区附着在剩余的核骨架上，并留在原位。如果细胞未受损伤，电泳时，核 DNA 因其分子质量大停留在核基质中，荧光染色后呈现圆形的荧光团，无拖尾现象。若细胞受损，在中性电泳液（pH=8.0）中，核 DNA 仍保持双螺旋结构，虽偶有单链断裂，但并不影响 DNA 双螺旋大分子的连续性。只有当 DNA 双链断裂时，其断片进入凝胶中，电泳时断片向阳极迁移，形成荧光拖尾现象，形似彗星。如果在碱性电泳液（pH＞13）中，先是 DNA 双链解螺旋且碱变性为单链，单链断裂的碎片分子质量小可进入凝胶中，电泳时断链或碎片离开核 DNA 向阳性迁移，形成拖尾。细胞 DNA 受损越重，产生的断链或碱易变性断片就越多，其断链或断片也就越小，在电场作用下迁移的 DNA 量也就越多，迁移的距离越长，表现为尾长的增加和尾部荧光强度的增强。因此，通过测定 DNA 迁移部分的光密度或迁移长度可定量地测定单个细胞的 DNA 损伤程度。

【器材与试剂】

1. 仪器 全磨砂载玻片、1 号盖玻片、微量、吸管和吸头冰盒、电泳仪、荧光显微镜。

2. 试剂

（1）正常熔点及低熔点琼脂糖。

（2）HBSS 溶液：含 20 mmol/L EDTA，pH 在 7.0~7.5，4 ℃保存。

（3）细胞裂解液：2.5 mol/L NaCl，100 mmol/L EDTA-Na$_2$，10 mmol/L Tris - HCl，1% 肌氨酸钠，用 NaOH 调 pH 到 10。用前加 1%Triton X-100 和 10%DMSO。在应用前冷藏 30~60 分钟。

（4）碱性电泳液：1 mmol/L EDTA-Na$_2$，300 mmol/L NaOH 调 pH 到 13。

（5）中和缓冲液：0.4 mol/L Tris - HCl 缓冲液（pH=7.5）。

（6）荧光染料：2.5 μg/ml 的溴乙锭，也可用 8.5 μg/ml 的吖啶橙或 2.5 μg/ml 的碘丙锭等。

【实验设计】

1. 体内试验 采用灌胃或腹腔注射给予动物染毒（1~72 小时），再取出所需的组织细胞。

2. 体外试验 直接将受试物加入到生长培养基中，也可以对包埋于琼脂糖中的细胞进行染毒，染毒后可直接检测 DNA 损伤，也可置于 37 ℃培养一段时间，再检测 DNA 修复情况。

3. 剂量 受试样品至少应取 3 个检测剂量，一个阳性对照组和一个阴性对照组。体内试验，每组至少 4 只动物，人体取样应设 2 个平行对照组；体外试验，每组应设至少两个平行对照组。

4. 对照组 阳性对照物常选择过氧化氢（H$_2$O$_2$）处理。

【操作步骤】

1. 制备细胞悬液　常用细胞分离和培养方法如下。

（1）全血：将 5 μl 全血与 75 μl 低熔点琼脂糖（LMA）相混合。

（2）分离淋巴细胞：20 μl 全血在微量离心管中与 1 ml RPMI 1640 混合，在血/培养液混合物下加 100 μl Ficol，2000 g 离心 3 分钟。弃去 100 μl 介质底层和 Ficol 顶层。加 1 ml 培养液混合，离心 3 分钟以使淋巴细胞沉积。弃去上清液，重新加入 75 μl LMA 混悬沉积的淋巴细胞。

（3）骨髓：用 1 ml 含 20 mmol/L EDTA 的冷 HBSS 冲洗小鼠股骨骨髓于微量离心管中，取冲洗液 5 μl 与 75 μl LMA 混悬。

（4）固体组织：取一小块组织，放入 1～2 ml 20 mmol/LEDTA 的冷 HBSS 中，经不锈钢网磨碎，静置数分钟。取 5～10 μl 细胞悬液的量与 75 μl LMA 混悬。

（5）体外组织培养：取贴壁培养的细胞悬液（10^6 细胞/ml）或悬浮培养的细胞（10^4 细胞/ml）5～10 μl 与 75 μl LMA 混悬。

2. 凝胶制片

（1）取 125 mg LMA 和 NMA 分别溶于 25 ml PBS，稍加热使其充分溶解，制备成 0.5%LMA 和 0.5%NMA。

（2）取预热的 100 μl 0.5%NMA 滴到全磨砂载玻片上，室温静置待琼脂糖凝固，此层主要作用是保证第二层和第三层平整及附着紧密。

（3）将约 10^4 细胞加入 5～10 μl PBS 中，并与 75 μl 0.5% LMA 混匀，迅速将细胞悬液加至第一层琼脂糖上，盖上盖玻片让其均匀铺开，将玻片置于冰盒上，静置 3～5 分钟，使琼脂糖固化。

（4）轻轻将盖玻片移开，取 75 μl 0.5%LMA（37 ℃）加到第二层琼脂糖上，盖上新盖玻片，置于 4 ℃待琼脂糖凝固，第三层胶的目的是对第二层起保护作用。

3. 细胞裂解、DNA 解旋及电泳

（1）移开盖玻片，将载玻片浸入新配制的预冷 4 ℃的裂解液中，保持 1～2 小时。

（2）细胞裂解后，将载玻片置于水平电泳槽内，用新配制的碱性电泳液盖过胶面 2～3 mm，加盖避光，置于 4 ℃ 20～40 分钟，使 DNA 充分解旋。碱性条件下（pH＞13）可使 DNA 展开、解旋为单链，碱性易变性区段（ALS）变为单链断片（SSB）。

（3）DNA 解旋结束后，通电电泳。电泳条件为 25 V 和 300 mA，电泳 10～30 分钟。或按 0.7～0.9 V/cm 确定电压。最适条件实验者可自行选择。最好能使阴性对照有部分细胞出现短拖尾，以保证试验有足够的敏感性并减少实验室间差异。

以上 2 中（3）～（4）步和 3 中所有步骤应在黄、红色灯光下或暗处进行，以免 DNA 受到额外损伤。

4. 中和与染色

（1）电泳后取出载玻片，在 0.4 mol/L Tris-HCl 缓冲液（pH=7.5）中浸没 15 分钟或漂洗 3 次，每次 5 分钟。

（2）每张胶板上滴加 20～100 μl 荧光染色剂，后用蒸馏水洗涤。中和后的凝胶片应在 24 小时内染色，以免 DNA 过多扩散。否则应将之浸入无水乙醇或无水甲醇中脱水 5 分钟左右，或在室温中晾干。对于干燥的凝胶片，使用中性缓冲的甲醛处理数分钟，将有利于长期保存。

5. 结果观察　观察单细胞电泳图像（放大 200～400 倍），每片记数 25～50 个细胞，每个剂量组检查 100 个细胞。无 DNA 损伤的细胞表现为一圆形荧光细胞核。DNA 受损的细胞所产生的 DNA 断片游动移出细胞核之外，向阳极伸延而形成"彗头"带"彗尾"的彗星现象。

【结果分析与评价】

镜下观察时，首先应记录出现拖尾的细胞数，计算拖尾细胞率。同时用目镜测量拖尾细胞的尾长，统计各试验（剂量）组的平均尾长。尾长是指 DNA 断片从其主核向电泳正极迁移的距离，而不同的实验室尾长测定方法有所不同。但并不妨碍将各剂量组平均尾长与阴性对照组进行比较。

图像分析需有相应的设备和专门的分析软件。使用电脑对细胞逐个进行图像分析。应用图像分析系统可得到更多的分析参数。目前主要观察指标有尾长（tail length）、彗尾 DNA 的百分含量、尾距（tail moment）、尾块（tail local）和尾惯量（tail inertia）等。尾长（tail length）即 DNA 迁移的长度，在低损伤剂量范围内与 DNA 损伤呈线性关系；尾矩是尾长与彗尾 DNA 百分含量的乘积，在高损伤剂量下与损伤程度呈线性关系；尾块（tail local）即彗星尾部分散的大小不一的 DNA 断片组成，与损伤程度有关；尾惯量是与每个尾块的面积、平均荧光强度、在 X 轴上与彗核中心距离有关的综合性指标。目前通常选用 DNA 迁移细胞率、尾长、尾矩作为检测指标。

【注意事项】

1. 铺第一层胶要铺平整合均一，细胞数要适中。
2. 盖玻片须干净，使用时避免气泡产生。
3. EB 为致突变剂，操作时要小心防护。

六、思 考 题

1. B（a）p 遗传学毒性机制目前有哪些学说？
2. B（a）p 体外染毒试验为何需要 S9 代谢活化系统？
3. 化学物质在体外经点突变和细胞遗传学分析呈阴性结果时，是否需进一步进行体外检测？如果体外非整倍体检测出现阳性结果，说明什么问题？为什么？
4. 焦炉逸散物（coke oven emission，COE）是焦化生产过程中的主要环境污染物，除颗粒物外，其中还具有多种致突变和致癌性的多环芳烃，B（a）p 就是其重要的成分之一。现从某大型钢铁公司的焦化厂炉顶区域采集到焦炉逸散物，并用 DMSO 溶解，请设计一组配套实验来检测焦炉逸散物的遗传毒性。

（杨　萍　刘起展）

实验五　表观遗传毒性研究与实验技术

一、教学目的与意义

1. 学习如何对环境有害因素的表观遗传毒性进行检测和分析。
2. 掌握表观遗传毒性研究的设计思路和试验方法。
3. 提高文献查阅、综合设计、实验操作、结果分析等能力，为科研工作奠定基础。

二、背景资料

表观遗传是指不涉及 DNA 序列改变，而基因表达和调控发生可遗传变化的现象。常见的表观遗传修饰包括 DNA 甲基化、组蛋白修饰、非编码 RNA（如 microRNA、lncRNA）调控和染色质重塑等。环境有害因素（化学因素、物理因素、生物因素等）可诱导表观遗传修饰发生改变，进而通过影响基因的表达和功能参与环境相关疾病如心血管疾病、代谢性疾病、自身免疫病及恶性肿瘤等的发生发展。因此，寻找环境有害因素诱导的表观遗传变异是研究其表观遗传毒性作用机制的基础。鉴于表观遗传具有可遗传和可逆转的特点，深入认识环境相关疾病形成的表观遗传机制，对寻找新的环境相关疾病防治策略具有重要的科学意义和应用前景。常用的表观遗传检测与分析方法如下。

（一）基因组表观遗传修饰水平分析

利用高通量分析技术（如基因芯片或基因组测序）可在全基因组范围内观察环境有害因素对表观遗传修饰水平的影响，为探讨环境有害因素表观遗传毒性作用规律、筛选其表观遗传毒性作用靶点提供了丰富的参考信息。

（二）特定基因表观遗传修饰水平检测

1. DNA 甲基化检测技术　甲基化特异性 PCR 法、亚硫酸氢盐测序法、焦磷酸测序技术、甲基化敏感性限制性内切酶 PCR 法及甲基化荧光法。

2. 组蛋白修饰检测技术　①组蛋白特定位点修饰水平检测常用的方法有蛋白印迹和酶联免疫吸附试验（enzyme-linked immunosorbent assay，ELISA）；②组蛋白特定位点基因富集水平检测主要方法有染色质免疫共沉淀（chromatin immunoprecipitation，ChIP）结合定量 PCR 技术（ChIP-qPCR）。

3. 非编码 RNA 表达检测技术　实时荧光定量 PCR 法、Northern 印迹和荧光原位杂交（fluorescence in situ hybridization，FISH）。

三、案例与问题

（一）案例

砷及其化合物是国际癌症研究机构（International Agency for Research on Cancer，IARC）确认的人类致癌物。流行病学研究显示，无机砷暴露可诱导皮肤、肝脏、肺和膀胱等多脏器损伤和恶性肿瘤的发生。砷致病或致癌机制不明是砷中毒未得以理想控制的瓶颈问题之一，因此砷毒性作用机制研究一直是砷中毒防治研究的重点。砷的遗传毒性作用研究显示，砷可致 DNA

及染色体损伤,但细菌和哺乳动物系统体外诱变试验表明,砷不能诱发点突变,故砷与基因突变的关系存在争议。近年来研究者把目光聚焦于砷的表观遗传毒性作用机制研究,目前研究表明表观遗传及其基因调控通路与砷暴露及砷中毒密切相关,表观遗传作为经典遗传学机制的补充对深入认识砷毒性作用机制,以及砷中毒早期监测和防治有积极的促进作用。

(二)问题

1. 如何寻找环境有害因素暴露或损伤效应相关的表观遗传修饰?

2. 针对不同的表观遗传修饰,主要的筛查技术和验证方法有哪些?

3. 环境有害因素表观遗传毒性及其干预研究对寻找环境相关疾病针对性防治策略有何重要意义和应用价值?

四、课题设计与实验指导

课题名称:某环境有害因素与表观遗传修饰改变的关联性研究

(一)建立某环境有害因素诱导损伤的研究模型

1. 选择研究对象 探讨环境有害因素表观遗传毒性的常用研究对象包括人群、动物(大鼠、小鼠、家兔)、体外培养细胞及模式生物(非洲爪蟾、果蝇、斑马鱼、酵母等)。

2. 确定效应终点 根据研究目的,通过查阅资料,确定拟研究毒效应终点。常见毒效应终点有:环境有害因素暴露引起的疾病、靶器官损伤、细胞毒性(凋亡、坏死、自噬)、细胞恶性转化及遗传损伤、氧化损伤等。

3. 建立研究模型 以动物或体外培养细胞为研究对象建立模型,需根据毒效应终点选择合适的环境有害因素作用剂量和时间。通过染毒,观察暴露与毒效应的剂量-效应和时间-效应关系。

以人群为基础的研究,可根据研究目的,利用暴露-对照、病例-对照或队列研究等流行病学方法,选择合适的研究对象探讨环境有害因素与表观遗传修饰的关系。

(二)选择生物样本

从外周血淋巴细胞、靶组织及体外培养细胞中提取的基因组 DNA、组蛋白和总 RNA 均可用于表观遗传修饰的检测。此外,外周血(全血)基因组 DNA 和血浆 microRNA 也是常用的生物样本。

(三)筛选环境有害因素暴露或损伤效应相关的表观遗传修饰

1. 基于高通量分析的筛选策略 高通量分析主要通过基因芯片或基因组测序完成基因组表观遗传修饰水平检测,通过生物信息学方法对检测结果进行分析,可以:①获得暴露或损伤相关表观遗传修饰;②预测表观遗传修饰调控的靶基因,并根据基因功能聚类分析筛选可能的毒性作用靶点和毒性通路;③根据研究目的,选取可能有意义的毒性作用靶点进行验证及深入的机制研究。该部分工作主要通过专业的测序公司来完成。

(1)基因组 DNA 甲基化水平的分析:研究可通过基因组 DNA 甲基化芯片或全基因组亚硫酸氢盐测序技术完成基因组 DNA 甲基化水平检测,通过结果分析可以:①鉴定不同样本间甲基化修饰差异表达的基因;②识别基因甲基化区域并计算可检测位点的甲基化水平。此外,基因组甲基化测序可检测全基因组范围内所有 CG 位点的甲基化水平,为 DNA 甲基化毒性作用机制研究提供更多差异甲基化候选区域,并有利于发现新的甲基化调控区域。

(2)组蛋白修饰基因组定位分析:研究可先通过查阅文献或实验检测筛选与暴露或损伤呈

剂量-效应或时间-效应关系的组蛋白修饰，利用染色质免疫共沉淀（ChIP）结合基因芯片（ChIP-chip）或短序列测序（ChIP-Seq）技术在全基因组范围内鉴定该组蛋白修饰的结合基因及其在基因的富集区域。

（3）基因组非编码 RNA 表达谱分析：研究可通过非编码 RNA 微阵列芯片检测技术和基于二代测序技术（Next generation sequencing, NGS）的 RNA 测序技术（RNA sequencing, RNA-seq）完成 microRNA 表达谱的测定，筛选差异表达的 microRNA 并进行靶基因预测。

2. 基于数据库资源的筛选策略　高通量筛查手段比较昂贵，在研究条件有限的情况下，可通过整合文献和数据库资源获取拟研究的表观遗传信息。常用的数据库有以下几种。

（1）DNA 甲基化数据库。按资料来源将其分为两类，一类是以文献挖掘为主的数据库，如 MethyCancer（http：// methycancer.psych. ac. cn/）、PubMeth（http：//www.pubmeth.org /）、MethDB（http：//www.methdb.de/），该类数据库收集了文献中已报道的与特定癌症相关的 DNA 甲基化模式；另一类是以高通量数据为主、以疾病终点分类的 DiseaseMeth（http：//www. biobigdata. com/diseasemeth）数据库，该数据提供了人类肿瘤、遗传疾病、代谢疾病和自身免疫疾病等疾病的甲基化数据集。

（2）ChIP-seq 数据库。HHMD（http：//bioinfo.hrbmu.edu.cn/hhmd）数据库结合人类组蛋白高通量数据及癌症相关文献挖掘，可提供胃癌、乳腺癌、白血病等 9 种肿瘤相关的组蛋白修饰的基因分布。

（3）microRNA 数据库。目前，非编码 RNA 中 microRNA 的数据库资源较为成熟。主要的 microRNA 数据库有：miRWalk（http：//zmf. umm. uniheidelberg. de/apps/zmf/mirwalk/index. html）数据库可获得部分已知 microRNA 参与的信号通路及疾病信息；miRGator（http：//genome.ewha.ac.kr/miRGator/miRNAexpression.html）可查询与特定信号通路相关的 microRNA；deepBase、miRBase、microRNA. org 数据库可查询 microRNA 表达模式并进行靶基因预测，获得目的基因相关的 microRNAs。

（四）验证环境有害因素暴露及损伤效应与表观遗传修饰的关系

通过验证，研究者可进一步探讨环境有害因素相关表观遗传修饰与暴露和损伤的剂量-效应或时间-效应关系，以及表观遗传修饰对毒性作用靶点的调控作用。不同的表观遗传修饰，常用的验证方法如下所述。

1. 特定基因甲基化检测分析　亚硫酸氢盐修饰后测序是目前较为常用的基因甲基化修饰水平检测手段。结合检测结果研究者可以完成以下工作：①分析特定基因甲基化水平与暴露及损伤的剂量-效应关系；②结合目的基因 mRNA 表达水平的改变，验证甲基化修饰与基因表达的关系；③对待测位点甲基化率进行相对定量；④寻找环境有害因素毒性作用的特异甲基化修饰位点。此外，利用特定基因亚硫酸氢盐修饰后测序筛选出的特异甲基化位点可进一步结合焦磷酸测序技术，获得特异甲基化位点的准确定量，对评价环境有害因素诱导的特定基因 DNA 甲基化变异有重要意义。

2. 组蛋白修饰基因富集水平分析　根据筛查结果，利用染色质免疫沉淀 PCR（ChIP-qPCR）检测组蛋白修饰在目的基因特定区域的富集水平，分析其与暴露及损伤的剂量-效应关系，并结合目的基因 mRNA 水平改变分析特异组蛋白修饰对基因转录的调控作用。

3. 特定 microRNA 表达检测及靶基因验证　microRNA 是一类非编码 RNA，其检测技术目前较为成熟。对筛选出的 microRNA 进行有效验证，一般需要完成以下两方面工作。

（1）单个 microRNA 表达验证：实时荧光定量 PCR 法是检测单个 microRNA 表达水平的常用方法。筛选与环境有害因素暴露或损伤呈剂量-效应和（或）时间效应关系的 microRNA 进行其靶基因验证。

（2）microRNA 靶基因验证：microRNA 需要与靶基因 mRNA 结合，通过降解 mRNA 或阻滞 mRNA 的翻译，抑制基因的表达。对筛选出的 microRNA 进行靶基因验证一方面是为了验证其对基因表达的调控功能，另一方面是为了寻找 microRNA 调控环境有害因素毒效应的作用靶点。microRNA 靶基因验证分两步：①microRNA 靶基因预测：通过专门的数据库预测 microRNA 可能结合的靶基因，常用的数据库有 picTar、TargetScan、miRDB。根据靶基因的功能，选择一系列与研究效应相关的靶基因进行下一步分析。②microRNA 靶基因验证：利用 q-PCR 和蛋白印迹检测研究模型中备选靶基因的表达水平，筛选与 microRNA 表达趋势相符的基因作为靶基因；利用双荧光素酶报告系统检测 microRNA 与靶基因的结合能力及其转录调控活性。此系统是最常用的 microRNA 功能验证的工具。

（五）结果分析

1. 环境有害因素暴露水平与表观遗传修饰改变的关联性分析，寻找环境有害因素暴露敏感的表观遗传标志。

2. 表观遗传修饰改变与环境有害因素暴露引起的损伤或毒效应的关联性分析，筛选环境有害因素表观遗传毒性作用靶点。

3. 以表观遗传修饰为靶向，结合靶基因功能及其相关毒性通路分析，从表观遗传角度探讨环境有害因素的毒性作用机制。

五、表观遗传毒性实验主要方法与技术

（一）DNA 甲基化检测的主要方法和技术

实验 1　亚硫酸氢盐修饰结合甲基化特异性 PCR

【目的与原理】

亚硫酸氢盐能使 DNA 中未发生甲基化的胞嘧啶（C）脱氨基转化为尿嘧啶（U），而甲基化的胞嘧啶保持不变。在 PCR 反应时，对同一 DNA 序列设计两套引物，分别用于结合亚硫酸氢盐修饰后甲基化 DNA 链和非甲基化 DNA 链，根据 PCR 扩增的特异性条带进行结果判断。该方法通过检测确定位点的甲基化模式，初步判断环境有害因素是否能够诱导 DNA 甲基化发生改变。

【器材与试剂】

1. 器材　高速冷冻离心机、恒温水浴箱、pH 计、PCR 扩增仪、核酸蛋白分析仪、电泳仪、凝胶成像分析系统。

2. 试剂　基因组 DNA、3mol/L NaOH、1mol/L 对苯二酚、亚硫酸氢钠（纯度＞99.9%）、石蜡油、Promega Wizard Cleanup DNA 纯化试剂盒、异丙醇、10mol/L 乙酸铵、无水乙醇、糖原、TE 缓冲液（pH 8.0，含 10mmol/L Tris-HCl 及 1mmol/L EDTA）、rTaq 酶。

【操作步骤】

1. 基因组 DNA 亚硫酸氢盐修饰

（1）将 2μg DNA 于 1.5ml EP 管中，用无菌水稀释至 18μl。

（2）加入 2 μl 3mol/L NaOH，42℃水浴 20 分钟，使 DNA 变性为单链。

（3）水浴期间，避光配置 9ml 亚硫酸氢盐修饰液，配置方法如下：向 15ml 离心管中依次加入 6.75ml 无菌蒸馏水、900μl 2mol/LNaOH、90μl 1mol/L 对苯二酚和 3.45g 亚硫酸氢盐，50℃水浴溶解，并用 3mol/L NaOH 调节 pH 至 5.0。

（4）将水浴后 DNA 取出放置冰上静置 2 分钟，12 000 r/min 离心 2 分钟，加入 380μl 亚硫酸氢盐修饰液，充分混匀后加入 200μl 石蜡油于液面上，50℃避光水浴 12 小时。

2. 修饰后 DNA 收集及纯化

（1）用移液器伸入石蜡油下层，将下层混合液小心转移至新的 1.5 ml EP 管中。

（2）使用 Promega Wizard Cleanup DNA 纯化试剂盒对修饰后 DNA 进行纯化，具体步骤如下：①向上述混合液中加 1ml DNA 纯化树脂，颠倒混匀；②将混合液转移至一连有纯化柱的注射器内，套上活塞，缓慢将液体经纯化柱推出；③以 2ml 80%异丙醇按步骤②的方法洗涤；④将纯化柱转移至新的 1.5 ml EP 管上，12000 r/min 离心 2 分钟，去除残余纯化液；⑤再次将纯化柱转移至另一新 1.5 ml EP 管，向纯化柱内加入 50 μl 预热的无菌水，室温静置 1 分钟，12 000 r/min 离心 2 分钟，收集纯化后 DNA。

（3）向纯化后 DNA 中加入 11 μl 3mol/L NaOH，震荡混匀，37℃水浴 10 分钟后，依次加入 1/10 体积 10 mol/L 乙酸铵、3 倍体积无水乙醇、1μl 糖原，混匀，–20℃过夜。

（4）次日取出 DNA 混液，12 000 r/min 离心 30 分钟（可见 DNA 沉淀），弃上清液，70%乙醇洗涤 1～2 次，室温干燥，加入 40μl TE 溶解 DNA，–20℃备用。

3. 甲基化特异性 PCR

（1）引物设计：按照一般 PCR 引物设计原则进行设计，并且满足以下设计要求：①甲基化引物和非甲基化引物应含有相同的 CpG 位点；②所扩增的片段中必须含有一个或一个以上的 CpG 位点。

（2）以修饰后 DNA 为模板，分别以甲基化和非甲基化引物按以下反应体系进行 PCR 扩增（表5-1）。

（3）将装有反应体系的 PCR 管置于 PCR 仪中，设置反应条件如表5-2所示。

表5-1 PCR 扩增体系

组分	每个反应所需体积
修饰后 DNA	5μl
引物	1μl
10mM dNTP	1μl
rTaq 酶	0.5μl
PCR buffer（10×）	5μl
ddH₂O	37.5μl
总体积	50μl

表5-2 PCR 反应条件

预变性	95℃	10 分钟	
变性	95℃	30 秒	
退火	50～60℃	30 秒	30～40 个循环
延伸	72℃	30 秒～1 分钟	
终延伸	72℃	10 分钟	
保存	4℃	30 分钟以上	

注：①PCR 反应条件中，退火温度根据设计的引物来确定，选择较好的退火温度以保证扩增片段的特异性；②延伸时间根据所扩增片段长度决定，rTaq 酶每分钟扩增片段长度为 1 kb；③PCR 扩增所需的循环数决定于反应体系中起始的模板拷贝数以及引物延伸和扩增的速率。可根据实际情况调整循环数直至特异性扩增产物达到理想的观察效果

（4）将 PCR 产物进行琼脂糖凝胶电泳，根据特异性条带判断结果。

【结果分析与评价】

对于同一 DNA 序列，若非甲基化引物能扩增出片段，说明该检测位点没有发生甲基化；反之，若甲基化引物扩增出片段，则说明该检测位点发生甲基化；根据对照和处理组间检测位

点甲基化模式的差异，判断环境有害因素是否具有诱导甲基化修饰改变的能力。若两对引物均能扩增出片段，说明该位点发生不完全甲基化修饰，需要进一步的验证。

【注意事项】

1. 除上述描述的手工修饰法外，已有商品化的试剂盒用于基因组 DNA 亚硫酸氢盐修饰，其步骤相对简单，样品纯化及回收效率较高，但价格相对昂贵。

2. 基因组 DNA 进行化学修饰过程中，需全程避光，严格控制修饰液 pH 和修饰温度。修饰后 DNA 单链较脆弱，操作需轻柔，避免剧烈振荡。

3. 该方法引物设计的选择和设计尤为关键，原则上选择特异性高、覆盖序列中 CpG 岛所占比例较多的引物，以提高甲基化 DNA 检出率。

4. PCR 扩增时，可选择高保真的 PCR 酶或通过调整退火温度，保证扩增片段的特异性。

实验 2 亚硫酸氢盐修饰后测序

【目的与原理】

亚硫酸氢盐能使 DNA 中未发生甲基化的胞嘧啶（C）脱氨基转化为尿嘧啶（U），而甲基化的胞嘧啶保持不变。通过扩增克隆测序对比，鉴别待测位点是否发生甲基化，并根据发生甲基化的克隆率评价待测位点甲基化的发生率。该技术用于确定特定基因 DNA 分子中各个单链的甲基化状态及寻找特异甲基化位点。

【器材与试剂】

1. **器材** 高速冷冻离心机、恒温水浴箱、恒温摇床、pH 计、PCR 扩增仪、核酸蛋白分析仪、电泳仪、凝胶成像分析系统、紫外线观察仪、37℃细菌培养箱。

2. **试剂**

（1）亚硫酸氢盐修饰试剂：基因组 DNA、3 mol/L NaOH、1 mol/L 对苯二酚、亚硫酸氢钠（纯度＞99.9%）、石蜡油、Promega Wizard Cleanup DNA 纯化试剂盒、异丙醇、10 mol/L 乙酸铵、无水乙醇、TE 缓冲液（pH8.0，含 10 mmol/L Tris-HCl 及 1 mmol/L EDTA）。

（2）PCR 扩增及产物回收试剂：rTaq 酶、Qiagen 凝胶回收试剂盒。

（3）克隆构建试剂：TA 载体、氨苄西林、LB 培养基、JM109 感受态细胞（或 JM110、DH5α 感受态细胞）、含氨苄西林的培养基平板。

【操作步骤】

1. **基因组 DNA 亚硫酸氢盐修饰** 方法详见"亚硫酸氢盐修饰结合甲基化特异性 PCR"。

2. **修饰后 PCR 扩增及产物回收**

（1）以修饰后的基因组 DNA 为模板，进行 PCR 扩增。PCR 引物的设计可以使用 MethPrimer、Bisearch 或 MethPrimer Express 等软件。引物设计需遵循以下原则：引物序列上避免含有 CpG 位点和回文结构；扩增产物中应包含尽可能多的 CpG 位点。

（2）将 PCR 产物进行琼脂糖凝胶电泳，利用紫外线观察仪观察条带位置，切取目的片段所在位置的凝胶，保证条带完整的情况下，尽量缩小切取体积，以保证特异性。

（3）使用 Qiagen 凝胶回收试剂盒，按照试剂盒操作步骤进行 PCR 产物凝胶回收及纯化。

3. **克隆构建**

（1）TA 连接：按连接载体 Vector 与反应 buffer（Solution Ⅰ）1:5 的比例配备连接体系，取纯化的 5μl DNA 至 PCR 管内，加入 4.5μl 链接体系，吹打混匀之后转移至 PCR 仪，16℃反应 2 小时。

（2）连接产物转化：将 TA 连接产物全部加入 25 μl JM109 感受态细胞中，轻轻混匀，冰上静置 30 分钟后，42℃热休克 45 秒，立即冰浴 2 分钟。

向摇菌管内加入 900 μl LB 培养基（不含氨苄西林），并加入上一步骤的感受态细胞，250 r/min，37℃恒温摇菌 1 小时；取 200～300 μl 转化菌液均匀涂在含氨苄西林的培养基平板上，37℃倒置培养 12～16 小时。

（3）重组克隆鉴定：按照表 5-3 配置重组克隆（又称重组质粒）目的片段扩增体系。

表 5-3　重组克隆目的片段扩增体系

组分	每个反应所需体积
2×Easy Taq	25 μl
Primer	1 μl
ddH$_2$O	24 μl
总体积	50 μl

用无菌枪头随机挑取至少 25 个克隆，划种于新氨苄西林的培养基平板上并作克隆标记，将新平板置于 37℃ CO$_2$ 培养箱中孵育 4 小时以上；同时将附着有克隆菌株的枪头伸入含 50μl 上述扩增体系的 PCR 管内反复吹打，将附着其上的菌液溶于体系中，并进行 PCR 扩增（扩增条件见"亚硫酸氢盐修饰结合甲基化特异性 PCR"）。

（4）根据克隆鉴定 PCR 的结果，每个细胞株挑至少 15 个阳性克隆（即 PCR 结果可见目的片段的克隆），置于装有 3ml LB（含氨苄西林）摇菌管内，37℃，250 r/min，摇菌 12 小时，将菌液送测序公司进行测序（也可提取菌液中的重组质粒送检）。

【结果分析及评价】

采用 DNA star 软件对测序结果进行比对，获得目的基因扩增片段 CG 位点甲基化信息，并根据下列公式分别计算特定 CG 位点甲基化率和目的基因片段的甲基化率。计算公式如下：

$$特定CG位点甲基化率 = \frac{特定CG位点发生甲基化的克隆数}{测序总克隆数} \times 100\%$$

$$目的基因片段甲基化率 = \frac{各CG位点甲基化率总和}{基因片段CG位点数} \times 100\%$$

【注意事项】

1. 关于重组克隆的筛选及鉴定：重组克隆筛选除上述描述的抗性筛选法外，还可根据所用感受态细胞的特性，选用蓝白斑筛选等方法进行阳性克隆的筛选；重组克隆鉴定除上述介绍的 PCR 扩增法外，酶切电泳筛选也是一种常用的克隆鉴定方法。

2. 修饰后 PCR 扩增需通过调整 PCR 反应条件，保证扩增条带的特异性。PCR 产物凝胶回收时，紫外照射时间不能过长（小于 1 分钟），避免紫外线对 DNA 造成损伤。

3. 转化菌接种时，注意控制接种浓度，以维持适度的生长密度，保证挑取单克隆进行鉴定和测序。

（二）组蛋白修饰检测的主要方法和技术

实验 1　组蛋白特定位点修饰水平的检测——蛋白质印迹法

【目的与原理】

利用 SDS-聚丙烯酰胺凝胶（SDS-PAGE）电泳将蛋白质样品分为若干区带，转移到硝酸纤维膜等固相载体上，这些蛋白质仍保留了与其他生物大分子结合的能力，可与目标蛋白抗体结合，显示特异性的阳性条带，达到对蛋白质羰基进行鉴定和定量的目的。

【器材与试剂】

1. 器材 高速冷冻离心机、旋转混匀仪、超声破碎仪、恒温金属浴、垂直电泳槽、湿电转膜仪、脱色摇床、硝酸纤维素膜、凝胶成像系统。

2. 试剂

（1）蛋白质提取和定量相关试剂：①RIPA 蛋白裂解液：50 mmol/L Tris-HCl（pH 7.4）、150mmol/L NaCl、1%NP40；②10%SDS 加样缓冲液：250 mmol/L Tris-HCl（pH 7.4）、50% 甘油、25%β-巯基乙醇、10% SDS、0.5% 溴酚蓝；③蛋白酶抑制剂、100 mmol/L PMSF、BCA 蛋白定量试剂盒。

（2）蛋白质印迹相关试剂：① 30%丙烯酰胺、1.5 mol/L Tris（pH 8.8）、10%过硫酸铵、TEMED；②电泳缓冲液（pH8.3）：25mmol/L Tris、0.25mol/L 甘氨酸（pH8.3）、0.1% SDS；③转移缓冲液（pH8.3）：25mmol/L Tris、192mmol/L 甘氨酸、20%甲醇，4℃预冷；④TBS 缓冲液：100mmol/L Tris-HCl（pH 7.5）、150mmol/L NaCl；⑤TBST 缓冲液：含 0.05%吐温 20 的 TBS 缓冲液；⑥染液：0.2%丽春红染液；⑦封闭液：含 5%脱脂奶粉的 TBST 缓冲液；⑧抗体稀释液：含 2.5%脱脂奶粉的 TBST 缓冲液；⑨ECL 显色试剂盒。

【操作步骤】

1. 蛋白质提取

（1）组织样品：经液氮速冻的组织在有液氮的研钵中磨成粉末后，每 30 mg 组织加入 1 ml RIPA 蛋白裂解液（含 10 mmol/L 的 PMSF），迅速吹打混匀，将悬液收集至 1.5 ml EP 管中，置于旋转混匀仪上，4℃裂解 30 分钟；取出后使用超声破碎仪以 20Hz 的频率、按 5 秒/次重复超声样品 10～15 次；4℃，12 000 g 离心 30 分钟，收集上清即为组织样品的总蛋白。

（2）培养细胞：吸去细胞培养液，用无菌预冷的 PBS 洗涤细胞 3 次；培养皿中加入 6 ml 无菌预冷的 PBS，用细胞刮将细胞收集至 15 ml 离心管中，4℃，600 g 离心 5 分钟；弃上清液，向 15ml 离心管中加入 RIPA 蛋白裂解液（含 10 mmol/L 的 PMSF），每 1×10^7 个细胞加入 500 μl RIPA 蛋白裂解液，迅速吹打混匀，将悬液收集至 1.5 ml EP 管中，置于旋转混匀仪上，4℃裂解 30 分钟；取出后使用超声破碎仪以 20Hz 的频率、按 5 秒/次重复超声样品 5～10 次；4℃，12 000 g 离心 30 分钟，收集上清即为组织样品的总蛋白。

2. 蛋白含量测定 利用 BCA 蛋白定量试剂盒检测上述样品蛋白含量，并利用 10%的 SDS 配置一定浓度的蛋白检测样品；将检测样品置于 100℃的恒温金属浴上加热 10 分钟后，立即冰上静置 2 分钟，4℃，12 000 g 离心 5 分钟后备用。

3. SDS-PAGE 电泳

（1）配胶与上样：用 4.0 ml 30%的丙烯酰胺、2.5 ml 1.5 mol/L Tris（pH 8.8）、0.1 ml 10%SDS、0.1 ml 10%过硫酸铵、4 μl TEMED 和 4.0 ml 水配置 10 ml 分离胶溶液，并加入凝胶器中，用纯乙醇覆盖凝胶顶层以隔绝空气，静置约 1 小时，待分离胶凝固后去除并晾干乙醇；用 0.5 ml 30%的丙烯酰胺、0.38 ml 1.5 mol/L Tris（pH 8.8）、30 μl 10%SDS、30 μl 10%过硫酸铵和 3 μl TEMED 配置 3 ml 浓缩胶溶液，将其灌入分离胶上端，插入样品梳并排除气泡；待浓缩胶凝固后拔出梳子，将凝胶器放入电泳槽中。加足够的电泳液后开始上样，上样总体积一般不超过 15μl，上样蛋白总量控制在 20～50 μg 范围内。

（2）电泳：40V 或 60V 电泳 4～5 小时，溴酚蓝到达凝胶底部即可终止电泳，取出凝胶，进行转膜。

4. 转膜 按以下顺序安装电泳"三明治"，进行电转移：阳极→平放 3 张以转移缓冲液饱和的 3mm 滤纸→已平衡的硝酸纤维素膜→凝胶→3 张以转移缓冲液饱和的 3mm 滤纸→阴极（注意每层均准确对齐不留气泡）。将"三明治"装入转移装置中，进行电转移。冷却条件下 100V 电转 30～60 分钟或冷室中 14V 电转过夜。转移完毕后，将硝酸纤维素膜取下，切角标记（以分清正反面及上下关系）。丽春红染液染膜 5 分钟，去离子水冲洗，观察转移至膜上的蛋白质的情况。

5. 封闭　将膜放入可热密封的塑料袋，加入封闭液，排除气泡，密封塑料袋，在旋转摇床或摆动平台上摇动封闭 1 小时；用 TBST 快洗 2 次，再用 TBST 在摇床上摇动洗涤 3 次，每次 5 分钟。

6. 免疫反应

（1）一抗孵育：打开袋子，弃封闭液，加入用抗体稀释液配制的特异性结合目标组蛋白修饰的一抗（需做预试验确定最适稀释度或参见供应商的说明书），排除气泡，密封塑料袋，4℃脱色摇床上持续摇动 12 小时。

（2）二抗孵育：戴手套取出膜，放入一塑料盒中，先用 TBST 快洗 2 次，再用 TBST 在摇床上摇动洗涤 3 次。每次 5 分钟；将膜放入一新的塑料袋，加抗体稀释液配制的 HRP 标记的二抗（稀释度参见供应商的说明书），排除气泡，密封塑料袋，室温摇床上持续摇动 30～60 分钟。同上法取出膜，放入塑料盒中，先用 TBST 快洗 2 次，再用 TBST 在摇床上摇动洗涤 3 次，每次 5 分钟。

7. 显色　在膜的蛋白面上滴加 ECL 化学发光试剂，充分反应 2 分钟；用凝胶成像观察并记录条带位置及颜色。

【结果分析与评价】

根据显色条带的位置及颜色的深浅，判定样品中目标组蛋白的含量。

【注意事项】

1. 电泳及转膜所需电压、时间应根据预试验结果选择。

2. 加样前样品应先离心，尤其是长时间放置的样品，以减少蛋白质条带的拖尾现象。

3. 免疫印迹杂交的敏感性与检测系统有关，凝胶电泳时应保证蛋白的上样量，如果蛋白浓度过低应该重新纯化和浓缩使用。纯化和浓缩的蛋白样品必须防止盐浓度过高，可用透析法降低盐浓度。

4. 在封闭与免疫反应之前，采用丽春红染色法对硝酸纤维素膜进行染色时，由于丽春红与蛋白质的结合是可逆性的，该染色方法不影响后续的封闭与免疫反应。

实验 2　组蛋白特定位点在基因富集水平的检测——染色质免疫共沉淀法

【目的与原理】

染色质免疫沉淀（ChIP）技术是研究体内蛋白质与 DNA 相互作用的一种技术，生理状态下细胞内的 DNA 与蛋白质交联在一起，通过超声或核酶消化将染色质切为一定长度的小片段，利用抗原抗体特异性识别反应，沉淀与目的蛋白相结合的 DNA 片段，再解除 DNA 与蛋白质的偶联，纯化目的 DNA 片段，通过 PCR 扩增或基因组测序进行检测分析。

【器材与试剂】

1. 器材　细胞培养箱、高速冷冻离心机、水浴锅、电泳仪、磁力分选器、旋转混悬器、恒温混匀仪。

2. 试剂　Millipore ChIP 试剂盒（此处也可使用其他商品化试剂盒）。

【操作步骤】

1. 细胞准备 按照常规细胞培养的方法培养细胞,在指数生长期给予细胞受试物染毒。每个 ChIP 体系需要 4×10^6 个细胞,按照试验需求收集足够数量的细胞样本。以下以 1 个 ChIP 体系为例介绍该试验操作步骤。

2. 染色体的核酶消化

(1)细胞收集:弃除细胞培养基,每个 100mm 细胞培养皿加入 7 ml 预冷的 $1\times$PBS 清洗细胞,重复一次,吸干但不碰触细胞;清净培养基后,每皿加入 1 ml 预冷的 $1\times$PBS(含 5 μl 蛋白酶抑制剂),用消毒干净的细胞刮刮取细胞并收集于 15 ml 离心管;对细胞进行计数,取 4×10^6 个细胞的悬液放入另一新的 15 ml 离心管,4 ℃,720 g 离心 10 分钟,收集细胞。

(注意:可在此步骤将细胞进行冻存,在液氮中短暂冻凝后放入 –80 ℃,保存约 1 个月。)

(2)裂解细胞:

1)配制 EZ-zyme 裂解液:取 80 μl 预冷的 EZ-zyme 试剂,加入 0.8 μl 的蛋白酶抑制剂 II。

2)裂解细胞:向收集的细胞中加入 80μl 预冷 EZ-zyme 裂解液重悬,转入 1.5 ml EP 管。冰上孵育 30 分钟。然后用液氮短暂冻凝混悬液(确保完全冻凝),并迅速在 37 ℃水浴锅中将其融化,重复两次。

3)收集细胞核:将裂解后的细胞悬液冰上冷却 5 分钟;4 ℃,2500 g 离心 10 分钟,收集细胞核。

(3)染色体酶解消化

1)酶解液 Ey-lysis 配制:取 60 μl 预冷的 EZ-zyme 酶解缓冲液加入 0.6 μl 蛋白酶抑制剂 II 和 1 μl(2 U)EZ-zyme 核酸消化酶。

2)染色体酶解消化:在 37 ℃水浴锅中预热 酶解液 Ey-lysis 5 分钟。向收集的细胞核中加入 60 μl 酶解液 Ey-lysis,轻柔重悬;37 ℃水浴锅孵育 10 分钟(期间每隔 3 分钟用手指轻弹 5 下)后将其放置冰上,并加入 60 μl 预冷的 EZ-zyme 酶解反应终止缓冲液,颠倒混匀;4 ℃,12 000 g 离心 15 分钟,弃去沉淀。上清液即为染色体的酶解产物,将上清按 100 μl 每管分装到新的 1.5 ml EP 管中。

(注意:酶解产物可以立即用于 ChIP 反应,也可冻存于 –80℃冰箱,保存 2~3 个月。)

3)酶解效率检测:取 12 μl 上述酶解产物,依次加入 35 μl 无菌水和 1 μl RNase A,37 ℃水浴 30 分钟。随后,加入 1 μl 0.5 mol/L EDTA,2 μl 1mol/L Tris-HCl 和 1 μl proteinase K 45 ℃水浴 1.5 小时;在配置好的 3% 琼脂糖胶中分别加入 10 μl 和 20 μl 上述反应液,并用 100 bp 的 marker 作标示。观察凝胶条带,90%以上 DNA 被酶解为 180 bp(每个核小体长度为 180 bp)左右的片段,则表示酶解成功,否则需通过调整 EZ-zyme 核酸消化酶的量及消化时间,以达到最佳酶解效果。

3. 染色体沉淀

(1)每个 ChIP 反用 50 μl 上述酶解产物进行:向 50 μl 酶解产物中加入 450 μl 稀释缓冲液(含 2.25 μl 蛋白酶抑制剂 II),混匀。吸取 5 μl(1%)作为 input,并保存在 4℃冰箱中,待用。

(2)加入 ChIP 抗体(需加入的抗体有:阳性对照 1μg anti-RNA polymerase,阴性对照 1μg IgG,抗体对照 1 μg H_3,目的抗体根据研究需要而定,每种抗体对应一个 ChIP 反应体系),向含抗体的 ChIP 体系中加入预先混匀的 A/G 磁珠,充分混匀。

(3)用旋转混悬器 4℃混匀 2 小时或过夜。

(4)用磁力分选器吸附磁珠,并弃去上清液。

(5)依次用 500 μl 下述溶液对 ChIP 体系进行清洗(低盐清洗液、高盐清洗液、LiCl 清洗液、TE 缓冲液），每次清洗需在旋转混悬器上混悬 5 分钟，再用磁力分选器吸附磁珠，并弃去上清液。

（6）加入 100 μl ChIP 样品溶解液（含 1 μl proteinase K），并置于恒温混匀仪上 62 ℃混匀 2 小时后，将该溶液于恒温混匀仪上 95 ℃静置孵育 10 分钟，冷却至室温。（从该步骤起，需将 input 体系同 ChIP 体系一起进行实验操作。）

（7）用磁力分选器吸附 ChIP 体系中的磁珠，收集上清液到新的 1.5 ml EP 管中，上清即为沉淀下来的 DNA，input 体系无需进行磁力分选和上清转移。

4. DNA 纯化

（1）将 500 μl 样品结合液 A 加入上述 DNA 溶液并混匀。

（2）将混悬液加入离心柱中，室温，12 000 g，离心 30 秒。

（3）弃去液体，加 500 μl 清洗液 B，室温，12 000 g，离心 30 秒。

（4）弃去收集管，将离心柱放入新的收集管中，加入 50μl 溶解缓冲液 C，室温，12 000 g，离心 30 秒，收集管中所得溶液即为纯化后 DNA。

5. DNA 检测　针对目标组蛋白在目的基因的富集区域，设计引物，以纯化后的 DNA 为模板，采用实时荧光定量 PCR（方法参考本章"实时荧光定量 PCR 法检测 microRNA 表达"）进行检测。

【结果分析与评价】

试验采用相对定量法评价组蛋白修饰在目的基因的富集水平，以各自样本中 input 为对照，比较各组间组蛋白修饰在目的基因富集水平的相对丰度（input%），计算公式如下：

$$input\% = 2^{-\Delta Ct} \times 100\%$$

式中，Ct 代表每个反应管内荧光信号到达设定阈值时所经历的循环数，荧光阈值通常设置为 3～15 个循环荧光信号标准差的 10 倍。

$$\Delta Ct = 每个 ChIP 体系中目的基因平均 Ct 值$$
$$-[input 体系中目的基因平均 Ct 值 - log2（input 稀释倍数）]$$

本实验中 input 稀释倍数为 100。

【注意事项】

1. ChIP 实验收集的 DNA 还可用于基因芯片或基因组测序检测。

2. 不同细胞类型，酶切的条件可能不同，需要根据实际情况调整酶的用量和酶切时间。

3. 不同的抗体，免疫沉淀的效率也存在差异，需参照抗体产品说明，通过预实验确定抗体的用量。

4. 试验需要设立阴性对照（IgG 抗体）排除非特异结合，目标抗体结合量是阴性对照的 10 倍以上被认为是有效结合；同时设立阳性对照（RNA 聚合酶Ⅱ）检测试验的准确性。

（三）microRNA 检测的主要方法和技术

实验 1　实时荧光定量 PCR 法检测 microRNA 表达

【目的和原理】

茎环结构（Sterm-loop）的反转录引物能与 microRNA 3′端部分结合，在反转录酶作用下进行反转录反应，得到一个较长的反转录扩增子（cDNA），和一段供 PCR 下游引物结合的通用序列。将上述反转录的产物作为实时荧光定量 PCR 的模板，使用与目的 microRNA 序列特异结合的上游引物和与通用序列结合的下游引物，以及 SYBR Green 荧光染料共同参与实时荧光定量 PCR 反应，实现对反转录产物进行定量检测。

【器材与试剂】

1. 器材 振荡器、高速冷冻离心机、常规 PCR 仪、核酸蛋白分析仪、实时荧光定量 PCR 仪。

2. 试剂 Trizol 裂解液、氯仿、异丙醇、无水乙醇、无 RNA 酶灭菌水、Takara 反转录试剂盒[primescript RT reagent kit（Perfect Real Time）]、特异 micro RNA 反转录引物及 qPCR 引物（由引物公司合成）SYBR Green 荧光染料。

【操作步骤】

1. 总 RNA 抽提

（1）样品的准备和裂解

1）组织样品：经液氮速冻的组织在有液氮的研钵中磨成粉末后，每 30 mg 组织加入 1 ml Trizol 裂解液，迅速吹打混匀，收集至无 RNA 酶的 1.5 ml EP 管中，振荡 15～30 秒，室温静置 5 分钟。

2）培养细胞：吸去细胞培养液或 1500 g 离心 10 分钟收获细胞，用无菌预冷的 PBS 洗涤细胞一次，每 10^6 个细胞加入 1 ml Trizol 裂解液，迅速吹打混匀，收集至无 RNA 酶的 1.5 ml EP 管中，振荡 15～30 秒，室温静置 5 分钟。

（2）向 1 ml 裂解液中加入 200μl 氯仿，剧烈震荡混匀 1 分钟，室温静置 5 分钟后，4℃，12 000r/min 离心 15 分钟。

（3）离心后可见液体分为三层，取上层水相置于新的无 RNA 酶的 1.5 ml EP 管中，加入等体积异丙醇，混匀后室温静置 10 分钟，4℃，12 000r/min 离心 15 分钟。

（4）离心后，可见管底有白色沉淀，即 RNA 团块。弃上清液，将 1.5 ml EP 管倒扣于滤纸上晾干，向管中依次加入 750μl 无水乙醇和 250μl 无 RNA 酶灭菌水，重悬沉淀后，4℃，12 000r/min 离心 5 分钟。

（5）弃上清液，空气干燥 5～10 分钟，根据 RNA 团块大小加入 20～50μl 无 RNA 酶灭菌水溶解 RNA，于–80℃保存。

2. 反转录反应 按照 Takara 反转录试剂盒对从组织或细胞中抽提的总 RNA 进行反转录，按表 5-4 所列体系及反应条件完成，反转录反应，反应完毕即得到 microRNA-cDNA。

表 5-4 反转录体系及条件

组分	每个反应所需体积
总 RNA	6μl（含 RNA 0.5~1μg）
40 nmol/L microRNA 反转录引物	1.0 μl
RNase-free Water	4.0 μl
将上述反应体系充分混匀，70℃孵育 10 分钟；立即放置冰上预冷 2 分钟；4℃，12000 rpm/min 离心 2 分钟后，将下列试剂加入该反应体系；	
反转录酶 PrimeScriptTM Reverse Transcriptase (200 U/μl)	0.5 μl
反转录缓冲液 primeScriptTM buffer （5×）	5.0 μl
RNase Inhibitor (40 U/μl)	0.5 μl
dNTP Mixture (10 mmol/L)	0.5 μl
Nuclease free water	7.5 μl
充分混匀，42℃孵育 1 小时，70℃孵育 10 分钟，立即放置冰上预冷 2 分钟；4℃，12000 rpm/min 离心 2 分钟，备用。	

3. 实时荧光定量 PCR 以上述 microRNA-cDNA 为模板，按下列步骤对 microRNA 表达进行定量检测。

（1）按下表进行 microRNA PCR 反应体系的配置（表5-5）。

（2）将装有反应体系的 PCR 管置于荧光定量 PCR 仪中，设置反应条件为：95℃，10分钟→[95℃，5秒；60℃，60秒（40 个循环）]→ 4℃∞，开始反应并读取特异 microRNA 检测的循环数 Ct 值。

表 5-5 microRNA PCR 反应体系

组分	每个反应所需体积
microRNA-cDNA	1μl
特异 microRNA 引物	0.5μl
通用下游引物	0.5μl
2×SYBR Green	5.0μl
Nuclease free water	3.0μl
总体积	10μl

【结果分析与评价】

试验采用相对定量法对 microRNA 的表达进行定量，故特异 microRNA 反转录及定量 PCR 过程中，需用同样的方法同时进行内参基因（U6）的检测。采用 $2^{-\Delta\Delta Ct}$ 对结果进行计算，即以各自样本中内参（U6）为对照，比较两样本中目的基因的相对丰度，计算公式如下：

$$F = 2^{-\Delta\Delta Ct}$$

式中，Ct 代表每个反应管内荧光信号到达设定阈值时所经历的循环数，荧光阈值通常设置为 3～15 个循环荧光信号标准差的 10 倍。

$\Delta Ct_1 =$ 处理组被测 microRNA 平均 Ct 值－处理组内参基因平均 Ct 值

$\Delta Ct_2 =$ 对照组被测 microRNA 平均 Ct 值－对照组内参基因平均 Ct 值

$\Delta\Delta Ct = \Delta Ct_1 - \Delta Ct_2$

此外，microRNA 表达量的计算还可利用定量 PCR 仪自带软件进行快速计算。

【注意事项】

1. 由于 real-time PCR 的检测十分灵敏，因此 RNA 定量必须准确，一般 RNA 的定量应重复两次。
2. 加入混合液前应注意混匀，以免放置时间过长浓度不均，造成平行样间差异过大。
3. 无论在反转录或 real-time PCR 加样时要求加入模板量一定要准确。
4. 操作荧光染料要注意避光。

实验 2 双荧光素酶报告系统验证 microRNA 靶基因

【目的及原理】

荧光素酶（luciferase）是生物体内催化荧光素（luciferin）氧化发光的一类酶的总称。在哺乳动物细胞中转染含有荧光素酶报告基因载体，可在细胞中成功表达荧光素酶，通过荧光素酶和荧光素的相互作用，灵敏而高效地检测基因的表达。为了减小细胞活性和转染效率等因素对试验的影响，目前采用双荧光素酶报告系统，即共同转染两种荧光素酶（萤火虫荧光素酶和海肾荧光素酶）的报告基因载体，以海肾荧光素酶载体作为对照。

由于 microRNA 主要通过作用靶基因的 3′ UTR 起作用，因此将待测 microRNA 靶基因的 3′UTR 克隆到荧光素酶报告载体中，通过比较表达或干扰 microRNA 后，报告基因表达的改变（监测荧光素酶活性变化）可以定量反映 microRNA 对目的基因的抑制作用。

【器材与试剂】

1. 试剂 转染试剂 Lipofectamine 2000、双荧光报告检测试剂盒、报告基因载体（如：pGL3-

Luciferase Reporter Vectors、pMIR- Luciferase Reporter Vectors、pGL4- Luciferase Reporter Vectors 和 pMir-Glo 等）。

2. 器材 GloMax 96 微孔板发光检测仪。

【操作步骤】

1. 构建含靶基因 3′ UTR 荧光素酶报告载体 利用 Primer Priemier 5.0 设计待测 microRNA 靶基因 3′ UTR 引物，用 PCR 法从基因组 DNA 中克隆所需要的靶基因 3′ UTR 片段，并将此片段插入到萤火虫荧光素酶报告载体 pGL3-Basic Vector，构建荧光素酶报告质粒 pGL3-3′ UTR（除此之外，可用于构建荧光素酶报告系统的质粒还有 pMIR-Report Luciferase，pGL4 Luciferase Reporter Vectors 和 pMir-Glo 等）。

2. 质粒转染

（1）细胞接种：转染前 24 小时将细胞接种到普通 96 孔细胞培养板，每孔约 1×10^4 个细胞。

（2）制备转染混合液（以每孔用量为例）：在 25μl 无血清培养基中加入 pGL3-3′ UTR50ng 和对照质粒 pGL3-TK（海肾荧光素酶）25ng，轻弹混匀备用；同时在另外一管 25μl 无血清培养基中加入 0.5μl Lipo2000，轻弹混匀，室温放置 5 分钟。

将两管试剂混合，轻弹混匀后放于室温 20～25 分钟后逐滴加入待转染细胞。转染 4～6 小时后给细胞换液，并继续培养 48 小时。根据实验需要，可在培养 48 小时后，用环境有害因素处理转染细胞 12~24 小时，观察其诱导的 miRNA 表达改变对靶基因的调控作用。

3. 荧光报告基因检测 将培养基吸尽，用 PBS 洗一次，加入双荧光报告基因检测试剂盒中的裂解液 20μl，室温平板摇床上裂解 30 分钟。裂解结束后，将裂解产物转移入荧光报告检测专用 96 孔板中，先后加入萤火虫荧光素酶和海肾荧光素酶检测底物，在 GloMax 96 微孔板发光检测仪上分别进行两种荧光报告的检测。

【结果分析与评价】

试验以裂解液为空白对照，以海肾荧光素酶为内参，按以下公式计算发光比值：

$$RLU = \frac{萤火虫荧光素酶测定值 - 空白对照测定值}{海肾荧光素酶测定值 - 空白对照测定值}$$

根据得到的比值比较不同样品间报告基因的激活程度。

【注意事项】

1. 为取得最佳测定结果，荧光报告检测时，每管样品和底物混合后到测定前的时间尽量控制在相同时间内。

2. 由于温度对酶反应有影响，所以测定时样品和底物均需达到室温后再进行测定。

3. 样品和测定试剂混合后，必须等待 1～2 秒，再进行测定，以保证酶促反应的充分进行。

六、思 考 题

1. 特定基因 DNA 甲基化的检测方法有哪些？试归纳各方法的优缺点。

2. 试述环境有害因素诱导组蛋白特定位点修饰水平及其基因富集水平改变的生物学意义？

3. 请设计综合试验探讨某环境有害因素毒性作用的 microRNA 调控机制。

（马　璐　潘雪莉）

实验六　致癌作用研究与实验技术

一、教学目的与意义

1. 学习如何对外源化学物的致癌性进行评价。

2. 掌握化学物致癌作用的基本知识及评价方法要点,正确判定实验结果,对受试化学物致癌性进行客观评定。

3. 通过对致癌实验的学习,进一步熟悉化学物致癌作用的过程和机制。

二、背 景 资 料

化学致癌（chemical carcinogenesis）是指化学物引起或诱导正常细胞发生恶性转化并发展成为肿瘤的过程,具有这类作用的化学物质被称为化学致癌物（chemical carcinogen）。除遗传因素外,约90%的人类肿瘤是由环境因素造成的,其中最主要的因素是外源化学物的暴露。化学物致癌作用评估工作是一项极其重要的工作,但也是一项极其耗时且复杂的工作,需要对人群流行病学调查资料和实验动物致癌性资料进行综合分析。人类所接触外源化学物种类繁多,包括空气、水、食品、药品、化妆品等,对这些外源化学物的评价必须建立一套快速、高效、准确的检测系统。目前通常先进行化学物结构-活性分析、致突变组合实验（实验四已有介绍）、细胞恶性转化实验等对化学物的致癌性进行初步的筛查,实验结果若出现阳性才进行经典的动物诱癌实验。随着现代分子生物学技术的发展,转基因动物或基因敲除动物模型在致癌物筛查中已得到广泛的应用。目前针对外源化学物致癌作用评价的实验和技术主要有以下几类。

（一）细胞恶性转化实验

细胞恶性转化实验主要包含了以下几组实验。

1. 细胞恶性转化　细胞恶性转化实验通常采用哺乳动物细胞株与待检测的受试物进行接触,使细胞发生一系列形态、功能的改变,从而模拟体内正常细胞发生癌变的过程。哺乳动物细胞的体外诱导恶性转化实验,具有周期短、易于重复、人力物力资源耗费少等优点。

2. 平板集落形成实验　在诱导细胞恶变过程中,以平板集落形成实验对细胞恶性转化增殖能力进行测定,对恶性转化的效果进行评价。

3. 恶性转化细胞的进一步鉴定实验

（1）软琼脂集落形成实验:正常细胞通常是贴壁依赖性生长,而恶性转化的细胞可以在软琼脂中呈非锚着依赖性生长并且形成集落,该实验可检测细胞恶性转化的效果。

（2）细胞划痕实验:细胞经恶性转化后形成的恶性变细胞,可能具有肿瘤细胞的迁移和侵袭能力。在无血清培养的情况下,观察受试细胞的迁移情况,可作为鉴定细胞恶性转化效果的指标。

（3）裸鼠成瘤实验:裸鼠先天免疫缺陷,不会对异种动物来源的细胞和组织产生免疫排斥反应。经恶性转化的细胞具有肿瘤细胞的一些特征,将恶性转化成功的细胞接种于裸鼠体内,可以在固定部位形成肿瘤。

（二）哺乳动物长期致癌实验

该实验是以适当的染毒途径给予模拟实际暴露浓度的受试物,观察动物终生发生肿瘤的种类和数量，是作为鉴定外源化学物致癌作用的标准动物体内实验。

（三）其他特殊类型致癌实验

由于哺乳动物长期致癌实验花费的时间较长，且对人力物力的消耗巨大，因此选择短期致癌实验或采用转基因动物进行致癌作用研究，可对外源化学物的致癌作用进行评价，具有较好的应用前景。

三、案例与问题

（一）案例

肺癌在最近几十年里逐渐成为全世界发病率和死亡率最高的恶性肿瘤。大量流行病学研究表明，大多数肺癌的发生与吸烟有着密切的关系。据估计，在全世界范围内，男性 80% 的肺癌负担和女性 50% 的肺癌负担是由吸烟所致。香烟烟雾进入机体后，将诱导一系列重要的与肺癌发生密切相关的生理性或病理性改变，如炎性免疫反应、细胞周期紊乱、细胞凋亡异常、氧化应激失衡等。已经证实烟草烟雾中含有超过 4000 种化学物，其中已知有 69 种致癌物和数百种有危害的化合物。4-（N-甲基亚硝氨基）-1-（3-吡啶）-1-丁酮[4-（N-nitrosomethylamino）- 1-（3-pyridyl）-1-butanone，NNK]是一种烟草特异性致癌物，在烟草加工及香烟燃烧过程中，由烟碱经过亚硝化形成，具有较强的致癌性。NNK 致癌性的实验研究对于阐明香烟致癌的作用过程，以及对禁烟和控烟工作都会有积极的促进作用。

（二）问题

1. 为什么要进行 NNK 的致癌性实验评价？
2. 开展 NNK 的致癌性实验前应该做哪些准备工作？
3. NNK 致癌实验主要包含哪些内容？

四、课题设计与实验指导

课题名称：NNK 致癌作用测试及评价

（一）课题设计

实验设计是根据实验目的和要求，考虑实验可行性的前提下，在实验之前，对许多有关 NNK 的问题考虑和安排，其目的是用较经济的人力、物力和时间，保证实验工作的顺利进行，取得较可靠的结果。

1. 查阅文献　查阅国内外与实验内容有关的专著和文献，了解与 NNK 的结构、理化特性、毒性及靶器官、致癌作用机制有关的理论和研究进展；检测和评价的方案、步骤和实验具体操作方法，并借鉴前人经验，为拟定实验方案奠定理论基础。

香烟中主要致癌物有两大类：一类是多环芳烃类，如苯并（a）芘；另一类是亚硝胺。NNK 是烟碱经过亚硝化形成的特异性亚硝胺中致癌作用最强的一种，一支香烟燃烧产生的烟雾中含有 0.1～0.5 μg NNK。可以认为，NNK 可能在吸烟行为导致人类肺癌的发生过程中起到重要作用。NNK 的致癌作用评价实验，有助于证实烟碱形成的亚硝胺类化合物的致癌性，也可以为今后进一步探索其致癌作用过程及机制提供线索。

2. 拟定实验方案

（1）NNK 遗传毒性实验：对于 NNK 的致癌作用研究首先要对其进行遗传毒性测定。

1）选用 Ames 实验检测 NNK 的致基因突变能力。

2）选单细胞凝胶电泳实验检测 NNK 致 DNA 损伤能力。

3）利用小鼠微核实验来检测 NNK 染色体损害水平。

（2）建立 NNK 诱导呼吸道上皮细胞体外恶性转化模型

1）受试细胞的选择：选用人正常支气管上皮细胞（HBE 细胞）或者人正常肺上皮细胞（BEAS-2B 细胞）作为受试细胞。

2）确定暴露剂量及分组：确定 NNK 对受试细胞的半数抑制浓度（half maximal inhibitory concentration，IC_{50}），进一步确定恶性转化的暴露剂量和暴露时间。

3）对细胞恶性转化效果评价：①平板集落形成实验：对恶性转化细胞与对照细胞形成的细胞集落数量进行比较。②软琼脂集落形成实验：观察恶性转化细胞与对照细胞的集落形成数量并进行比较。③细胞划痕实验：观察不同时间段细胞划痕的变化情况，判定恶性转化细胞的迁移能力。④裸鼠成瘤实验：将受试细胞给予裸鼠皮下接种，观察裸鼠肿瘤生长情况、肿瘤体积及肿瘤组织病理检查。

（3）NNK 诱导大鼠肺癌模型的建立

1）动物选择：选用 Fischer344 大鼠作为受试动物，雌雄各 50 只，选择刚断乳 4～5 周龄的动物进行实验。

2）分组和剂量选择：按照体重随机将受试动物分为 3 个剂量组，同时设置一个阴性对照组。NNK 暴露剂量确定：高剂量为最大耐受剂量（maximal tolerance dose，MTD），该剂量不会造成动物明显的毒性症状，不会造成动物的寿命缩短及发生病理学损伤；中剂量和低剂量一般呈等比例的降低，通常为高剂量的 1/2 或者 1/3。以上剂量亦可通过 90 天亚慢性实验剂量来确定。

3）给药方式和染毒时间：NNK 溶解在生理盐水中，采用皮下注射方式给药，每周皮下注射 3 次，连续处理 20 周。动物饲养于 SPF 级动物房，温度 22℃±1℃，湿度 50%～70%，至第 95 周全部动物剖杀。

4）观察和结果分析：①一般观察：实验期间每天观察动物 1 次，记录动物的状态、活动及毒性发生的日期和情况。②测量体重：实验前 3 个月每周称量动物体重一次，以后可以 2～4 周称量一次体重。③实验室检查：在实验过程中，第 3 个月、6 个月、12 个月、18 个月和 24 个月挑选状态良好，每组 10 只动物采集血液进行血常规检查。④动物处理和病理学检查：实验终止时将所有的动物处死，采集主要的组织和脏器，先肉眼观察取材部位和组织的大体病变，并做详细记录，一些主要的器官，如心、肝、脾、肺、肾、脑、睾丸、卵巢、精囊前列腺等进行称量。将以上采集的组织及肿瘤组织进行病理切片的制作，并做病理学检查。对肿瘤部位、疑似出现病变部位及受试物可能的靶器官等部位着重进行病理学检查并且做记录。

5）实验结果分析和评价：①肿瘤的发生率；②肿瘤多发性；③肿瘤发生潜伏期；④不同性别的肿瘤发生情况分析；⑤肿瘤良恶性比较和分析。

（二）实验的实施和记录

按照设计的实验方案开展实验，设计合理的实验记录表格对实验过程和结果做客观真实的记录。特别是动物长期致癌实验，应该注意遵守良好实验室规范（good laboratory practice，GLP），除真实记录实验过程和结果外，还应该对整个实验过程进行监督和质控。

（三）NNK 的致癌性评价

根据体内和体外实验结果，对 NNK 的致癌作用做客观评价。其中要注意体内与体外实验的局限性，不同物种间的种属差异，以及如何将动物实验结果合理外推。另可以结合一些人群流行病结果进行综合评价。

五、致癌作用实验主要方法与技术

（一）细胞体外恶性转化实验

【目的与原理】

在进行致癌作用评估中，最重要的依据是动物的长期诱癌实验，不过该实验通常存在实验周期长、动物饲养条件严格、受试动物个体差异、实验工作量大等限制因素。而哺乳动物细胞的恶性转化实验，具有周期短、易于重复、人力物力资源耗费少等优势，因此常用细胞恶性转化实验对受试物的致癌性进行评价。

哺乳动物细胞恶性转化实验是将哺乳动物细胞暴露于受试物，使细胞发生恶性转化。本实验观察终点是细胞恶性转化，实验中观察细胞生长特征变化，包括细胞形态、增殖能力、生化特性、细胞间接触抑制等，以及将细胞移植于动物体内能形成肿瘤的能力。恶性转化实验既可以检测遗传毒性致癌物，也可以检测非遗传毒性致癌物。

【器材与试剂】

1. 细胞培养基本设备 超净工作台、普通离心机、CO_2 培养箱、常规冰箱（4℃和–20℃）、超低温冰箱（–80℃）、液氮罐、倒置显微镜、细胞计数板、高温高压消毒设备。

2. 细胞培养基本耗材和试剂 细胞培养瓶（规格 250 ml、100 ml 和 25 ml）、细胞培养皿（直径 10 cm、9 cm、6 cm 和 3.5 cm）（表 6-1）、多孔培养板（96 孔、24 孔、12 孔、6 孔和 4 孔等）、吸管（规格 1 ml、2 ml、5 ml 和 10 ml）、储液瓶（1000 ml、500 ml、250 ml、100 ml、50 ml 和 5 ml 等）、移液器（量程 1～1000 μl、20～200 μl、1～20 μl）、离心管（15 ml、50 ml）、酒精灯、天平、烧杯、容量瓶、50 ml 注射器、0.22 μm 滤器、双蒸水、pH 计、$NaHCO_3$、NaOH、HCl、胎牛（新生牛）血清、青霉素、链霉素、胰蛋白酶（1 : 250）、EDTA 四钠盐、细胞计数板、CCK-8（cell counting kit-8）试剂盒。

表 6-1 常用的培养器皿参数

培养器皿	培养基使用量（ml）	大致细胞量
96 孔培养板	0.1	10^5
24 孔培养板	1.0	$5×10^5$
12 孔培养板	1.5	10^6
6 孔培养板	2.0	$2.5×10^6$
6cm 培养皿	4.0	$5×10^6$
10cm 培养皿	10.0	$13×10^6$
25cm 塑料培养瓶	5.0	$5×10^6$
75cm 塑料培养瓶	25	$2×10^7$
25ml 玻璃培养瓶	4.0	$3×10^6$
100ml 玻璃培养瓶	10.0	$6×10^6$
250ml 玻璃培养瓶	15.0	$2×10^7$

3. 细胞培养基的配制 目前，常用的细胞培养基均可以商品化的形式在市场购得。商品化培养基通常有两种形式：一种是直接配制好的液态培养基，临用时按一定的比例加入血清和双抗；另外一种为干粉型培养基，使用时需要进行配制。下面以含血清和双抗的干粉型 MEM 培养基的配制为例进行介绍。

（1）操作步骤

1）先将干粉型 MEM 培养基用 600ml 双蒸水进行溶解，冲洗包装袋 2～3 次，将冲洗所得液体倒入培养基中，搅拌至充分溶解。

2）按照包装袋上的说明，准确称量 $NaHCO_3$，倒入培养基中充分溶解。

3）将预配制的培养基采用 pH 计（或 pH 试纸）测定 pH，可用 NaOH 和 HCl 来调整其 pH 至 7.2～7.4，由于过滤除菌法可使 pH 升高，因此在调整 pH 时可适当调低。随后用容量瓶定容，用双蒸水将培养基补齐至 1 L。

4）将上述配制好的培养基用 0.22 μm 滤器过滤至事先准备好的无菌储液瓶中，若条件允许可采用安装 0.22 μm 滤膜的真空泵进行过滤。

5）培养基一般含有青霉素 100 U/ml，链霉素 100 μg/ml。市售的青霉素为 $80×10^4$ U/瓶，可将其溶解于 4 ml 双蒸水中，临用时以 0.5 ml/L 加入培养基，市售链霉素规格 1g/瓶，可溶解于 5 ml 双蒸水中，临用时以 0.5 ml/L 加入培养基。亦有青霉素和链霉素的商品化试剂，临用时双抗原液和培养基以 1 : 100 的体积比加入即可。

6）将血清在 56℃下 30 分钟灭活，临用时将以 1 : 10 体积比（血清 : 培养基）加入培养基。

7）将上述配制好的培养基混匀后，贴好标签，存放于 4℃下保存，备用。

（2）注意事项：①细胞培养基的配制必须在无菌环境下操作，所用耗材均要经过高温高压消毒灭菌处理。②配制好的培养基应尽快使用，避免长期保存造成的营养成分的降解，加大污染的风险。③过滤除菌一般在培养基未加血清之前进行，加入血清后会增加过滤除菌的难度。

4. 平衡盐溶液的配制　平衡盐溶液是细胞培养中的常用的基本液体，有维持细胞渗透压、调节 pH 值及供给细胞必要无机盐的作用。平衡盐溶液可用作洗涤细胞，以及合成培养基的基础液。常用的平衡盐溶液有多种，下面以常用的磷酸盐缓冲液（phosphate buffer saline，PBS）为例来介绍。

操作步骤：①称量 NaCl 8 g、KCl 0.2 g、Na_2HPO_4 1.44 g 和 KH_2PO_4 0.24 g，溶解于 800 ml 双蒸水中。②调节 pH 至 7.4。③加入双蒸水定容至 1000 ml。④ 将配置好的 PBS 液，进行高温高压消毒处理，待冷却后，再用双蒸水将 PBS 液补齐至 1000 ml，置于常温备用。

5. 胰蛋白酶消化液配制　贴壁细胞在培养过程中，需要从培养瓶（皿）中消化下来进行传代或者其他实验。消化细胞时常用含胰蛋白酶和乙二胺四乙酸（EDTA）的单独或者混合液，有商品化消化液可以选择，也可以自行配制使用。配制胰蛋白酶消化液时应使用不含 Ca^{2+} 和 Mg^{2+} 及血清的液体，避免 Ca^{2+}、Mg^{2+} 和血清降低胰蛋白酶的活力，影响消化的效果。可以按照以下方法配制：

（1）胰蛋白酶/EDTA（10×储备液）：取胰蛋白酶（1 : 250）5.0 g，EDTA 四钠盐 2.0 g，NaCl 0.85 g，用双蒸水进行溶解定容至 100 ml。

（2）胰蛋白酶/EDTA（1×工作液）：取上述胰蛋白酶/EDTA（10×储备液）100 ml，加入 NaCl 7.1 g、KCl 0.4 g、葡萄糖 1.0 g，$NaHCO_3$ 0.35 g，用双蒸水充分溶解，调整 pH 至 7.2，定容至 1000 ml。过滤除菌，保存于 –20℃下，可以分装备用。

6. 细胞生长基本条件

（1）基本营养物质：体外培养细胞必需的一些基本营养物质，包括氨基酸、维生素、糖类及无机离子，细胞培养基应含有细胞生长所需的基本营养物质。此外，细胞还需促细胞生长因子等物质才能正常生长和增殖，血清中含有细胞生长所需的物质，有利于细胞的存活和生长。

（2）基本环境：培养环境还必须具备细胞生存并增殖的基本条件，包括温度、pH 和气体环境。①温度：哺乳动物细胞体外培养的理想温度是 35～37℃。②pH：大多数细胞适于在 pH 7.2～7.4 的条件下生长，pH 低于 6.8 或者 pH 高于 7.6 均可能对细胞造成损伤，甚至造成细胞的退变和死亡。③气体环境：通常体外培养细胞需要的气态环境为 5% CO_2 和 95%空气的混合气体。

7. 细胞培养基本操作

（1）细胞换液：细胞培养过程中，由于细胞会代谢培养基中的营养物质，因此，需要定期更换细胞培养基。不同的细胞种系，生长速率和新陈代谢的速度不一致，可通过下列指标提示需更换培养基：①pH 降低：培养基从红色变为橙色，再变为黄色，提示需更换培养基。②细胞密度：通常高密度的细胞较低密度细胞更易消耗培养基。③细胞形态：通过观察细胞的形态改变来判定细胞的生长状态，避免细胞发生进一步退化和凋亡。

操作步骤：①将培养基及消毒后的耗材放置于超净台上。②打开培养瓶（皿）盖，弃去旧培养基。③沿培养瓶（皿）壁加入无菌处理的 PBS 溶液，以盖住瓶底为宜，轻柔吹打后弃去，反复 2~3 次。④吸取新鲜培养基至培养瓶（皿），培养基参考加入量见表 6-1。

（2）细胞的传代：细胞生长经过潜伏期、指数生长期达到平台期，此时细胞的密度较大，正常贴壁细胞会发生接触抑制，而培养瓶（皿）内的培养基所提供的营养无法满足细胞的需要量，导致细胞生长变缓及生长停滞。此时，需要进行细胞传代。

1）操作步骤：①观察细胞以确定是否需要传代。②弃去旧培养基，沿培养瓶（皿）壁加入 PBS 溶液，轻柔吹打后弃去，反复 2~3 次。③加入预先准备好的胰蛋白酶消化液，将培养瓶（皿）平置，确保消化液盖住细胞层，静置 15~30 秒，倾斜培养瓶（皿），吸走胰蛋白酶液。④将培养瓶（皿）置于 37℃下，3~8 分钟，消化期间不断观察细胞状态，镜下观察贴壁细胞一般会变圆，根据细胞的状态适时加入新鲜含血清培养基终止消化。⑤反复吹打细胞，使大量细胞滑落。⑥将含细胞的混悬液移至 15 ml 离心管中，以 1000 r/min，离心 5 分钟。⑦轻轻将离心后的细胞培养基倒去，重新加入新鲜培养基，不断吹打使细胞分散混悬于培养基中。⑧将细胞混悬液进行细胞计数，根据实验需要进行稀释，接种于新的培养瓶。

2）注意事项：①细胞进行消化时，尽量避免消化时间过长，否则会造成细胞损伤。②细胞消化过程中，建议将消化液弃去，可剩余少量消化液保证消化效果即可。③接种细胞时，尽量保证细胞悬液中细胞的分散状态均匀，否则可能形成细胞团块，致接种细胞密度不一致，影响后续实验。

（3）细胞计数基本方法：细胞计数的方法有两种，一种利用细胞计数板进行手工计数，另外为电子计数器直接计数，下面以细胞计数板的手工计数来进行介绍。

操作步骤：①受试细胞用胰酶消化，将细胞进行离心后，加入新鲜培养基吹打重悬。②使用微量加样枪吸取细胞悬液两份，每份 10 μl，分别加入事先准备好的覆盖有盖玻片的细胞计数板的上下两端，依靠毛细管作用将悬液均匀分布于细胞计数板下。③对计数板的四个角的四个大格进行细胞计数，计数时若有由两个以上细胞形成的细胞团应该作为一个细胞计数，每个大格的四个边只计数两个边的压线细胞，另外两边不计压线细胞。④对四个大格的细胞数量取平均值，将所得细胞均值乘以 10^4，即为每毫升细胞悬液中细胞的实际数量。⑤可以再对另外一端的计数板按照上述方法计数，以两次计数的平均值为最终的细胞数量。

（4）细胞活力测定：在确定受试物的暴露剂量时，通常将指数生长期的细胞暴露于受试物质，对受试细胞产生最大损伤的剂量和时间决定了该受试物的暴露剂量和暴露时间。目前，对于细胞活力测定的方法较多，有锥虫蓝法、MMT 还原反应法、CCK-8 等方法。下面以较为简单和易于操作的 CCK-8 法来介绍。该方法的原理是利用水溶性四唑盐被细胞内脱氢酶氧化还原后，将所生成的橙黄色甲瓒染料做吸光度值的测定，通常认为生成的甲瓒量与活细胞的数量呈正比。

1）操作步骤：①用胰蛋白酶将受试细胞进行消化，并且制备成为单细胞悬液。②将受试细胞悬液进行细胞计数，将细胞悬液稀释至合适浓度。③将稀释好的细胞接种于 96 孔板，考虑到不同细胞系生长速率不同，且根据受试细胞的暴露时间不同等因素，选择合适的细胞数量接种，通常对受试物设置 3 个以上剂量组，此外还需设置两个对照（1 个空白对照，另 1 个培养基对照），每组均设置 5 个复孔，每孔含等量培养基 200 μl。④将 96 孔板放置于 37℃下，培养 12～24 小时后，将原培养基弃去，用 PBS 液冲洗后，加入等量的含不同浓度受试物的培养基，随后将细胞置于 37℃下继续培养。⑤待受试物暴露时间结束，将原培养基弃去，用 PBS 液冲洗细胞，按 110 μl/孔加入 CCK-8 与培养基混合液（将 CCK-8 原液与培养基以 1∶10 比例混合）。⑥将加入 CCK-8 的 96 孔板置于 37℃下继续培养 1～4 小时，用酶标仪在 450nm 处测定吸光度值。按照以下公式计算细胞存活率。

$$细胞存活率 = \frac{As - Ab}{Ac - Ab} \times 100\%$$

式中，As：实验孔（含有受试细胞并且给予受试物暴露）；Ac：对照孔（含有受试细胞未给予受试物暴露）；Ab：空白孔（含有培养基不含受试细胞）。

2）注意事项：①首次进行细胞活力测定，建议先做几个孔探索接种细胞的数量及 CCK-8 的加入后细胞培养的最佳时间。②尽量避免在 96 孔板最外侧的孔培养细胞，建议在受试细胞周围的空孔中加入等量的 PBS 液，避免由于培养过程中培养基的挥发造成的误差。③在添加 CCK-8 进行显色反应时，应该注意将加样枪尽量靠在培养孔内壁加入，尽量避免气泡的产生。

【实验设计】

1. 细胞选择　体外细胞恶性转化实验常用的细胞系（株）有：金黄地鼠胚胎细胞（GHE）、叙利亚仓鼠胚胎细胞（SHE）、中国地鼠肺细胞（CHL）、RLV/RE 细胞（劳舍尔白血病病毒感染的 Fisher 大鼠胚胎细胞）、SA7/SHE（猿猴腺病毒感染的 SHE 细胞）、BALB/C-3T3、C3H/10T1/2 和 BHK-21 细胞系等。由于人类的癌症的 70% 来源于上皮细胞，因此，利用上皮细胞进行恶性转化实验研究有其特殊的意义。

2. 受试物染毒剂量的确定及分组　已有文献报道的受试物的暴露剂量可以参考采用，若未见报道，则需要进行受试物对细胞的急性毒性测定。通常可以采用 MMT 或者 CCK-8 方法测定其 IC_{50}。受试物的暴露剂量可以参考 IC_{50} 的 1/20～1/5 进行选择。正式的恶性转化实验中必须设置阴性对照组（受试细胞除未给予受试物外，其余处理方式一致），若是条件允许可以设置阳性对照组。若受试物溶于有机溶剂，应当设置溶剂对照组，一般选择的有机溶剂为二甲基亚砜（DMSO）。

3. 细胞恶性转化　将受试物以确定好的剂量进行受试细胞的暴露，暴露的时间可根据受试细胞的具体情况调整，通常每一代受试细胞的暴露时间为 12～48 小时。实验中观察受试细胞的生长状态，一般当受试细胞的融合度达到 80%～90% 时，进行细胞消化和传代。传代后的细胞一般需要适应性的普通培养 12～24 小时后再进行受试物的暴露。一般来讲，暴露剂量不能对受试细胞产生明显的损伤作用（细胞生长的抑制、细胞凋亡或者坏死）。受试细胞传代和染毒次数不宜过多，否则可能会引起受试细胞自发性的恶性转化倾向。某些受试细胞，在进行受试物暴露后，需要再进行多次传代才出现恶性转化结果。

4. 平板集落形成实验　经过恶性转化的细胞，一般具有潜在增殖能力增强的表现。因此，在恶性转化过程中，以细胞集落形成实验来对恶性转化增殖能力进行测定，对细胞恶性转化的效果进行评价。

操作步骤：

（1）将受试细胞用胰蛋白酶消化，充分吹打混匀，形成均一的单个细胞悬液。

（2）将受试细胞以 10^3 个/孔接种于 6 孔板，每周更换普通培养基 2 次，连续培养 2～4 周。

（3）培养结束后，将 6 孔板用 PBS 冲洗后，用多聚甲醛固定 10～20 分钟。

（4）晾干后再用 Giemsa 或者 1%甲紫染色 20 分钟，用自来水冲洗干净，冲洗时应尽量避免自来水直接冲洗细胞克隆形成部位。

（5）对结果进行拍照，对超过 50 个细胞的集落（多于 5 个世代）进行计数，一般认为正常细胞集落为圆形，染色一致的单细胞层。恶性转化的细胞则会有细胞的堆积，周围呈不规则状的细胞集落，或者出现中间细胞坏死等。为了进一步验证恶性转化细胞实验是否成功，还需做以下进一步的验证。

5. 恶性转化细胞的进一步鉴定实验

（1）软琼脂集落形成实验

1）实验原理：正常上皮细胞必须依附于固体的表面才能生长，然而恶性转化的细胞则失去了这一特性，可以在半固体软琼脂中生长并且形成细胞集落。

2）操作步骤

A. 取对数生长期细胞，用 0.25%胰蛋白酶消化并轻轻吹打，使之成为单细胞，作细胞计数，用含 10%血清的细胞培养液调整细胞密度，备用。

B. 用双蒸水分别制备出 1.2%和 0.7%两个浓度的低熔点琼脂糖液，高压灭菌。临用时加热，且维持在 45℃水浴保持其不凝固。

C. 按 1∶1 比例将 1.2%的琼脂糖和 2×细胞培养基（含有 2×双抗和 20%的小牛血清）混合后，将混合液注入 6 孔板中（每孔 2 ml），冷却凝固，作为底层琼脂。

D. 按 1∶1 比例将 0.7%的琼脂糖和 2×细胞培养基混合，再向管中加入受试细胞悬液（细胞数量约 $1×10^3$/孔），充分混匀后，以 1 ml/孔注入铺有 1.2%琼脂糖底层平皿中形成双琼脂层，待上层琼脂凝固后，置于 37℃下 5% CO_2 温箱中培养 10～14 天以上，培养期间每隔 3～4 天在琼脂糖凝胶上添加 200μl 的细胞培养基，以保持凝胶湿润。

E. 把平皿放置在倒置显微镜下，观察细胞克隆数，并计算克隆形成率。

3）注意事项：①实验中琼脂与细胞相混时，琼脂温度不宜超过 40℃，避免高温对受试细胞造成损伤。②接种细胞的数量不宜过多，接种时尽量保持细胞分散。③在铺被凝胶时，尽量保证凝胶中不要出现气泡。④正常细胞在悬浮状态下不能增殖，不适用于软琼脂克隆形成实验。

（2）细胞划痕实验：是一种简便易行的检测细胞迁移的方法，可以用来检测贴壁生长细胞的侵袭转移能力。该实验具有操作简便、易于观察的优点。

1）实验原理：正常细胞经过恶性转化后形成的恶性变细胞可能具有肿瘤细胞的迁移和侵袭的能力。因此，通过对生长旺盛的细胞进行划痕实验，在无血清培养的情况下观察细胞的迁移情况来作为鉴定细胞恶性转化效果的指标。

2）操作步骤

A. 一般选用 6 孔板或者 6 cm 皿进行细胞划痕实验测定。先用记号笔在 6 孔板或 6 cm 皿背后做平行横线的标记，横线间隔在 0.5～1.0 cm，一般每皿（孔）至少做 5 条横线。

B. 选择生长状态良好的细胞，待细胞融合度达到 80%～90%，将细胞经消化后接种于标记好的 6 孔板或平皿上。

C. 受试细胞常规培养，待细胞融合达到 90%以上，选用 200μl 枪头在平铺有细胞的 6 孔板或培养皿做划痕，尽量保持划痕垂直于事先标记好的横线划痕。划痕尽量保证一次完成，避免多次重复。

D. 用 PBS 冲洗滑落的细胞，特别是冲洗细胞划痕的部位。加入无血清培养基，将细胞置于 37℃下，5%CO_2 培养。按 0 小时、6 小时、12 小时、24 小时等时段，选择相同的部位进行观察并且拍照。用 Image J 软件对实验结果进行分析。

（3）裸鼠成瘤实验

1）实验原理：裸鼠先天免疫缺陷，不会对异种动物来源的细胞和组织产生免疫排斥反应。经恶性转化的细胞具有肿瘤细胞的特征，因此，将恶性转化成功的细胞接种于裸鼠体内，可以造成固定部位肿瘤的发生。

2）操作步骤

A. 细胞准备：将对数生长期的受试细胞用 0.25% 胰酶消化，用 PBS 洗涤两遍，去掉残余的血清。用无血清培养基调整细胞密度，使细胞密度为 10^7 个/ml，备用。

B. 动物准备：选择健康裸鼠，3～4 周龄，进行标记和分组。

C. 细胞接种：在无菌操作下，在裸鼠的颈背部或前后股局部皮下接种 0.2 ml 细胞悬液（约含 $2×10^6$ 个受试细胞），接种前常规消毒局部皮肤，拔针后以酒精棉球按压进针部位，以防止细胞悬液泄漏。同时进行对照组细胞的接种，接种方法与接种量应与实验组保持一致。

D. 接种后观察：自接种日起，每天观察裸鼠进食、活动等一般情况，共观察 4～6 周。若是观察到有肿瘤形成，则初步说明该细胞恶性转化成功，并记录移植瘤出现的时间，每周测量 1 次肿瘤长径（b）、短径（a），计算肿瘤体积。计算公式为：肿瘤体积（cm^3）=1/2 ba^2。在结束观察后，摘取肿瘤组织，并拍照保存。对肿瘤组织通常需进行病理学检查，观察肿瘤的病理分型。

【结果评价和分析】

1. 细胞恶性转化实验　在进行受试细胞恶性转化时，所给予的受试物的暴露剂量和暴露时间内，均不应引起受试细胞明显的损伤，如生长迟缓、细胞凋亡等。进行细胞集落形成测定，若受试细胞形成的细胞克隆（大于 50 个细胞）的数量较对照组所形成克隆数有明显增加，则表明受试细胞经过恶性转化的细胞增殖能力较对照细胞有明显的增强。

2. 软琼脂集落形成实验　由于正常细胞具有贴壁依赖性，而恶性转化的细胞可以在无附着性的软琼脂中生长并形成集落。因此，对含有受试细胞的软琼脂经 2～3 周的培养后，若观察到有细胞克隆形成，且克隆形成的数量与受试物暴露剂量呈剂量-反应关系，则表明该受试物对该细胞有一定的恶性转化能力。

3. 细胞划痕实验　经过恶性转化的细胞具有一定的迁移能力，对受试细胞进行划痕实验，经过 0 小时、6 小时、12 小时、24 小时等时段观察划痕变化情况，并且拍照，通过软件对恶性转化细胞与对照细胞的划痕距离进行比较分析。若发现恶性转化细胞划痕距离随培养时间变化较对照组明显缩短，则可说明该恶性转化细胞的迁移能力较对照细胞有明显增强。

4. 裸鼠成瘤实验　由于裸鼠先天免疫缺陷的特性，将肿瘤细胞和恶性转化成功的细胞进行皮下注射后，可以导致局部皮下肿瘤的形成。因此，将恶性转化细胞和对照组细胞分别给予裸鼠皮下注射后，裸鼠经过 4 周以上的饲养，可在注射部位皮下形成肿瘤，在实验期间测量肿瘤的尺寸，绘制随时间变化肿瘤生长曲线图。在终止实验后，对肿瘤取材，测定肿瘤长径和短径计算肿瘤体积。将肿瘤生长曲线图和肿瘤体积与对照细胞的成瘤结果进行比较，若恶性转化细胞较对照组的肿瘤体积有明显增大，且肿瘤生长速度较对照细胞快，均可以判定恶性转化成功。随后对肿瘤做进一步的病理学检查，来判定该肿瘤的病理分型及恶性程度。

（二）哺乳动物长期致癌实验

哺乳动物致癌实验按照实验的时间和作用的靶器官可以分为两种，一种是哺乳动物长期致癌实验，另一种是动物短期致癌实验。哺乳动物长期致癌实验是以适当的染毒途径给予动物不同剂量的受试物，观察动物终生发生肿瘤的种类和数量，是作为鉴定外源化学物致癌作用的标准体内动物实验。短期动物实验由于其实验的期限受限制，通常较长期致癌实验短，而且在实验中着重关注某些易发肿瘤的脏器。

【目的与原理】

某些可能致癌的化学物产生致癌作用是一个长期的、多步骤、多条件复杂的毒性作用过程，因此，致癌作用的潜伏期一般较长，在人类接触到致癌化学物后经过较长的时间才会导致肿瘤的发生。在一般的人群流行病学致癌证据不足的情况下，进行哺乳动物的长期致癌实验显得非常必要。动物在实验过程中可以获得较为稳定的暴露，可排除人类在接触致癌物过程中的诸多混杂因素，受试动物的寿命通常较短，可在动物的大部分生命期甚至是终生进行暴露。因此，哺乳动物长期致癌实验是进行受试物致癌作用评价中非常重要的实验。

【实验设计】

1. 受试物鉴定和实验准备　选择作为动物长期致癌实验的受试物的化学物通常需要有以下特点：①人体可能长期暴露于该化学物。②通过重复染毒实验证明其具有体内的蓄积性，并且在前期的遗传毒性实验中证明其可能具有致突变性。③现有的人群流行病学证据表明受试物可能与人类的肿瘤发生有关联。实验前我们还需要对符合以上特点的受试物的商品名称、化学结构、分子质量、物理和化学性质，以及该化学物的代谢形式和产物进行确认。

2. 受试动物选择

（1）种属：通常选择使用两种动物，大鼠和小鼠。选择动物时，应该注意选择对致癌作用较为敏感、自发肿瘤率低、生命力强的品系。在一些特定靶器官诱导肿瘤的实验中，要考虑到一些品系的靶器官的敏感性。例如，小鼠对诱发呼吸道和肺癌较为敏感，大鼠对诱导肝脏方面肿瘤敏感等。美国国立癌症研究所（NCI）推荐 Fischer344 大鼠和 B6C3F1 小鼠为实验动物。

（2）年龄：一般选择刚断乳的动物，可以保证暴露的时间及观察发生癌症的过程。另外，年幼的动物的解毒代谢酶系和免疫系统尚未发育完全，对一些化学物的致癌作用较为敏感。

（3）性别：为了保证实验结果可靠性，一般选择雌雄各半。若有关于生殖系统或者关于激素方面有特殊需求的致癌试验，可以考虑单性别。

3. 受试物剂量选择及动物数量

（1）动物实验分组：实验组一般为三组，同时设置一个阴性（溶剂）对照组，必要时可以设置一个阳性对照组。阳性对照组受试物可以选择已知的致癌物，并且保证在受试动物中致癌作用明显，对照组的动物除未给予受试物外，其余处理方式和饲养条件应该与实验组保持一致。

三个实验组的剂量选择分别是：高剂量组的剂量确定需要通过 90 天亚慢性实验获取，亦可以采用毒物代谢动力学方法确认。高剂量一般为最大耐受剂量，该剂量的选择一般不会造成动物明显的毒性症状，对动物的体重影响作用与对照组相比不会超过 10%，不可造成动物的寿命缩短及发生病理学损伤。中剂量和低剂量的选择一般是呈现等比级的降低，通常为上一级剂量的 1/2 或者 1/3。其中，低剂量应该高于人类对该受试物的接触剂量，并且该剂量不应低于高剂量的 10%，该剂量通常不会造成受试动物的任何的毒性作用，中剂量应该介于高低剂量之间。

（2）受试动物数量确定：考虑到实验时间较长，以及动物耐受性等方面的因素，每组动物至少有雌雄各 50 只。对照组动物数量应该与实验组保持一致，即雌雄各 50 只。一般要求实验组动物的肿瘤发生率高于其自发肿瘤发生率，若是两者之间的差异较小，则必须增加每组的实验动物数量。

4. 染毒途径　主要的染毒途径有三种，经口、经呼吸道和经皮肤，具体途径的选择还要根据受试物的理化性质及人类常见的接触方式来确定。考虑到实际操作的难易程度，经口途径常作为首选途径。该方法实施较为简单方便，通常将受试物掺入动物饲料或者饮水中，同时还要保证饲料中受试物的稳定性和一致性。该方法若造成动物拒食，则可以考虑灌胃。经呼吸道途径主要适宜于一些经气道暴露的化学物，可以采用动式或者静式染毒方式，要控制好每天的暴露时间及气态受试物的均一性。经皮染毒途径，要保证受试物与皮肤接触的良好性，应该定期进行染毒部位的剃毛，以及观察染毒部位皮肤的变化。同时，染毒的部位都要注意尽量避免动物舔舐。

5. 实验期限　大鼠一般为 24 个月（2 年），小鼠一般为 18 个月（1.5 年）。若是需要且动物状态尚可，可以将大鼠延续至 30 个月（2.5 年），小鼠延长至 24 个月（2 年）。但是当阴性对照组或低剂量组的动物的死亡率达到 75%以上时，应该终止实验。若只有高剂量组动物毒性作用明显，死亡率过高，则可以继续实验。

6. 观察指标　对于致癌实验的观察指标可以参考慢性实验内容。

（1）一般观察：实验期间每天应观察动物 1 次，记录动物的状态、活动及毒性产生的日期和情况。特别要记录有无肿瘤的出现，必要时可戴手套对动物的全身进行触摸检查，详细登记出现肿物的日期、部位、大小及生长状况。若有状态不佳动物应该尽早隔离饲养，若是出现濒死或者已经死亡动物，应立即处死并且进行大体的解剖，留存重要的脏器和组织标本。

（2）测量体重：体重是反应动物健康状况的一个灵敏指标。在饲养期间，前 3 个月每周称量动物体重一次，以后可以 2～4 周称量一次体重。若是以饮水或饲料方式给予受试物，应记录食物的消耗量及饮水量，计算受试物的摄取量。

（3）实验室检查：实验进行过程中，在第 3 个月、6 个月、12 个月、18 个月和 24 个月挑选状态良好，每组取 10 只动物采集血液进行血常规检查。

（4）尸检和病理学检查：实验终止时将存活的动物处死进行解剖，采集以下主要的脏器或组织：心脏、肝脏、脾脏、肺脏、肾脏、肾上腺、脑、垂体、眼球、唾液腺、颌下淋巴结、肠道淋巴结、胸腺、甲状腺、气管、食管、胃、小肠、结肠、直肠、胰腺、精囊前列腺、睾丸、卵巢、子宫、膀胱、乳腺、胸骨、股骨、脊椎骨、皮肤、骨骼肌等。可以先肉眼观察取材部位和组织的大体病变，并作详细记录，注意某些部位取材时应该将附近的结缔组织和脂肪组织剔除干净。一些主要的器官，如心、肝、脾、肺、肾、脑、睾丸、卵巢、精囊前列腺等进行称量。应注意某些脏器血液残存影响实际重量。将以上采集的组织及肿瘤组织进行病理切片的制作，并且进行病理学检查。对肿瘤部位、疑似出现病变部位及受试物可能的靶器官等部位着重进行病理学检查并且做记录。

【结果评价和分析】

哺乳动物致癌实验结果的评价有以下几个指标：①肿瘤的发生率：此为该实验的重要指标。依据实验采集的数据，根据实际需要计算以下的各种指标：总肿瘤发生比率（含良性和恶性）、恶性肿瘤的发生率、靶器官肿瘤发生率、不同病理类型肿瘤发生率等。②肿瘤多发性：由于致癌性化学物可能具有导致肿瘤多发的可能，然而多发性肿瘤又有同一动物多个部位发生肿瘤，或者是同一组织部位发生多个肿瘤等形式。因此，需要计算同一实验组中肿瘤的平均发生数，以及一个实验组中出现多发性肿瘤的动物数量所占比例。③肿瘤发生潜伏期：一般认为，肿瘤潜伏期的计算是从摄入受试物开始直到肿瘤发生为止所经历的时间。不过有些时候内脏部位的肿瘤不易察觉，可以视情况分批处理动物，检查内脏的肿瘤发生情况，计算平均潜伏期。此外，亦可以采用内脏肿瘤致实验动物的死亡时间，作为计算肿瘤潜伏期。

致癌实验的结果评定应谨慎，可以根据以下情况的发生来参考评定：①根据对照组动物发生的肿瘤，实验组动物该肿瘤的发生率有明显增加。②实验组中动物发生了对照组动物没有出现的肿瘤类型。③实验组的动物肿瘤发生潜伏期明显短于对照组动物。④实验组动物的肿瘤多发性明显高于对照组动物。根据以上参考条件，当实验结果满足以上一种或者多种可以判定该受试物为阳性结果。

对于不同性别动物实验结果的比较，只要其中有一个性别动物的实验结果为阳性，亦可以判定该受试物致癌实验结果阳性。只有两种性别动物均为阴性时，可以做该受试物致癌实验结果阴性判定。在对实验结果的肿瘤良恶性数据进行整理时，应该注意肿瘤发生的良性和恶性的比例，判定这种比例的改变是否具有剂量-反应关系，同时应该将良恶性分别进行统计分析，观察有无良性肿瘤向恶性肿瘤转化的倾向。若是实验组和对照组均出现的良性肿瘤，并且这种良性肿瘤没有恶性转化的倾向，则要对受试物的致癌性需谨慎判定，可以考虑增加另外的实验和指标再做进一步的判定。

（三）其他致癌实验

由于哺乳动物长期致癌实验花费的时间较长，且对人力物力的消耗巨大，因此可以采取其他一些短期的致癌实验来对外源化学物的致癌作用进行评价。

1. 动物短期致癌实验 与哺乳动物长期致癌实验比较，其实验观察的时间不再是受试动物终生，而是在有限的时间内，并且观察的动物靶器官通常是特定的，因此，该实验又称为有限体内致癌实验（limited carcinogenicity test）。由于一些实验研究的需要在短期内实现复制某特定部位的肿瘤的动物模型，可以采用短期致癌实验来实现。目前，应用较多的短期致癌实验项目有以下几种。

（1）小鼠肺肿瘤诱发实验：由于小鼠是肺肿瘤的易感动物，因此经常选用小鼠作为短期肺癌致癌实验的受试动物。常用的小鼠品系为 BALB/c 小鼠，给予受试物为乌拉坦（氨基甲酸乙酯），通常采用腹腔注射的方式给予受试物，亦可以采用灌胃方式进行。每周给药一次，连续 4～6 周。随后观察受试动物，动物在 9 周开始出现肺部肿瘤的发生，可在 12 周内结束实验。亦可以在给予受试物的同时采用二丁基羟基甲苯（BHT）作为促长剂，诱发肺部肿瘤的发生。采用该实验可以作为肺部特定部位的致癌化学物的致癌性或者作为肺癌促长剂的筛选和鉴定。

（2）小鼠皮肤肿瘤诱发实验：该实验可以选择小鼠作为受试对象，通过在皮肤某部位反复涂抹受试物，该实验的受试物可以选择多环芳烃类化学物，如苯并（a）芘，一般经过 13～14 周可以出现皮肤局部部位的肿瘤发生。同时可以采用佛波酯（TPA）作为促长剂来进行皮肤肿瘤的诱发实验。另外，可以采用二甲基苯丙蒽（DMBA），经皮给予 BALB/c 小鼠，每周 1 次，连续 10 周，其中可以用巴豆油作为促长剂，可在 10～12 周在小鼠接触皮肤部位诱导皮肤肿瘤的发生。

（3）大鼠肝脏肿瘤诱发实验：可以选用 Wistar 大鼠作为实验动物，通过饮水给予二乙基亚硝胺（diethylnitrosamine, DEN），连续给予 10～14 周，第 20 周受试动物会在肝脏部位出现结节，期间可能伴随肝脏炎症、肝脏纤维化、肝硬化、肝再生结节直至肝细胞癌（HCC）的发生。该方法可以采用的促长剂为苯巴比妥（PB）。

（4）雌性大鼠乳腺癌诱发实验：二甲基苯丙蒽灌胃诱发大鼠乳腺癌是较为成熟的乳腺癌动物模型，Wistar 雌性大鼠对药物耐受性较好，乳腺肿瘤诱发成功率较高。该实验通常选用雌性大鼠，通过灌胃给药，每周 1 次，连续灌胃 2 周，同时需要将受试动物的胸腹部皮肤毛发剃除，以便于观察动物乳腺部位的发育，有无肿块或者结节的发生情况等。在实验过程中可以在第 8 周观察到动物的乳腺部位的小结节的出现，在第 12 周开始出现乳腺癌，并可以观察到同一动物多个乳腺癌发生的现象。

【注意事项】

①短期致癌实验可以运用于通过结构-活性关系进行某受试化学物可能的靶器官致癌作用的预测。②由于实验观察时间较短，一些短期致癌实验的观察终点为观察到某些特定部位出现

结节，或者是一些类似癌前病变的发生，并不能代表传统意义的病理性恶性肿瘤出现，应该合理解释实验结果。③对于短期致癌实验的设计，除了实验的时间，其余应该与长期致癌实验保持一致要求，因此，短期致癌的阳性实验结果应该与长期致癌实验相当。④对于短期致癌实验中由于一些靶器官的致癌敏感性原因，比较容易短期诱导出现肿瘤发生，比如肺脏和肝脏。该结果可能会干扰和影响其他部位和器官致癌作用观察，因此，对于短期致癌实验的阴性结果判定应该更加慎重。

2. 转基因和基因敲除动物致癌实验　将转基因动物或者基因敲除动物运用于致癌实验，已经成为目前快速检测致癌物的重要手段，也可为今后研究其致癌作用机制提供新的方法。转基因动物是指利用基因工程技术将特定的外源性基因，通过生殖细胞或者早期的胚胎导入动物的染色体上，并可以稳定地传递到下一代。基因敲除是指将某些特定的基因位点进行点突变形成。常见的转基因或者基因敲除动物一般选用小鼠。

转基因小鼠作为致癌实验的受试动物，通常携带有某些癌基因。例如：HK-fos 小鼠、Ras-H2 小鼠等。利用这些转基因动物对致癌作用的易感性，对于受试物的致癌作用过程及不同致癌阶段的作用机制进行探索。基因敲除小鼠主要是将一些抑癌基因进行敲除的小鼠。其中将 $P53$ 基因敲除小鼠应用较多，纯合子缺失型（$P53^{-/-}$）小鼠和野生型（$P53^{+/+}$）小鼠进行对比来进行致癌试验，基因敲除小鼠的致癌敏感性明显增高，一些肿瘤（淋巴肉瘤）的发生率增高并且提前，减少了诱癌时间。然而半纯合子（$P53^{+/-}$）小鼠在前 6 个月的肿瘤自发率较低，随后发生率逐渐增加。尽管转基因和基因敲除动物在一些致癌实验方面致癌敏感性增高，并可缩短致癌时间，其标准化及在安全性评价方面的应用还有待进一步探索。

六、思　考　题

1. 外源化学物进行细胞恶性转化过程中有哪些注意事项？
2. 如何设计外源性化学物的长期致癌实验？
3. 化学物的细胞恶性转化实验和动物长期致癌实验各自的优缺点是什么？

（刘振中　蒋义国）

实验七　生殖发育毒性研究与实验技术

一、教学目的与意义

1. 学习如何对外源化学物进行生殖发育毒性作用的评价。
2. 熟悉评价生殖发育毒性的方法与原理。
3. 通过分析、讨论生殖发育毒性试验方案并实施，提高学生查阅资料、设计实验及实验操作等多方面的能力，为实际工作奠定基础。

二、背景资料

20 世纪 "反应停（沙利度胺）" 事件后，生殖发育毒理学迅猛发展，推动了化学致畸研究及管理法规的建立。20 世纪 80 年代后期，美国国家环境保护局在可疑发育毒物危险度评价指南中，第一次明确地提出对生殖与发育毒性两方面进行全面评价。生殖毒性主要表现为性成熟、配子生成和转移、性周期、性行为、受精的改变。对人类生殖健康能够产生毒性影响的已知外源因素种类繁多，包括化学因素（如多氯联苯、二噁英、铅、汞、锰、砷、镍、二硫化碳、壬基酚、双酚 A、己烯雌酚等）、物理因素（如噪声、振动、电离辐射等）和生物因素（如弓形虫、巨细胞病毒、风疹病毒、单纯疱疹病毒等）。发育毒性主要表现为形态异常、生长发育改变、死亡、行为功能缺陷或异常。已知对人类具有致畸效应的外源因素包括化学因素（如铅、汞、锰、砷、甲基汞、一氧化碳、乙醇、二硫化碳、甲醛、氯乙烯、甲硝唑、反应停等）、物理因素（如放射性碘等）和生物因素（如巨细胞病毒、风疹病毒、单纯疱疹病毒、弓形虫等）。

目前在日常生活中人类可接触到（5~6）万种外源化学物，其中不乏有可能危害着人类生殖健康的外源化学物。从管理毒理学角度，要求对外源化学物进行生殖发育毒性评价，其方案应包括三段生殖毒性试验、一代或多代生殖毒性试验。如果药物接触时间短，可用三段生殖毒性试验评价其发育毒性。而对于接触时间长的食品添加剂、农药和其他外源化学物，还应进行两代生殖毒性试验。

整体动物实验为生殖发育毒性的风险评价提供了可靠的毒理学资料，但是整体动物实验评价生殖与发育毒性耗时长且费力，难以满足大量化学物筛查的需要。体外试验在生殖与发育毒性的发生机制研究、致畸物和其他生殖毒物的短期快速筛查等方面，具有得天独厚的优势。体外试验一般通过毒物对体外培养生殖细胞、组织或器官及全胚胎的增殖和分化等的影响来评价化学物的生殖发育毒性。

三、案例与问题

（一）案例

自 "痛痛病" 事件以来，镉污染对人体健康的危害逐渐受到关注。镉通常以氯化镉、碳酸镉、乙酸镉和硝酸镉等化合物的形式存在于自然界，目前已知毒性较强的有氯化镉和硝酸镉。镉（Cd）是一种生物蓄积性强、毒性持久且具有 "三致" 作用的剧毒元素。国际癌症研究协会（International Association for Cancer Research, IARC）将其列为 I A 级致癌物，联合国环境规划署亦将其列为具有全球性意义的危险化学物质。

镉可以通过被污染的空气、食物、饮用水等直接或间接进入人体，尤以食物摄入最为普遍。我国《食品安全国家标准食品中污染物限量》（GB 2762—2012）中明确规定了各类食物中镉的最大容许浓度（mg/kg），大米和大豆限量为 0.2，面和面制品限量为 0.1，蛋及蛋制品限量为 0.05。根据河南省食品安全风险监测方案要求，2012 年平顶山市疾病预防控制中心公共卫生监测科采集市售大米、面与面制品、蛋与蛋制品共 392 份，进行镉含量监测。结果发现，3 类食物中均检出镉超标样品，超标率为 2.04%，其中大米样品中检出最高值达 0.3 mg/kg。

研究显示，机体过量摄入镉不仅可以造成肾脏、骨骼损伤，还可能损害子代的神经系统及智力发育。美国环境保护局（Environmental Protection Agency，EPA）将镉列入高度可疑的环境内分泌干扰物名单中，在临床上以生殖障碍、发育异常、出生缺陷、代谢紊乱及生殖系统肿瘤等损害效应为特征。

（二）问题

1. 什么是内分泌干扰物？镉及其化合物的主要危害是什么？
2. 镉及其化合物如何在机体进行代谢转化？
3. 镉及其化合物的生殖发育毒性是什么？
4. 如何开展镉及其化合物的生殖发育毒性试验及结果评价？

四、课题设计与实验指导

课题名称：镉及其化合物的生殖发育毒性评价

（一）查阅文献，通过查阅文献及相关资料了解以下信息

氯化镉（$CdCl_2$）是一种无色单斜晶体，易溶于水，溶于丙酮，微溶于甲醇、乙醇，不溶于乙醚。氯化镉是重要的环境和工业毒物，可通过消化道、呼吸道等途径进入人体并在体内积累。进入机体后，自然排泄非常缓慢，在人体内镉的生物学半衰期长达 10～30 年。长期低剂量暴露使体内镉负荷逐渐增加，可在各组织器官，尤其是肝组织和肾组织中累积很长时间，并对生殖系统和胚胎发育产生不利影响。

氯化镉可致雄性动物生殖损伤和生殖能力下降，表现为睾丸萎缩、出血、水肿和坏死，精子活动率和数量下降及精子畸形率升高，睾丸间质细胞雄激素的合成与分泌功能损伤等。实验研究显示，小鼠一次腹腔注射 8 mg/kg 氯化镉，睾丸全部发育不良且无精子生成，不孕率可达 100%。此外，氯化镉吸收入血后可迅速进入卵巢、子宫、胎盘等脏器并产生蓄积毒性，如卵巢病理组织学改变、卵泡发育障碍；干扰排卵和受精，引起暂时性不育；抑制卵巢颗粒和（或）黄体细胞类固醇生物合成；影响雌激素受体、孕酮激素受体及其基因表达等。实验研究显示，雌性小鼠孕后第 9 天一次腹腔注射 4 mg/kg 氯化镉，可致胎儿前肢畸形。人群流行病学资料显示，男性血液中镉含量与精液量呈负相关，与精子中段形态异常和不成熟精子形态呈正相关。镉污染区已婚妇女不孕症、前两胎早产、死胎及死产的发生率均明显高于非污染区已婚妇女。母体血液中镉含量与婴儿身高呈明显负相关。毒理学资料显示，氯化镉的大鼠经口 LD_{50} 为 88 mg/kg。

（二）氯化镉生殖发育毒性试验的选择

目前，评价化学物生殖发育毒性的方法主要包括整体动物实验和体外筛检试验等两大部分。由于技术因素及发育过程中母胎交流特性，目前常用动物试验来评价发育毒性。通过一个完整生命周期（即从亲代受孕直至子代性成熟）的研究，全面反映接触有害因素所致的即发与

迟发发育毒效应。常采用三段生殖发育毒性试验的研究方案。

1. 生育力和早期胚胎发育毒性试验 从实验动物交配前到交配期直至胚胎着床期给予氯化镉溶液染毒，主要评价其对亲代动物配子成熟、交配行为、生育力、胚胎着床前和着床后生长发育的影响。雄性动物生殖检查指标包括性欲、附睾的精子成熟、精子数量和质量评价、雄激素水平测定、交配行为等。雌性动物生殖检查指标包括动情周期、卵泡发育、输卵管运输、排卵、交配行为，性激素的合成与分泌，着床和胚胎着床前阶段发育的影响。

2. 致畸试验 妊娠实验动物自胚胎着床至硬腭闭合期间给予外源化学物，评价其对妊娠母体和胚体-胚胎发育的有害影响。母体在孕期受到可通过胎盘屏障的有害物质作用，影响胚胎的器官分化与发育，导致结构异常，出现胎仔畸形。因此，在受孕动物的器官形成期给予受试物，可检出对胎仔的致畸作用。

3. 围生期发育毒性试验 妊娠实验动物自硬腭闭合至幼仔断乳期间给予外源化学物，评价其对妊娠、哺乳母体和对孕体及子代发育直至成熟的有害影响。在此期间引起的毒性反应会延迟发生，故观察应持续到性成熟。毒性作用主要包括子代出生前和出生后死亡、生长与发育的改变，子代功能缺陷（包括神经行为、生理发育、青春期性成熟）和生殖（F1 代）异常。

（三）实验对象的选择

选择对受试物敏感的动物物种和品系，避免选用生殖率低或发育缺陷发生率高的品系。为了正确评价受试物对动物生殖和发育能力的影响，雌雄动物都要使用。通常选择大、小鼠（具体要求详见表 7-1）。

（四）染毒剂量和时间的选择

1. 染毒剂量 氯化镉染毒至少选择三个剂量组，分别为 $1/5\ LD_{50}$、$1/10\ LD_{50}$、$1/20\ LD_{50}$。

2. 阴性对照 溶剂对照、空白对照。

3. 染毒时间 染毒时间应处于实验动物的繁殖周期（详见表 7-1）。

4. 染毒途径 掺入饲料、饮用水或经口灌胃。

5. 合笼交配 雄、雌大鼠按照 1∶1 或 1∶2 比例进行合笼交配。同笼后，进行阴栓或阴道涂片检查。

6. 实验主要试剂 氯化镉（分析纯）。

表 7-1　三段生殖毒性试验设计内容

试验参数		生育力和早期胚胎发育毒性试验	致畸试验	围生期发育毒性试验
动物选择及数量		雄性：60 日龄大鼠 雌性：性成熟、未经产大鼠 每组每性别至少 20 只	妊娠大鼠 不少于 20 只	妊娠大鼠 不少于 20 只
染毒时间		雄性：交配前至少持续 10 周 雌性：交配前 2 周至胚胎着床	妊娠第 6～15 天	妊娠第 15 天到分娩后第 21 天
实验动物体征检查	雄性	睾丸、附睾及其他肉眼可见异常的器官	-	-
	雌性	卵巢、子宫、黄体数、活胎、死胎和吸收胎、着床数及胎盘情况		卵巢、子宫、黄体数、活胎、死胎和吸收胎、着床数及胎盘、分娩、哺乳、召集仔鼠行为等情况
	子代	—	胎仔体重、胎仔身长、尾长、胎仔畸形（外观、内脏和骨骼）	胎仔体重、胎仔畸形、断乳前后存活率和生长情况、体重、性成熟程度和生育力、神经行为能力等检查

（五）按设计方案进行试验，完整记录实验过程和结果

观察不同剂量处理组动物染毒后，亲代动物及子代动物的体征（详见表 7-1），记录相关实验效应指标检测值。

（六）根据实验结果，对氯化镉生殖发育毒性进行评价

通过对外源化学物的生殖与发育两个方面的毒性进行综合评价，得出可靠、科学的生殖与发育毒性判断结果。如果实验动物出现阳性的生殖或发育毒性结果，应进一步评估人体可能出现生殖和发育毒性风险的大小，并与其他的毒理试验（急、慢性毒性试验和毒代动力学试验等）结果相互印证、说明和补充。此外，由于动物和人存在物种差异，故试验结果外推到人存在一定局限性，但也能为初步确定人群的允许接触水平提供有价值的信息。

五、生殖发育毒性试验主要方法与技术

（一）生育力和早期胚体发育毒性试验

【目的与原理】

从雌雄动物交配前、交配期，直至着床期间进行染毒，观察、检测外源化学物产生的生殖发育毒性效应。

性未成熟雄性动物连续给予受试物至交配期为止，使受试物作用于整个雄性生殖细胞的分裂、生长和发育及成熟期（精原干细胞、精原细胞、精母细胞、精细胞和精子），同时也可作用于支持细胞、间质细胞和其他类型细胞。性成熟雌性动物连续给予受试物 14 天后进行交配，交配期及妊娠初期连续染毒，至少 3 个性周期才能使受试物作用于整个交配期所排出的卵子。交配期和妊娠前期连续染毒的目的是使受试物作用于受精卵、受精卵着床和胚胎未分化期。

通过本阶段试验可检测受试物对雄性和雌性动物生育力的影响，主要观察计算交配率、受孕率、着床率、吸收胎率、死胎率和活胎率等指标。

【器材与试剂】

电子称、生物显微镜、手术剪、手术镊、解剖板、眼科剪、眼科镊、烧杯、量筒、吸管、玻棒、试管及试管架、滤纸、血细胞计数板、玻璃标本瓶，10%甲醛固定液。

【操作步骤】

1. 动物选择及数量　通常选用大、小鼠。选用 60 日龄雄性大鼠，性成熟未经产雌鼠，建议每剂量组每种性别至少 20 只动物。

2. 剂量选择及分组　实验动物按照体重随机分组，至少 3 个染毒组和一个对照组。根据药理学、急慢性毒性试验等基础资料确定最高剂量，一般药物最大限量为 1000 mg/kg 体重。还可以通过预实验确定染毒剂量，要求最高剂量具有轻微的母体毒性，表现为体重增加缓慢或过快、特定的靶器官毒性、血清学及临床生化指标的异常等。但是，最高剂量不应引起母体死亡或严重疾病，如果母体动物出现死亡，其死亡率不应超过母体数量的 10%。低剂量不应引起亲代及其子代动物的任何毒性反应。

3. 染毒途径及染毒时间　要求与人类预期接触和使用的途径相同，一般可将受试物掺入饲料、饮用水或经口灌胃给予。雄鼠适应 3～5 天后开始给予受试物，直至交配前至少持续 10 周。雌鼠则于交配前 2 周染毒至胚胎着床（孕后 6～7 天）。

4. 合笼交配　将连续染毒的雄鼠和雌鼠按照 1：1 比例进行交配，交配期一般为 2～3 周。

同笼后，每日清晨应检查雌鼠阴道中是否存在精子（阴栓检查法和阴道涂片镜检法）。

5. 雄性动物的观察和检查 每天观察记录动物的活动、步态、行为和对外界的反应等一般状态。每周称体重并记录。当雄鼠交配率和生育率下降时，可检测血清生化指标，了解性功能降低的原因。同时，解剖观察心、肝、脾、肺和肾等脏器，重点检查睾丸、附睾、精囊和前列腺等异常情况，称重、计算脏器系数及进行组织病理学检查。

6. 雌性动物的观察和检查 一般状态观察同雄性动物。实验前称重 1～2 次，试验期间每周称重 1 次，交配期和妊娠期间每 3 天称重 1 次，且必须包括妊娠第 0 天和第 6 天的体重。分娩前 1 天，解剖观察主要脏器及卵巢、子宫情况，观察计数卵巢中黄体数（即排卵数）和子宫内着床腺（着床后胚泡失活而刺激子宫内壁形成的增生组织，是判断动物受孕的依据）。

【结果分析与评价】

合笼 2 周后，观察雌鼠阴道内精子情况，计算雄鼠交配率和雌鼠交配率。雌雄动物交配后，观察雌鼠是否怀孕及生育能力，计算雄鼠生育率。解剖后，凡子宫内有胚胎（包括吸收胎、死胎或活胎）的雌鼠均视为妊娠鼠，计算受孕率。公式如下：

雄鼠交配率（%）=（合笼雄鼠数—未交配雄鼠数）/合笼雄鼠数×100

雌鼠交配率（%）= 交配雌鼠数/合笼雌鼠数×100

雄鼠生育率（%）= 有生育能力的雄鼠/合笼雄鼠数×100

雌鼠受孕率（%）= 妊娠鼠数/交配雌鼠数×100

同时，检查子宫内吸收胎、死胎或活胎情况，计算吸收胎率、死胎率和活胎率。然后根据黄体数和植入数（包括着床腺数、吸收胎数、死胎数和活胎数）计算植入前死亡率。

植入前损失（或死亡）率（%）=（黄体数—植入数）/黄体数×100

【注意事项】

整个试验过程中，雄鼠连续染毒 60 天，目的是观察其生殖能力。同时，雌鼠于整个交配期和妊娠早期连续染毒 30 天。如果剂量过大，可能致不孕而无法观察到其生殖毒性。相反，剂量过小则无法引起生殖毒性。此外，检查雌鼠阴道中精子时，所用材料绝对无菌，防止由于操作不当而引起阴道炎症。

（二）致畸试验

【目的与原理】

检测妊娠动物接触外源化学物后引起胎仔畸形的毒效应，学习检测受试物致畸胎的基本实验方法。

在器官形成期，外源化学物进入母体并作用于发育中的胚胎时，引起胚胎发育障碍，导致某个（或几个）器官组织产生不可逆的结构或功能异常。胚胎在妊娠中前期器官分化迅速，对外源化学物的致畸作用尤为敏感。因此，致畸实验常于妊娠中前期给药，胎仔出生前将妊娠动物处死并取出子宫，检查其吸收胎、死胎、活胎情况，观察胎仔性别、外形、骨骼和内脏畸形情况。

【器材与试剂】

1. 仪器器材 生物显微镜、立体显微镜、放大镜、游标卡尺、玻璃标本瓶、眼科剪、眼科镊、手术剪、手术镊、手术台、平皿、滤纸、注射器、灌胃针头、吸管和棉签等。

2. 试剂

（1）Bouin's 固定液：苦味酸饱和溶液、甲醛及冰醋酸混合液（比例为 75∶20∶5）。

（2）茜素红储备液：将冰醋酸 5 ml、纯甘油 10 ml 和 1%水合氯醛 60 ml 配制成混合液，取适量茜素红加入混合液中，边加边搅拌直至饱和。

（3）茜素红应用液：取茜素红储备液 1 ml 加入 1% KOH 溶液，定容至 1000 ml。

（4）透明液：①透明液 A：甘油、蒸馏水和 2% KOH 溶液混合而成（比例为 20∶77∶3）。②透明液 B：甘油、蒸馏水和 2% KOH 溶液混合而成（比例为 50∶47∶3）。③透明液 C：甘油、蒸馏水混合而成（比例为 75∶25）。

（5）阿利新蓝乙醇溶液：称取阿利新蓝 15 mg，加入 95%乙醇 80 ml，再加冰醋酸 20 ml 混合而成。

【操作步骤】

1. 实验动物　健康、性成熟、未经交配的雌性大鼠或家兔，按雌雄动物比例 2∶1 或 1∶1 交配。试验前，适应 3 天。一般保证孕鼠不少于 20 只。

2. 剂量设计与分组　依据亚急性毒性实验中最大耐受剂量或无死亡毒性剂量作为致畸试验的高剂量，取其 1/30 为最低剂量。还可以根据 LD_{50} 设计剂量，LD_{50} 的 1/3～1/2 为最高剂量，LD_{50} 的 1/50～1/30 为最低剂量。高、低剂量组之间可设 1～2 个中间剂量。还可以根据人体实际接触量染毒，另设溶剂或空白对照组和阳性对照组。

3. 合笼交配　通常按照雄、雌性大鼠 1∶1 或小鼠 1∶2 进行合笼交配，以 4～5 天为一个周期进行交配。同时，每天进行阴道涂片或阴栓检查，当发现精子或阴栓时，记为妊娠 0 天，并将孕鼠随机分配到各组。

4. 染毒时间和染毒途径　选择处于胚胎发育器官形成期的妊娠动物进行染毒，大、小鼠为孕后 6～15 天，兔为孕后 6～18 天。可依据人类实际接触途径染毒，或根据受试物经呼吸道、经口、经皮、腹腔注射或尾静脉注射等染毒。

5. 处死　分娩前 1 天，称重并处死孕鼠，剖腹检查胎仔存活、发育和畸形情况。

6. 亲代检查　每天观察中毒征象和死亡、雌鼠增重等情况，及时调整受试物剂量、观察受孕情况。染毒期间，解剖死亡或濒死动物确定死亡原因，保留靶器官进行组织病理学检查。解剖后，检查黄体数、着床数、吸收胎、早期死胎、晚期死胎和活胎等。

7. 子代外观检查　称量胎儿体重，记录活胎仔性别、身长和尾长，检查其外观畸形（详见表 7-2）。

表 7-2　胎仔外观检查项目

部位	检查项目
头部	无脑、脑膨出、顶骨裂、脑积水、小头症、颜面裂、小眼症、眼球突出、无耳症、小耳症、耳低位、无腭症、小腭症、下腭裂、口唇裂
躯干部	胸骨裂、胸部裂、脊椎裂、腹裂、脊椎侧弯、脊椎后弯、脐疝、尿道下裂、无肛门、短尾、卷尾、无尾
四肢	多肢、无肢、短肢、半肢、多趾、无趾、并趾、短趾、缺趾

8. 子代骨骼检查　骨骼标本可采用单染法或双染法进行制作。

单染法，将胎鼠用 80%乙醇固定 2 天，取出并用流水冲洗，移入 1% KOH 溶液中透明 2～7 天，再将每窝一半胎仔放入茜素红液中染色 2～3 天，至骨骼完全变成桃红色。

双染法，胎鼠浸于 70℃水浴中剥皮，再浸入 95%乙醇中固定过夜，阿利新蓝液染色 24 小时。浸入 95%乙醇 24 小时，弃乙醇并用茜素红液染色 24～48 小时，弃染液，1% KOH 溶液处理 24 小时，最后将胎仔先后移入透明液 A 和透明液 B 中各 24～48 小时，至骨骼染成红色或紫红色，软骨染成蓝色。

胎仔骨骼畸形的检查项目，详见表 7-3。

表 7-3 胎仔骨骼畸形检查项目

部位	检查项目
枕骨	囟门大小，矢状缝宽度，头顶间骨及后头骨缺损、骨化中心缺失
脊柱骨	数目、融合、纵裂、部分裂开、骨化中心缺失、发育不全、缩窄、脱离和形状异常
骨盆	弓数目、骨化中心数、形状异常、融合、裂开、缩窄和脱离
四肢骨	形状和数目
腕骨	骨化中心缺失
掌骨	形状异常
趾骨	形状异常
肋骨	数目、形状异常、融合、分叉、缺损和发育不全
胸骨	形状异常、完全缺失、胸骨节融合裂开和发育不良

9. 子代内脏畸形检查 将每窝另一半胎仔放入 Bouin's 液中。固定 2 周后，取出胎鼠，自来水冲洗，用刀片做脏器和软组织切片检查。胎鼠头部采用四刀法切片，沿口经耳水平切面，检查有无腭裂和舌异常。再沿顶部做三个纵切面，包括口角额状切面，两眼球正中额状切面和眼球后头顶垂直额状切面。最后，沿腹中线和肋下缘水平线各切一刀，暴露胸腔与腹腔，检查各脏器大小、位置及畸形情况，详见表 7-4。

表 7-4 胎仔内脏畸形检查项目

部位	检查项目
头部（脊髓）	嗅球发育不全、侧脑室扩张、第三脑室扩张、无脑症、无眼球症、小眼球症、角膜缺损、单眼球
胸部	右位心、房中隔缺损、室间隔缺损、主动脉弓、食管闭锁、气管狭窄、无肺症、多肺症、肺叶融合、膈疝、气管食管瘘、内脏异位
腹部	肝分叶异常、肾上腺缺失、多囊肾、马蹄肾、肾积水、肾缺失、膀胱缺失、睾丸缺失、卵巢缺失、卵巢异位、子宫缺失、子宫发育不全、输卵管缺失

【结果分析与评价】

每个剂量组的实际动物数、平均体重、受孕动物数、黄体数、着床数、吸收胎数、活胎数、死胎数及其百分率计算。胎仔情况，包括体重、胎盘重、体长和尾长。畸胎类型、数目及其百分率。同时，根据最小致畸量计算致畸指数，评价致畸强度。

畸胎率（%）= 出现畸胎的母体总数/妊娠孕母总数×100

致畸指数= 雌性动物 LD_{50}/最小致畸剂量

致畸指数的评价标准：<10 表示基本无致畸危害；10~100 表示有致畸危害；>100 表示强致畸危害。

【注意事项】

1. 剂量选择 一般化学物的致畸带较窄，故容易造成假阴性。因此，剂量选择非常重要，不宜过大或过小，可通过预实验确定最佳染毒剂量。

2. 解剖母鼠 解剖母鼠取胎仔时，防止手术剪或手术镊碰伤胎仔。从子宫内取胎仔时，先用止血钳夹住脐带，避免胎仔血液从脐带大量流出，致缺血表现。在胎仔外观、骨骼和内脏检查时，注意胎仔完整性，防止人为损伤。

3. 内脏检查 胎仔内脏检查时，需将其完全浸入 Bouin's 固定液并固定 1 周以上。切片时，注意胎仔硬度和切片部位。检查内脏器官时，先看清切片断面的脏器位置和大小，再用镊子取出观察。

4. 骨骼检查　胎仔骨骼检查时，注意骨骼和软骨染色时间。首先用 1% KOH 溶液浸泡时，每隔 6～12 小时检查胎仔腐蚀程度。其次用茜素红和阿利新蓝染色时，要注意着色的深浅程度。着色过浅，可适当延长染色时间。着色过深，可用 1% KOH 适当脱色处理。检查骨骼时，特别注意枕骨、胸骨、肋骨和整条脊椎骨的变化情况，防止遗漏。

（三）围生期发育毒性试验

【目的与原理】

观察从着床到断奶期间连续染毒对母体妊娠、分娩及哺乳的影响，同时还可观察染毒对孕体和幼仔发育的影响。

通过对妊娠末期和哺乳期母体染毒，观察外源化学物通过胎盘和乳汁而对新生儿及母体围产期产生的毒性作用。同时，检查哺乳期仔代和断奶后仔代的生长发育和功能特性，确定外源化学物对子代生长发育的毒性作用。

【器材与试剂】

生物显微镜、立体显微镜、放大镜、游标卡尺、玻璃标本瓶、眼科剪、眼科镊、手术剪、手术镊、手术台、平皿、滤纸、注射器、灌胃针头、吸管和棉签等。其他特殊仪器包括自主活动测定仪、滚筒仪、Y 迷宫仪或 T 迷宫仪等生理反射和行为检测仪器。

【操作步骤】

1. 实验动物　常用大鼠，建议孕鼠最少 20 只。

2. 剂量设计与分组　染毒剂量基本相同或略低于致畸试验的剂量。

3. 合笼交配与染毒时间　选择性成熟雌、雄大鼠按 2∶1 比例进行交配，交配后检查阴栓或阴道涂片镜检。从妊娠第 15 天到分娩后第 21 天持续染毒。

4. 母鼠的观察与检查　每天观察妊娠大鼠的活动、行为、对外界的反应、阴道流血现象、分娩前后变化、哺乳及抚育幼仔本能。妊娠早中期每周称重 1 次，妊娠后期每 3 天称重 1 次，分娩后每周称重 1 次。定期测定摄食量，观察妊娠期长短及分娩情况。断奶后处死母鼠并解剖检查心、肝、脾、肺、肾、胃、卵巢和子宫等脏器，检查子宫着床腺与产子数比较。必要时做组织病理学检查。

5. 仔鼠的观察与检查　仔鼠一般状态及外观畸形检查（同致畸试验部分）。此外，每天观察仔鼠活动情况和哺乳情况，观察记录死亡仔鼠数、仔鼠性别、出生体重和断奶前后体重，计算出生死亡率和断奶前后存活率。同时，检查仔鼠的生理发育、感觉功能、反射及行为发育等情况，具体检查项目详见表 7-5。

表 7-5　仔鼠检查项目

类型	检查项目
生理发育	立耳、开眼、门齿萌出、长毛、阴道开口、阴囊下降和包皮腺分裂
感觉功能及反射	平面翻正、悬崖回避、平面旋转、听力警觉、视力定向、嗅觉定向及前肢握力
行为发育	自发性运动行为、抬头、转身、步态、爬行、行走、修饰、恋巢、倾斜板试验、抓杆、转棒、游泳试验、迷宫试验和回避试验

【结果分析与评价】

计数妊娠末期、分娩期和哺乳期死亡的母鼠，并计算妊娠死亡率、分娩期死亡率、哺乳期死亡率和总死亡率。此外，根据母鼠分娩情况，计算妊娠（受孕）指数。计数出生后第4天和第21天存活的仔鼠数，分别计算仔鼠4日存活指数和断乳指数。

妊娠（受孕）指数（%）= 分娩孕鼠数/妊娠孕鼠数×100

4日存活指数= 出生4日存活仔鼠数/出生时存活仔鼠数×100

断乳指数=出生21日存活仔鼠数/出生时存活仔鼠数×100

【注意事项】

在母鼠分娩期间，给予足够的营养和水，并注意室温、垫料的清洁和柔软。新生仔鼠检查时，戴橡胶手套操作、动作轻柔，避免人为损伤。

（四）一代（或二代）生殖毒性试验

【目的与原理】

一代生殖毒性试验主要观察外源化学物对整个生殖过程的影响。二代生殖毒性试验主要观察外源化学物对亲代生殖全过程和子代整个生长、发育及生殖过程的影响。

亲代雄性动物在精子形成期，雌性动物在卵泡发育期、交配期、妊娠期和哺乳期直接接触受试物，子代则在母体子宫内和经哺乳间接接触受试物。5～8周龄雄鼠（F0代）即可给予受试物直至交配期止，共8～10周，可反映受试物经血睾屏障后对雄性生殖细胞是否产生毒性作用。雌鼠卵细胞发育过程需4～5天，至少给药3个性周期才能使受试物作用于整个交配期排出的卵子。因此，于交配前2周开始，对性成熟雌鼠（F0代）给予受试物直至哺乳期结束。

除上述处理外，二代生殖毒性实验继续对断乳后子一代（F1）动物给予受试物，雄鼠至交配完成，雌鼠从交配期、妊娠期至哺乳期连续给药。子二代（F2）在母体子宫内和哺乳期间接接触受试物。两代以上生殖毒性试验方法依此类推。

【器材与试剂】

1. 仪器器材 生物显微镜、立体显微镜、注射器、放大镜、游标本尺、玻璃标本瓶、手术镊、手术剪、恒温水浴箱、平皿、吸管和棉签等。

2. 试剂

（1）透明液：①透明液A：甘油20 ml，蒸馏水77 ml，2% KOH溶液3 ml。②透明液B：甘油50 ml，蒸馏水47 ml，2% KOH溶液3 ml。③透明液C：甘油75 ml，蒸馏水25 ml。

（2）阿利新蓝乙醇溶液：阿利新蓝100 mg，70%乙醇1000 ml，冰醋酸50 ml。

（3）茜素红储备液：冰醋酸5 ml，纯甘油10 ml，1%水合氯醛60 ml配成混合液，再加入适量茜素红搅拌，直至饱和为止。

（4）茜素红应用液：取茜素红储备液1 ml加入1% KOH溶液至1000 ml。

（5）Bouin's固定液：苦味酸饱和液75 ml，甲醛20 ml，冰醋酸5 ml混合而成。

【操作步骤】

1. 实验动物 啮齿类动物首选大鼠，小鼠亦可，非啮齿类动物则选家兔。5～8周龄雄性大鼠，体重80～100 g，性成熟雌鼠体重180～200 g。

2. 剂量与分组 设立一个对照组和三个实验组，高剂量组应为有轻度毒性的剂量，表现为体重减轻、摄食量减少及特异靶器官毒性等。低剂量组为无毒性作用剂量。每剂量组每性别动物数至少 20 只。

3. 染毒途径与染毒时间　染毒途径与人的实际接触途径相同。还可以通过混入饲料或饮水、经口灌胃等方式染毒。雄鼠于交配前 8～11 周持续染毒，雌鼠于交配前 2 周开始染毒直至断乳。

4. 合笼交配　雄鼠染毒 6～8 周时，雌鼠开始染毒。持续 2 周后，雌雄大鼠按 1∶1 同笼交配，交配时间 2 周。每日清晨检查雌鼠阴道中有无精子（阴栓检查法和阴道涂片镜检法）。

5. 处死　雄鼠染毒至雌鼠受孕成功后处死，性腺组织和器官进行组织病理学检查。部分孕鼠在分娩前一天处死，检查胎鼠形态与结构异常（同致畸试验部分）。其余孕鼠继续染毒直至子代断奶后处死。

二代生殖毒性试验（详见图 7-1）则将部分孕鼠于分娩前一天处死，其余染毒至子代断奶后处死。子一代（F1）断奶后开始持续给予受试物，直至性成熟开始交配，受孕和哺乳期。因此，子二代（F2）通过胎盘和乳汁接触受试物，直至断乳后处死。

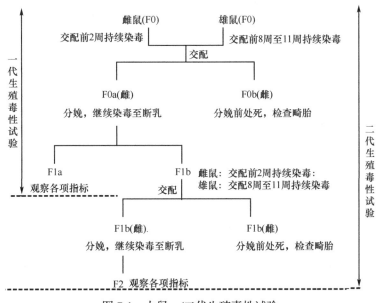

图 7-1　大鼠一/二代生殖毒性试验

6. 观察指标　实验期间，每天观察受试动物活动、步态、行为及对外界的反应情况等一般状态，每周称体重 1 次，记录摄食量及交配行为、受孕率等。此外，还要对雌、雄动物性腺组织的变化及出生后子代生长发育等情况进行详细检查，具体项目详见表 7-6。

表 7-6　雌、雄动物及其子代的检查项目

动物	检查项目
雄性	垂体、睾丸，附睾、副性腺、前列腺重量及病理改变，性激素水平，精子数量及质量、性行为及其他改变（如睾丸下降、包皮分离、精子生成、肛门生殖器间距、外生殖器的结构等）
雌性	子宫、卵巢、阴道重量及病理改变，动情周期及卵巢原始卵泡数量等
雌性（孕）	子宫大小、胚胎植入数目、胎仔数目、活胎数目、死胎数目、畸形发生率及分娩、哺育、哺乳等情况
子代	体重和身长及其生长、发育、出生胎、存活胎，死胎、畸形率、分娩后 21 天存活率及其功能检测等

【结果分析与评价】

一代生殖毒性试验综合考虑亲代和子代的各项观察指标,对外源化学物生殖毒性作出评价,评价指标包括交配指数、生育指数、妊娠(受孕)指数、活产指数、性别比、4 日存活指数和断乳指数。但是,在一代生殖毒性试验中无法观察到外源化学物对子代生殖及发育的影响。

二代生殖毒性试验则弥补了上述不足,子代在母体子宫内及出生后生长、发育和生殖期连续接触受试物,从而能够评价外源化学物对子代生殖、发育的影响,并可观察到其对生殖系统直接或间接的毒效应。

【注意事项】

1. 剂量选择　剂量较大可导致不孕而无法观察受试物的生殖毒性,剂量过小则可能无法产生相应的生殖毒性。因此,可以通过预试验选择染毒剂量。

2. 受孕检查　雌鼠阴道检查所用棉签、吸管和生理盐水均应无菌,以免人为原因导致不孕。

3. 胎仔检查　解剖母鼠取胎仔及其内脏、骨髓检查时,避免人为损伤。同时,应注意胎仔固定时间(约 1 周)和染色时间(不宜着色过深)。骨骼检查时避免遗漏枕骨、胸骨、肋骨和脊椎骨的变化情况。

4. 不育原因和影响子代发育的因素　染毒后动物出现不育时,可进行交叉交配,即未染毒雄鼠与染毒雌鼠交配或染毒雄鼠与未染毒雌鼠交配,可查明不育动物性别,同时可进行组织病理学检查及测定激素水平等,阐明不育原因。仔鼠出生后,观察其存活率、生长及发育是否受到母鼠饲养、宫内染毒、乳汁分泌量等因素影响。

(五)精子质量分析

【目的与原理】

运用计算机辅助精子分析(computer assisted sperm analysis,CASA)系统评价精子的运动状况,了解外源化学物对精子运动特征的影响。

CASA 不仅可分析精子密度、活动百分率等指标,还可检测精子活率、运动、形态和鞭毛等变化情况,并能对精子头运动的一系列参数进行计算机处理。通过视频照相机捕获显微镜下精子影像,显微镜可以将精子形态图像和运动图像放大,随之被摄像并传输至图像分析系统,由计算机实时动态分析,自动获得精子密度、活力和活率参数数据,并对精子运动轨迹特征进行分类统计分析。

【器材与试剂】

恒温水浴箱、计算机辅助精子分析系统仪、血细胞计数板、吸管、眼科剪、眼科镊、5 ml 具塞玻璃瓶、生理盐水等。

【操作步骤】

1. 精子收集　乙醚麻醉并颈椎脱臼法处死大鼠,快速分离一侧附睾,立即放至 37℃预温的 1 ml 生理盐水(0.86%)具塞玻璃瓶中,置于 37℃水浴箱中,并用眼科剪沿附睾体部纵向剪开 3 个切口。水浴 50 分钟后,精子自由释出,制成精子悬液备用。

2. 运动参数测定　吸取精子悬液 60 μl 加入至 37℃预温的生理盐水中,调整精子浓度为(6±2)×10^5 精子/ml。吸取稀释后精子悬液 10 μl 上样至 CASA 进行检测。每份精子悬液样品均需检测 200 个运动轨迹,10～15 个视野,每个视野 10～15 秒。仪器参数为搜索半径 28.88 μm,踪迹 59,阈值+18/100,轨迹间隙时间 0.8 秒,取样间隔时间 2 秒,非活动精子的判断方式为手动。

【结果分析与评价】

精子运动参数指标包括：平均路径速度（average path velocity，VAP）、曲线速度（curvilinear velocity，VCL）、直线速度（straight line velocity，VSL）、直线性（linearity，LIN）、平均移动角度（mean angular deviation，MAD）、侧摆幅度（amplitude of lateral head displacement，ALH）、鞭打频率（beat cross frequency，BCF）、摆动性（wobble，WOB）、前向性（straightness，STR）及精子密度（density of spermatozoa，ρ）。染毒后，观察外源化学物对大鼠精子运动能力和运动方式的影响，评价其雄性生殖毒性。

【注意事项】

收集精子时，动作轻柔、简洁，避免人为损伤。分析精子运动的时候，要求室温稳定在25～30℃，保证实验结果不受外界因素干扰。计数板深度适宜，最好采用进口的血细胞计数板或μ-cell板。测定不同种属的精子，仪器需设定不同的参数值。

（六）性激素水平的测定

【目的与原理】

学习酶联免疫吸附（enzyme-linked immunosorbent assay，ELISA）法定量测定小鼠血清、血浆及其他相关生物液体中性激素（以睾酮为例）水平，评价外源化学物对生殖内分泌功能的影响。

采用竞争酶联免疫法检测睾酮含量。首先用一株单抗体包被微孔板，制备成固相抗体，然后加入待测样本及辣根过氧化物酶标记的另一株单抗，使之形成包被抗体-睾酮-酶标记抗体的复合物。经显色后在酶标仪测定吸光度值（OD值），通过计算机或作图拟合浓度-吸光度曲线，算出待测样本中睾酮含量。

【器材与试剂】

以小鼠睾酮ELISA测定试剂盒为例。

1. 仪器器材 标准规格酶标仪、高速离心机、电热恒温培养箱、试管和EP管、可调节移液器及吸头、多通道移液器、容量瓶等。

2. 试剂

（1）96孔酶联板：1块。

（2）标准品（冻干品）：5瓶。使用前，分别用0.5 ml蒸馏水溶解，浓度依次为0.1 ng/ml、0.4 ng/ml、1.6 ng/ml、6.4 ng/ml和25.6 ng/ml。

（3）酶结合物（HRP-conjugated antibody）：1×6 ml/瓶。

（4）显色剂A：1×7 ml/瓶。

（5）显色剂B：1×7 ml/瓶。

（6）浓洗涤液：1×15 ml/瓶。使用时，用蒸馏水稀释20倍。

（7）终止液：1×7 ml/瓶。

【操作步骤】

1. 采集标本及保存

（1）血清：采集小鼠血样，室温放置2小时或4℃过夜后于3000 r/min离心20分钟，取上清液即可检测。

（2）血浆：采集血样并用乙二胺四乙酸（ethylene diamine tetraacetic acid，EDTA）或肝素作为抗凝剂。于 30 分钟内 2～8℃条件下，3000 r/min 离心 15 分钟，或将标本放于–20℃或–80℃保存，避免反复冻融。

（3）细胞培养物上清液或其他生物标本：3000 r/min 离心 20 分钟，取上清液检测。

2. 平衡　室温（18～25℃）下，将各种试剂平衡 30 分钟。再取浓缩洗涤液，用蒸馏水按 1∶20 稀释，混匀后备用。

3. 配制标准液　先用 0.5 ml 蒸馏水溶解标准品，放置混匀后使用。

4. 加样　首先在酶标板上设一个空白对照孔（不加任何液体）。其次，每个标准点依次各设两孔，每孔加入相应标准品 50 μl。其余每个检测孔直接加待测标本 50 μl。最后，每孔加入酶结合物 50 μl（空白对照孔除外），充分混匀，贴上不干胶封片，置 37℃温育 2 小时。

5. 洗板　弃去孔内液体，并将洗涤液注满各孔，静置 10 秒后甩干。重复 3 次后，拍干即可。或者采用洗板机洗板，选择洗涤三次程序，洗板后拍干。

6. 显色　每孔加显色剂 A 液 50 μl，显色剂 B 液 50 μl，振荡混匀后，37℃避光显色 15 分钟，每孔加终止液 50 μl。

7. 读数　酶标仪读数，波长 450 nm，先用空白孔调零点，然后测定各孔 OD 值。

【结果分析与评价】

1. 绘制标准曲线　用双对数坐标纸，以标准品浓度为横轴，以对应 OD 值为纵轴，绘制标准曲线，按照待测血清 OD 值查找其对应的浓度值。

2. 计算机曲线拟合　将标准品 S1～S5 的浓度取对数[Log（浓度）]作为 X 轴，将对应 OD 值减去空白对照孔 OD 值后取对数[Log（OD 值–NSB）]作为 Y 轴，进行线性拟合。再从拟合线上计算出待测血清浓度。

【注意事项】

血清分离过程中避免溶血。生物样品于–20℃或–80℃下保存，但应避免反复冻融。冷藏的试剂盒内全部瓶装试剂及所需预包被板条均应于室温（18～25℃）下平衡 30 分钟后方可使用。剩余试剂及时封口，置于 2～8℃中避光保存。使用前试剂摇匀且不同批号试剂不可混用。加样时避免试剂及样品的交叉污染，所有实验耗材应一次性使用。反应终止后 10 分钟内完成结果判断。

（七）外源化学物对大鼠睾丸间质细胞的损伤模型

【目的与原理】

在体外观察外源化学物对睾丸间质细胞睾酮合成的影响及其作用机制，筛检雄性生殖毒物，探讨剂量-效应关系和时间-效应关系。

雄性动物睾丸间质细胞是合成睾酮的主要场所。不仅雄激素的产生取决于睾丸间质细胞的活性，而且其功能异常直接影响雄性生育力。原代培养的睾丸间质细胞经体外染毒处理后，观察其毒性作用表现，为研究外源化学物的雄性生殖毒性及探讨其毒性作用机制提供了一种有效的和特殊的研究手段。

【器材与试剂】

1. 仪器器材　手提式灭菌器、超纯水机、超净工作台、倒置显微镜、离心机、二氧化碳培养箱、手术剪、手术镊、EP 管、培养瓶、各种规格的试管、吸管等。

2. 试剂

（1）Percoll 细胞分离液：9% NaCl 与 Percoll 原液按 1∶9 配制成 Percoll 母液，再将 Percoll 母液与 0.9% NaCl 分别按照体积比配制 5%、30%、58% 和 70% 的 Percoll 密度梯度分离液，于 4℃ 的冰箱中保存备用。

（2）间质细胞鉴定染色液：①染色液 A：称取 0.002 g 硝基四氮唑蓝（nitro-tetrazolium blue chloride，NBT）和 0.0012 g 脱氢表雄酮（DHEA），溶于 1.2 ml 的二甲基亚砜液中。②染色液 B：称取 0.002 g 烟碱腺苷二核苷酸（nicotinamide adenine dinucleotide，NAD），溶于 1.9 ml 的 PBS 液中。将染色液 A 和染色液 B 按照 1∶16 的比例充分混匀。

（3）其他：75%乙醇、胎牛血清、Percoll 细胞分离液、胰蛋白酶、Ⅳ型胶原酶、胎牛血清、噻唑蓝[3-（4,5-dimethylthiazol-2-yl）-2,5-diphenyltetrazolium bromide，MTT]、DMEM 培养液（高糖型、含酚红指示剂）。

【操作步骤】

1. 制备睾丸间质单细胞悬液　选取健康成年雄性 Wistar 大鼠 2～3 只，颈椎脱白法处死后，采用 75%乙醇全身消毒并迅速摘取睾丸。无菌生理盐水冰浴条件下，剥去睾丸被膜。应用 5% Ⅳ型胶原酶，34℃水浴消化 10～15 分钟。然后，加入含胎牛血清的 DMEM 培养液终止消化。再经 200 目钢筛过滤，收集滤液，以 1000 r/min 离心 5 分钟，弃上清液；向沉淀中加入约 2 ml DMEM 培养液，用吸管吹打均匀制成单细胞悬液。

2. 纯化与培养睾丸间质细胞　取 2 ml 的 Percoll 分离液（浓度分别是 70%、58%、30%、5%，依次加入 10 ml 离心管中），然后将细胞悬液缓慢加至该 Percoll 密度梯度的液面上，以 1600 r/min 离心 30 分钟后，收集第 3 条细胞带于另一离心管，加入 2 倍体积的培养液稀释，以 1000 r/min 离心 5 分钟，弃上清液，获得初步纯化的间质细胞，加入细胞培养液，制成细胞悬液。用含血清的培养液调整细胞密度至 5×10^5 个/ml，接种至培养瓶，置入 CO_2 培养箱，于 34℃、饱和湿度、5% CO_2 浓度条件下培养 24 小时，贴壁细胞即为纯化的睾丸间质细胞。

3. 睾丸间质细胞计数和鉴定　锥虫蓝染色计数存活细胞，采用 3β-羟基类固醇脱氢酶（3β-hydroxysteroid dehydro-genase，3β-HSD）染色法进行间质细胞纯度鉴定。取细胞悬液 150 μl，1000 r/min 离心 5 分钟，弃上清液，留底部细胞沉淀，加入 PBS 液 150 μl 将细胞吹打混匀，制成 PBS 细胞悬液。分多次吸取 15 μl 均匀涂在载玻片上，清洁环境下自然充分干燥约 1 小时。镜下观察并筛选出细胞分散均匀、数目较多的涂片，吸取 20 μl 鉴定液垂直准确地滴加在涂片中，避光孵育约 2 小时，显微镜下观察睾丸间质细胞核呈蓝紫色。当细胞纯度达到 95% 以上即可用于后续实验。

4. 染毒处理　选取处于对数生长期的睾丸间质细胞，以每孔 1×10^4 个细胞的密度接种在 96 孔板上，继续培养 24 小时后，弃培养基，加入含不同浓度受试物的培养液进行体外染毒处理，每组均设 6 个复孔。同时设立空白对照和调零孔。

5. MTT 法检测细胞存活率　染毒处理 24 小时后，加入 MTT 10 μl，37℃培养 4 小时，弃上清液，每孔加入 DMSO 150 μl。酶标仪于 490 nm 波长条件下测定 OD 值。

6. 培养上清液中睾酮浓度测定　细胞处理结束后，收集培养上清液，采用酶联免疫吸附试剂盒检测睾酮浓度。向预先包被了大鼠睾酮单克隆抗体的酶标孔中加入含有睾酮的样本，温育后加入生物素标记的抗睾酮抗体，再与链霉和素-辣根过氧化物酶结合，形成免疫复合物，再经过温育和洗涤，去除未结合的酶，然后加入显色底物产生蓝色，并在酸作用下最终转化成黄色。颜色的深浅与样本中大鼠睾酮的浓度呈正相关。详细操作方法见性激素水平测定部分。

【结果分析与评价】

通过 OD 值计算细胞存活率。计算公式为：

细胞存活率=（测定 OD 值−调零 OD 值）/（对照 OD 值−调零 OD 值）×100%

此外，根据试剂盒说明以标准品浓度为横轴，对应 OD 值为纵轴，绘制标准曲线。按照待测样本 OD 值查找到其对应的浓度值，即可获知培养上清液中睾酮含量。

【注意事项】

实验过程中，要求所有器皿、器械应及时清洗消毒，并严格按照无菌原则进行操作。同时，还需注意更换培养液的时间和胰酶使用量。

（八）外源化学物对大鼠卵巢颗粒细胞的损伤模型

【目的与原理】

体外观察外源化学物对卵巢颗粒细胞雌激素合成的影响及其作用机制，筛检雌性生殖毒物，探讨剂量-效应关系和时间-效应关系。

颗粒细胞是哺乳动物卵巢的重要功能细胞，是体内雌激素的主要来源，对卵泡的发育成熟起着重要作用。颗粒细胞的增殖与分化直接影响着卵泡的生长发育、排卵、黄体形成及甾体激素分泌等卵巢功能活动。建立卵巢颗粒细胞体外培养体系，可筛选具有抑制细胞增殖和（或）雌激素合成能力的外源化学物。

【器材与试剂】

1. 仪器器材 立体显微镜、倒置显微镜、手提式灭菌器、超纯水机、离心机、超净工作台、CO_2 培养箱、眼科剪、眼科镊、200 目不锈钢细胞筛、EP 管、培养瓶、各种规格的试管、吸管等。

2. 试剂 孕马血清促性腺激素（pregnant mare serum gonadotropin，PMSG）、DMEM 培养基、胎牛血清、锥虫蓝染液、抗促卵泡刺激素受体兔多克隆抗体、链霉素工作液、3%过氧化氢、一抗 FSHR 兔多克隆抗体、二抗 IgG、苏木精染液、MTT、DMSO。

【操作步骤】

1. 大鼠卵巢颗粒细胞的分离 选取 21～29 日龄的雌性 Wistar 大鼠，皮下注射 40 IU 孕马血清促性腺激素。48 小时后，颈椎脱臼处死大鼠。无菌条件下迅速取出双侧卵巢，剥离周围组织及被膜。在 40 倍立体显微镜下，用眼科剪剪破有腔卵泡，轻轻拍打、挤压，使卵母细胞及颗粒细胞同时逸出，反复轻轻吹打释放颗粒细胞至预冷的 DMEM 培养基中，吹打分散成单细胞悬液。

2. 大鼠卵巢颗粒细胞原代培养 采用 200 目不锈钢细胞筛过滤，1000 r/min 离心 10 分钟，随后在含 10%胎牛血清的 DMEM 培养基中重悬细胞。锥虫蓝染色检测细胞活力（要求细胞活力＞90%），计数并调整细胞密度至每毫升 $1×10^5$ 个细胞，以 $5×10^5$ 个细胞的密度接种于培养瓶中。37℃，饱和湿度条件下，置于 5% CO_2 培养箱中进行培养，24 小时后换培养液并去除未贴壁细胞。随后每隔 2 天更换培养液即可，倒置显微镜下观察。

3. 大鼠卵巢颗粒细胞的鉴定 采用免疫细胞化学方法鉴定特异性表达的促卵泡刺激素受体（follicle-stimulating hormone receptor，FSHR）指示颗粒细胞。将细胞涂片用 4%多聚甲醛固定 20 分钟，随后，PBS 洗涤 3 次，每次 5 分钟。室温下，3%过氧化氢孵育 5 分钟，PBS 洗涤 3 次，加山羊血清封闭无关抗原，室温孵育 20 分钟，弃多余液体。在玻片上滴加一抗 FSHR 兔多克隆抗体（1∶200），置于湿盒中 4℃过夜，PBS 洗涤 3 次，每次 5 分钟。再滴加二抗 IgG，

37℃孵育 60 分钟。PBS 洗涤 3 次。滴加辣根过氧化酶标记的链霉素工作液 50 μl，37℃孵育 30 分钟。PBS 洗涤 3 次。在玻片上滴加 DAB 显色液，显微镜下观察控制显色时间。流水冲洗，苏木精复染 5～10 分钟。流水冲洗 3 次。常规梯度乙醇脱水，二甲苯透明，中性树脂封片后显微镜下观察。卵巢颗粒细胞核仁呈深蓝色，而胞质呈棕褐色即卵泡刺激素受体阳性染色。

4. 染毒处理　选取处于生长对数期的卵巢颗粒细胞，以每孔 1×10^4 个细胞的密度接种在 96 孔板上，继续培养 24 小时后，弃培养基，加入含不同浓度受试物的培养液进行体外染毒处理，每组均设 6 个复孔。同时设立空白对照和调零孔。

5. MTT 检测细胞存活率　24 小时后，加入 MTT 10 μl，37℃培养 4 小时，弃上清液，每孔加入 DMSO 150 μl。酶标仪于 490 nm 波长条件下测定 OD 值。

6. 培养上清液中雌二醇浓度测定　细胞处理结束后，收集培养上清液，采用酶联免疫吸附试剂盒检测雌二醇浓度。向预先包被了小鼠雌二醇单克隆抗体的酶标孔中加入含有雌二醇的样本，温育后加入生物素标记的抗雌二醇抗体，再与链霉亲和素-辣根过氧化物酶结合，形成免疫复合物，再经过温育和洗涤，去除未结合的酶，然后加入显色底物产生蓝色，并在酸作用下最终转化成黄色。颜色的深浅与样本中雌二醇的浓度呈正相关。详细操作方法见性激素水平测定部分。

【结果分析与评价】

通过 OD 值计算细胞存活率。计算公式为：

细胞存活率=（测定 OD 值–调零 OD 值）/（对照 OD 值–调零 OD 值）×100%

此外，根据试剂盒说明以标准品浓度为横轴，以对应 OD 值为纵轴，绘制标准曲线，在标准曲线上按照待测样本 OD 值查找到其对应的浓度值，即可获知培养上清液中雌二醇含量。

【注意事项】

1. 培养瓶和培养板　最好用塑料培养瓶和培养板，因为使用玻璃培养瓶和培养板卵巢颗粒细胞不容易贴壁。细胞量少时，可先用培养板（建议使用 24 孔板）。所有培养瓶、培养板最好一次性使用。

2. 换液时间　根据培养液颜色和显微镜下观察细胞形态变化，待 70%～80%的细胞贴壁后，再换培养液。

3. 胰酶　胰酶残留过多，可能改变细胞性状，而使贴壁细胞变成悬浮细胞。

六、思　考　题

1. 如果在实验动物的不同妊娠时期给予致畸化学物，是否会观察到完全相同的毒性表现？

2. 在致畸试验中发现两种化学物均有畸形胎体出现，且两者的最小致畸剂量均为 36 mg/kg。但是两者的 LD_{50} 不同（A 为 300 mg/kg，B 为 800 mg/kg）。如何评价这两种化学物的致畸作用强度？

3. 如何评估外源化学物所造成的生殖及发育毒效应？生殖与发育毒性常用的检测方法和技术有哪些？

4. 不同种属实验动物的精子发生和成熟时期不同及胚胎成熟时间不同，如何正确选择其各段生殖毒性试验的染毒时间和观察点时间？

5. 如何判断雌性动物受孕，常用的方法有哪些？

（苏莉　张巧）

实验八　纳米材料损害作用研究与实验技术

一、教学目的与意义

1. 学习如何对纳米材料的毒性作用进行评价。
2. 熟悉纳米材料所致机体损害的常用检测方法和技术。
3. 了解纳米材料表面特征的检测方法。
4. 通过文献查阅、综合设计、方法选择、实验操作、结果分析总结和撰写实验报告等过程，培养学生对纳米材料的毒理学作用进行评价的能力。

二、背　景　资　料

纳米材料是指三维结构中至少有一维大小在纳米尺度（1～100 nm）范围物质的总称。纳米材料的粒径很小，因此他们和生物组织接触及作用的机会大大增加，正常尺寸下对生物体并无影响的物质在纳米尺寸下可能会对生物体产生毒性作用。人类暴露于纳米尺寸物质的途径多种多样，如呼吸道、消化道和皮肤等。而且，一些生物、医药领域的纳米产品，可能通过静脉注射方式进入人体。以不同方式吸收进入人体的纳米尺寸物质可对循环系统、免疫系统、神经系统、泌尿系统及消化系统产生毒性作用。纳米材料与一般的基本粒子和化学物质相比具有独特的性质，包括结构、尺寸、尺寸分布、聚集状态、颗粒性状、结晶结构、化学组成、表面积、表面化学、表面电荷等，这些独特的理化性质决定了纳米材料的毒性与传统毒理学中的常规毒物有本质的区别。因此，对纳米材料毒理学作用的评价要包括对纳米材料物理化学特征的分析和毒性评价两个部分的内容。

（一）纳米材料物理化学特征分析

纳米毒理学试验中所用商业纳米材料产品应注明产品名称、来源、批号、规格（包括杂质和含量等信息）、保存条件等，应附有生产厂商的自检报告；自行合成纳米材料应注明详细的合成方法。

纳米材料的物化性质（如尺寸、比表面积、纳米结构、表面修饰、表面电荷等）应加以详细的表征。同时对毒理学试验中溶解或稀释纳米材料所用的分散剂、赋形剂进行描述。常用的分析方法如下：

1. 纳米材料的成分分析。
2. 纳米材料的粒径分析。
3. 纳米材料的形状和聚集状态分析。
4. 纳米材料的比表面积和吸附能力分析。
5. 纳米材料在介质中的稳定性分析。

（二）纳米材料的毒理学评价

纳米材料的毒理学评价主要是根据纳米材料在生物体的靶器官及重要组织中的吸收、分布、转运和蓄积等问题，并考虑纳米材料与常规纳米化学品之间的差异，合理设计毒理学实验。例如，用传统毒理学中的质量（或浓度）概念来描述"剂量-效应"关系，是不足以全面反映纳米材料的毒理学内涵的，因为即使对于化学组成相同的物质而言，也会由于尺寸、纳米结构、表面性质等方面的差异而改变纳米材料在生物体的吸收、分布和代谢，影响纳米材料的毒性作用。因此，纳米材料的毒理学实验设计的出发点及考察重点应该是纳米材料的特性对生物体生理功能的影响，通过对化学组成相同而其他如尺寸、结构或表面修饰不同的纳米材料进行比较研究，以获得纳米材料生物效应与其纳米特性之间的关联，是目前纳米毒理学研究的重要内容之一。对纳米材料毒理学评价的内容包括：①一般毒性评价；②特殊毒性评价；③毒性作用机制的研究。

三、案例与问题

（一）案例

纳米二氧化钛是指处于纳米尺度范围（1～100 nm）的二氧化钛，相对于常规尺度二氧化钛，其可显著改善食品品质和口感，因此常作为白色素添加使用于肉制品、鱼糜制品、糖果、焙烤食品、奶酪、糖衣、调味料和食品补充剂中。虽然我国通过制定国家标准对食用二氧化钛材料的理化性质（食品安全国家标准 GB 25577—2010）和食品中最大使用量（食品安全国家标准 GB 2760—2011）做出了明确规定，但并未限定颗粒粒径大小。所以，食品生产加工单位极有可能将纳米二氧化钛等同于二氧化钛使用。有关研究表明，参照毒理学评价相关标准，选取人体暴露量的 100 倍（10 mg/kg）作为最低染毒剂量，通过对不同年龄大鼠持续经口摄入不同剂量纳米二氧化钛 30 天，比较其生物学效应的差异。结果发现，纳米二氧化钛的口服毒性受年龄影响，成年鼠和幼年鼠表现出不同的毒性反应。相比成年鼠，幼年鼠对纳米二氧化钛反应敏感，表现出明显的肝脏水肿和心脏损伤。

（二）问题

1. 怎样测定纳米二氧化钛的粒径大小？
2. 除了粒径，还有哪些物理化学特征可能影响纳米二氧化钛的毒性作用？
3. 纳米二氧化钛毒性作用的靶器官有哪些？
4. 纳米二氧化钛的主要毒性作用是什么？
5. 纳米二氧化钛暴露途径包括哪些？

四、课题设计与实验指导

课题名称：纳米二氧化钛的毒性作用评价

（一）纳米二氧化钛毒性作用研究的试验设计

1. 查阅文献　通过查阅文献及相关资料了解以下信息。

（1）纳米二氧化钛的理化性质：纳米二氧化钛（titanium dioxide nanoparticles，Nano-TiO$_2$）主要有两种结晶形态：锐钛型（anatase）和金红石型（rutile）。金红石型比锐钛型稳定而致密，有较高的硬度、密度、介电常数及折射率，其遮盖力和着色力也较高。而锐钛型在可见光短波部分的反射率比金红石型高，带蓝色色调，并且对紫外线的吸收能力比金红石型低，光催化活性比金红石型高。在一定条件下，锐钛型可转化为金红石型。Nano-TiO$_2$ 外观为白色疏松粉末，不溶于水和有机溶剂。

（2）毒理学资料：不同晶型、不同粒径的纳米二氧化钛具有不同的毒理学作用。同剂量和粒径锐钛型比金红石型 Nano-TiO$_2$ 毒性强 100 倍以上。同剂量和结晶型的纳米级二氧化钛的毒性大于微米级二氧化钛。纳米二氧化钛可通过呼吸道、消化道、皮肤等途径进入人体，动物实验包括经口、经皮、吸入、静脉注射和腹腔注射等途径进入，均可出现不同程度的毒性作用，其主要的靶器官为肝脏、肾脏、心脏、大脑、肺和脾等，纳米二氧化钛对呼吸系统毒性、心血管毒性、神经毒性、肝毒性、肾毒性、免疫毒性、生殖毒性，有致突变作用和致癌作用。

2. 纳米二氧化钛毒性作用研究试验设计

（1）纳米二氧化钛物理化学性状的表征。

（2）急性经口毒性试验，计算小鼠急性经口毒性 LD_{50}。

（3）根据实验目的，选择特定的体外培养细胞，MTT 法测定细胞存活率。

（4）检测纳米二氧化钛的致突变作用，分别选用微核试验和染色体畸变试验。

3. 纳米二氧化钛物理参数的测定方法

（1）透射电镜观察纳米二氧化钛粒径大小：电镜对被测纳米颗粒进行成像，然后通过计算机图像处理技术完成颗粒度的测定和分析。通过电镜图片分析，可以观察到纳米颗粒的平均直径或粒径分布，也是颗粒度观察测定的绝对方法，具有较高的可靠性和直观性。

（2）激光粒度分析法：激光法粒度分析的理论模型是建立在颗粒为球形、单分散条件上的，而实际上被测颗粒多为不规则形状并呈多分散性。因此，颗粒的形状、粒径分布特性对最终粒度分析结果影响较大，而且颗粒形状越不规则、粒径分布越宽，分析结果的误差就越大。这种粒度分析方法对样品的浓度有较大限制，不能分析高浓度体系的粒度及粒度分布，需要进行稀释，从而带来一定的误差。激光光散射法可以测量的粒径范围为 20～3500 nm，获得的是等效球体积分布，测量准确，速度快，代表性强，重复性好，适合混合物的测量。激光粒度分析法包括静态光散射分析法和动态光散射分析法。静态光散射粒度分析法适用于粒径较大的物质，测量范围为 3～1000 μm。动态光散射分析法适用于检测亚微米级颗粒，测量范围为 1 nm～5 μm。

（3）比表面积的测定方法：比表面积是指单位质量物质的总表面积（m²/g）。比表面积是纳米材料最重要的物理性质之一，常用于评价它们的活性、吸附、催化等多种性能。比表面积法的原理是气体分子在固体表面的物理吸附作用。测定比表面积的方法很多，如邓锡克隆发射法（densichron examination）、溴化十六烷基三甲基胺（CTAB）吸附法、电子显微镜测定法、着色强度法（tint strength examination）、BET（Brunauer-Emmett-Teller）氮吸附测定法等。其中低温氮吸附法已经被我国列为国家标准（GB 10517—1989），2003 年又被列入纳米材料的检测标准。

（4）X 射线荧光光谱测定样品纯度：X 射线荧光（XRF）光谱分析可以对固体样品进行非破坏性的测定。X 射线荧光射线的波长和强度是特征性的，与元素的种类有一一对应的关系，因此，只要测出特征 X 射线的波长和强度，就可以知道元素的种类和相应元素的含量。纳米二氧化钛为粉末状，将团聚的颗粒研磨后压成圆片进行测定，或者直接将纳米二氧化钛放入样品槽中测定即可。

（5）纳米粒子 Zeta 电位的测定：Zeta 电位是一个粒子在特定介质中获得的全部电荷，它不简单的是粒子的表面电荷。Zeta 电位可以判断分散体系的稳定性，Zeta 电位越高，稳定性就越好。Zeta 电位可受到 pH、盐浓度和其他添加剂的影响。通过动态光散射可以对 Zeta 电位进行测定，目前常用动态光散射粒度仪或者 Zeta 电位分析仪对纳米材料在介质中的稳定性进行测定。

4. 纳米二氧化钛的染毒前处理　由于纳米颗粒具有较大的比表面积和较高的表面能，在制备和使用过程中常会有一定数量的一次颗粒通过表面张力或键桥作用形成更大的颗粒（团聚体），使粒径变大，从而影响纳米材料的性能，也会影响纳米材料的生物效能和体内行为。在纳米毒理学研究中，无论是采用细胞实验还是整体动物实验，暴露前必须将受试的纳米材料采用适当的方法进行前处理，即分散与悬浮。

常用的方法包括：机械搅拌、超声分散、添加分散剂等。常用的表面活性剂包括十二烷基磺酸钠（SDS）、十二烷基苯磺酸钠（SDBS）、十六烷基三甲基溴化胺（CTAB）、吐温等。根据试验目的，选择不同的分散剂和悬浮方法。

5. 纳米二氧化钛染毒受试对象的选择

（1）动物模型：小鼠（雌雄各半），体重 18～22 g，7～12 周龄。

（2）细胞模型：原代培养细胞或细胞株，细胞模型每个剂量至少 3 个平行样，重复独立试验 3 次。

6. 染毒剂量和时间的选择

（1）细胞存活率的测定：指数生长的体外培养细胞株接种于 96 孔板，细胞贴壁后，以纳米二氧化钛染毒，共设一个溶剂对照组，一个无细胞对照组和 6 个纳米二氧化钛剂量组，最高剂量组细胞的存活率不超过 10%，最低剂量组细胞的存活率不低于 90%，每个剂量设 6 个复孔。重复 3 次独立试验。

（2）急性经口毒性试验（具体参考实验三）：选择霍恩式法进行急性经口染毒，计算 LD_{50}。

（3）小鼠骨髓微核试验（具体参考实验四）。

（4）小鼠骨髓染色体畸变试验（具体参考实验四）。

（二）按设计方案进行试验，完整记录试验过程和试验结果

根据试验设计，对纳米二氧化钛的物理化学特性进行表征，观察不同剂量处理组动物的体征，记录死亡情况，收集骨髓细胞观察骨髓细胞微核率和染色体畸变率。

（三）根据试验结果，对纳米二氧化钛的毒理进行评价

1. 纳米二氧化钛表面特征的评价，如粒径大小、表面电荷。

2. 分析对照组和染毒组之间效应指标的变化有无统计学差异，分析剂量-反应关系，判断纳米二氧化钛的细胞毒性、小鼠急性经口毒性（计算 LD_{50}）、小鼠致突变作用。

五、纳米材料损害作用试验主要方法与技术

（一）纳米材料的前处理方法

【目的与原理】

由于纳米材料具有极大的比表面积和较高的表面能，在制备和使用过程中常会有一定数量的颗粒通过表面张力或键桥作用形成团聚体，使粒径变大，从而影响纳米材料的特性。而且纳米材料在介质中的分散和稳定性直接影响纳米材料对生物体的作用，纳米毒理学的研究中，无论是体外试验还是体内试验，暴露前必须将受试的纳米材料采用适当的方法进行前处理，即分散与悬浮。

纳米材料的分散是指纳米材料在介质中分散开并在整个介质中均匀分布的过程。根据分散的方法不同可分为物理分散和化学分散。物理分散是借助外界的剪切力或撞击力等机械能，使纳米材料在介质中进行均匀分散，主要包括超声分散法、机械搅拌分散法、静电分散法、爆炸冲击粉碎法、冷冻脱水干燥法、喷雾干燥法、有机溶剂置换法等。化学分散是利用加入表面处理剂来实现分散的方法：可通过纳米材料表面与处理剂之间进行化学反应，改变纳米材料的表面结构和状态，达到表面改性的目的。化学分散剂的吸附作用还可以改变粒子的表面电荷分布，产生静电稳定和空间位阻稳定作用来增强分散效果。物理方法可较好实现纳米材料在液相介质中的分散，但一旦外界作用力停止，由于分子间力的作用，纳米材料又会重新团聚。而采用化

学分散，通过改变颗粒间的排斥力，将产生持久一致絮凝团聚的作用。因此，实际操作中，多将物理分散和化学分散相结合，以达到较好的分散效果。

本试验利用不同方法对纳米材料进行染毒前处理。

【器材与试剂】

1. 器材　超声波混悬仪，电子天平，烧杯，三角烧瓶，量筒。

2. 试剂　纳米材料，分散剂，表面活性剂。

【操作步骤】

1. 超声波分散　属于物理分散，主要用于悬浮液中固体颗粒的分散，如在测量粉体粒度大小和粒度分布时，通常使用超声波进行预分散。超声处理的最佳时间取决于纳米材料悬浮液的浓度，但一般不超过 1 小时。但超声处理可能会破坏某些纳米材料的结构，如使多壁碳纳米管破碎，也可能改变纳米材料的包覆等，所以在毒理学研究中应该对超声的频率和时间进行控制。

（1）称取一定量的纳米材料，溶解到纯净水或生理盐水中，搅拌均匀。

（2）分别超声分散 10 分钟、20 分钟、30 分钟和 60 分钟，观察纳米材料悬浮液的混悬状况和絮凝状况。

2. 化学分散

（1）分散剂的选择原则：分散剂是一类能够促进分散稳定性，特别是悬浮液中颗粒分散稳定性的化学物质。它主要借助颗粒表面或固液界面的吸附，来达到分散的目的。选择原则：①分散剂的量不足或者过大时，均可能引起沉淀或者絮凝。②分散剂必须为惰性物质，不能与被分散的物质发生化学反应。

（2）分散剂的类型：①天然分散剂：腐殖酸、蛋白质和阿拉伯胶等。优点是降低材料对测试生物及环境相关的急性毒性，缺点是不利于化学物的分析，如天然有机分散剂中的碳会使碳纳米管的分析变的更为复杂。天然分散剂难以表征。②合成分散剂：无机电解质（硅酸钠、六偏磷酸钠）、有机高聚物（明胶、羧甲基纤维素、聚甲基丙烯酸盐、聚乙烯亚胺）、表明活性剂（长链脂肪酸、十六烷基三甲基溴化铵）等。优点是能很好地确定分散剂的结构和纯度，从而选择分散纳米材料最好的试剂。缺点是有些分散剂本身即有毒性作用，对纳米材料的毒性作用评价造成影响；亲脂性试剂可能与细胞膜发生相互作用，可能使纳米材料变性。

（3）称取一定量的纳米材料，分别溶解到纯净水、阿拉伯胶、羧甲基纤维素溶液中，搅拌均匀，观察纳米材料悬浮液的混悬状况和絮凝状况。

（4）将上述溶液分别超声分散 10 分钟、20 分钟、30 分钟和 60 分钟，观察纳米材料悬浮液的混悬状况和絮凝状况。

【结果分析与评价】

观察纳米材料悬浮液的混悬状况和絮凝状况，比较不同分散方法的分散效果。

【注意事项】

1. 纳米材料粒径较小，容易漂浮在空气中，应该在有通风设备的条件下进行操作。

2. 纳米材料的浓度对分散效果影响较大，比较不同分散方法应注意纳米材料浓度保持一致。

3. 分散剂的选择尽可能选择反应活性较低的惰性物质，不会引起生物体产生明显的毒性作用。

（二）纳米材料表面特征观察

【目的与原理】

收集直接透过样品的电子并使其成像的一类电镜称为透射电镜（transmission electron microscope，TEM）。TEM 主要观察物质形态的平面超微结构。透射电镜由电子光学系统、真空系统和电源系统三大部分组成。其成像原理为：经过会聚镜得到的平行电子束照射到样品上，穿过样品后产生不同程度的吸收、折射和散射，因而形成明暗不同的物质结构影像，经物镜和反差光栏作用形成一次电子图像，再经中间镜和投射镜放大一次后，在荧光屏上得到最后的电子图像。透射电子显微镜观察纳米材料的粒径大小和团聚状态。通过溶液分散制样或直接制样方式把纳米材料样品分散在样品台上，然后通过透射电子显微镜放大观察和照相。通过计算机图像分析程序对纳米材料颗粒大小、形状及分布状态进行统计分析。

【器材与试剂】

1. 器材　透射电子显微镜，超声波混悬仪，铜网，电子天平，烧杯，三角烧瓶，量筒。

2. 试剂　纳米材料，分散剂，表面活性剂。

【操作步骤】

1. 纳米材料制片　用 TEM 研究物质的微观结构时，受试样品必须是透射电子束可以穿透的纳米厚度的薄膜。单体的纳米材料一般是透射电子束可以直接穿透的，因此，可以直接把受试样品放在微栅上进行透射电镜观察，但是由于纳米材料容易团聚，常需要用以下方法进行制样，以达到更好的观察效果。

（1）包埋法制片：首先把纳米材料试样单层放置在一片抛光的金属片上，然后用粒子沉积的方法使纳米材料无扰动地包埋在金属中，从金属片的两面进行磨抛，脂质从两面均能观察到纳米材料试样，即从纳米材料试样中切取了一片微米尺度的薄膜。最后用粒子减薄仪把薄膜减薄到电子束可以穿透的纳米尺度。切取薄膜的过程中应避免使用酸、碱和高温，必要时避免使用水或水溶液，以保持试样的原始状态。

（2）粉末样品的制备：粉末状纳米材料容易团聚，可采用以下几种方法使其分散。

1）分散剂法：一般选择分散剂使颗粒分散成悬浊液，再滴于载网膜上。对分散剂的要求：①能与待分析材料相互浸润而不溶解，且不溶解铜网上的支持膜；②分散剂有良好的挥发性，且在滤纸上有适当的扩散速度，确保纳米材料团聚前即黏附于铜网上。纳米材料随分散剂的扩散而分散开，若扩散速度太快使纳米颗粒大多流失，不便观察，反之，则颗粒聚集，达不到分散的目的。常用的分散剂有正丁醇、正己烷和乙酸甲酯等。

2）超声波法：纳米材料加入分散剂后，采用超声波进行超声分散，时间一般为 10～30 分钟，但有些纳米材料如金属或表面能较大的材料，超声一停止，立刻出现团聚现象或者沉淀，因此，在超声振荡器中迅速于溶液中间位置取样，以确保分析结果具有代表性。

3）表面活性剂法：将加有少量表面活性剂的分散剂与纳米材料混合，使纳米材料均匀地分散形成悬浊液，滴于载网膜上，干燥后观察。常用的表面活性剂包括亚甲基二萘磺酸钠（HNO）、油酸钠和焦磷酸钠等。

4）直接分散法：一些尺寸小于 10 nm 的纳米材料，即便采取以上三种方法均达不到理想的分散效果，可将纳米材料直接加入制备支持膜用的聚乙烯缩甲醛溶液中，使其充分混匀，像制备支持膜那样制膜并捞膜于铜网上。该方法只适用于粒径极小且比重较轻的纳米材料，如纳米炭黑颗粒。

5）胶粉混合法：在干净的玻璃片上滴一滴火棉胶溶液，放入少量纳米材料粉末样品，搅拌均匀，再用另一片干净的玻璃片盖上，两片相对互相研拉，再突然抽开，待玻璃片上的膜干燥后，用刀片划成约 3 mm×3 mm 的小方格，把玻璃片放入盛有蒸馏水的培养皿中，水的表面张力使膜漂起，用 3 mm 铜网将膜捞出，用滤纸吸去水分，晾干后观察。

（3）块状样品的制备：硬而脆的样品可采用聚焦粒子束技术（FIB）进行准确定位和高效减薄。FIB 技术速度快、精确度高、成品率高，尤其适用于硬而脆的块状样品的制备。

（4）薄膜样品的制备：透射电镜所用的电子束穿透能力约为几十纳米，因此所制备出的薄膜样品一般都需要进行减薄。减薄可分为一级预先减薄和最终减薄。预先减薄使用机械研磨、化学抛光或电解抛光等方法将薄块样品减薄，最终减薄可以用粒子减薄仪和电解抛光法。

2. 结果观察　透射电子显微镜观察，拍照。

【结果分析与评价】

观察纳米材料的颗粒大小、分布情况、分散情况，并进行频数分布分析，按照表 8-1 进行记录。

表 8-1　纳米颗粒粒径频数分布表

粒径（nm）	均数	最大值	最小值	标准差	百分比（%）	累积百分比（%）
<1						
1~10						
11~50						
51~100						
>100						

【注意事项】

1. 纳米材料粒径较小，容易漂浮在空气中，应该在有通风设备的条件下进行操作。

2. 制样是电镜分析的关键因素之一，纳米颗粒的分散状况直接影响测量结果的准确性，样品的代表性及杂质颗粒的污染将对结果造成直接影响。

3. 必要时选择合适的分散剂和适当的操作方法对纳米材料进行分散。

（三）纳米材料对细胞活力的影响

【目的与原理】

MTT 染料的化学名简称四甲基偶氮唑盐。活细胞中的线粒体琥珀酸脱氢酶能使 MTT 还原为不溶于水的蓝紫色结晶甲臜并沉积在细胞中，而死细胞失去此代谢功能。二甲基亚砜可溶解细胞中的甲臜，用酶标仪测定吸光度。在一定范围内，MTT 被代谢的量即甲臜结晶形成量与活细胞数成正比。

【器材与试剂】

1. 仪器与试剂　酶标仪或分光光度计、电子天平、细胞培养箱、混悬仪、移液器、96 孔细胞培养板、纳米材料、MTT、二甲基亚砜。

2. 试剂配制

（1）纳米材料配制：称取一定纳米材料于 120℃加热 2 小时进行无菌化处理，溶于无菌水、分散剂或培养基配置成储存液，高压后密封 4℃保存待用。染毒前 100Hz 超声波振荡混匀 30 分钟。

（2）MTT 储备液：称取 MTT 粉末 50 mg，以磷酸盐缓冲液或无酚红的培养液溶解至 10 ml，终浓度为 5 mg/ml，4℃避光保存 1 个月。

【操作步骤】

1. 细胞按照一定的密度接种在 96 孔培养板中，设置无细胞对照组。

2. 细胞贴壁后进行染毒，在个试验观察时间点，每孔细胞中加入 MTT 溶液 200 µl，终浓度为 0.5 mg/ml。

3. 继续孵育 4 小时后终止培养，小心吸去孔内上清液，每孔加 200 µl 二甲基亚砜，振荡 10 分钟，使结晶充分溶解。

4. 取 100 µl 溶解液并转移到另一个新的 96 孔培养板，酶标仪在 570 nm 波长测定吸光度。

【结果分析与评价】

根据对照组与试验组的吸光度值（OD），可以计算出细胞相对增值率或相对活力。

计算公式：细胞相对活力=OD（试验组−无细胞对照组）/OD（阴性对照组−无细胞对照组）×100%

【注意事项】

1. MTT 试验是通过细胞线粒体代谢酶活性的改变来间接判断细胞的毒性作用，与细胞死亡率的概念有区别，只是一个相对代谢活力。

2. 吸光度读数最好控制在 0~0.7，超出这个范围剂量-反应关系就不在线性范围内，读数过高时可通过稀释来进行调整。

3. 比色时，体积改变 10%或气泡的出现会影响吸光度的值。

4. 试验一般每个剂量设置 6 个复孔，重复 3 次独立试验。

5. 对于某些碳纳米材料和金属纳米材料在 570 nm 处有一定的光吸收，测定时残留在体系中的纳米材料可能对光吸收结果产生干扰。

6. 某些具有吸附作用的纳米材料，如碳纳米管，会吸附反应形成的甲䐶，对试验结果造成影响。

7. 某些金属纳米材料可以干扰 MTT 的氧化还原反应，影响甲䐶的产生，使试验结果造成偏差。

（四）纳米材料急性经口毒性实验

【目的与原理】

纳米材料可通过多种摄取方式进入胃肠道，如呼吸道上皮的纤毛运动能把吸入的纳米粒子导入胃肠道，纳米材料通过食物、水、饮料、食品添加剂、化妆品、药物、药物载体等直接进入消化道。急性毒性试验是在 24 小时内一次或多次灌胃给予实验动物一定剂量的受试纳米粒子后，观察其发生的各种中毒表现及其严重程度，死亡特征和死亡数量，并根据剂量-反应关系计算求出 LD_{50}，对受试纳米材料进行急性毒性评价。急性经口毒性试验的资料主要用于对化学物的毒性分级和标志的需要，对健康和环境的危险度进行评价，也作为亚急性、亚慢性和慢性毒性试验及其他毒理学研究的染毒剂量设计和观察指标提供依据和建议。

【器材与试剂】

1. 动物　健康小鼠或大鼠。小鼠体重 18~22 g，大鼠 180~220 g，雌雄各半。动物总数和每组动物数应根据不同 LD_{50} 计算方法而定。

2. 器材　超声波混悬仪、注射器（0.25 ml，1 ml，2 ml，5 ml）、吸管（0.1 ml，0.2 ml，0.5 ml，1 ml，2 ml，10 ml）、容量瓶（10 ml，25 ml，50 ml）、烧杯（10 ml，25 ml，50 ml）、滴管、灌胃针（大鼠、小鼠适用）、电子天平、动物体重秤、外科剪刀、镊子、防护手套。

3. 试剂　纳米材料，溶剂与助溶剂，苦味酸乙醇饱和溶液，品红乙醇饱和溶液。

【实验步骤】

1. 动物实验前准备　健康动物的选择。性别鉴定、称重、编号与随机分组（方法参见实验三）。

2. 剂量设计　根据预实验的结果和拟采用的计算 LD_{50} 的方法确定实验组数和各组的剂量。

3. 受试纳米材料的配制

（1）受试纳米材料的分散或悬浮：将受试物放入已知重量的容器内称量。首选水或植物油（如玉米油）作悬浮剂，也可考虑使用其他赋形剂（如羧甲基纤维素、明胶、淀粉等）等配成混悬液；不能配成混悬液时，可配成糊状物等其他形式。算出浓度（mg/ml）备用。

（2）受试纳米材料的稀释

1）等浓度稀释法：将受试物配制成一种浓度，此时各剂量组的实验动物将给予不同体积的受试物。

2）等容量稀释法：按照事先设计的剂量分别配制为几种不同浓度的受试物溶液，而各个剂量组的动物均给予相同单位体重体积的受试物。

4. 灌胃操作　动物灌胃前隔夜进食，由于纳米材料在液体介质中容易发生团聚，因此在灌胃前将受试纳米材料溶液在超声波混匀仪中混匀20~30分钟，灌胃期间，如观察到发生团聚或沉淀应重复进行超声波混悬操作，以确保受试溶液浓度均匀一致。其余操作请参考实验三。

5. 动物中毒体征和死亡情况观察　染毒后注意观察动物中毒的发生、发展过程及死亡数和死亡时间，做好实验记录。根据中毒的表现和特点可以大致确定靶器官。对于死亡动物和观察期满处死的动物进行尸体解剖，肉眼观察，发现有异常的组织或脏器，应做病理组织学检查。观察时间为14天。

6. LD_{50} 计算　根据受试物的种类确定计算的具体方法，以求出 LD_{50} 及95%的可信限范围。如毒性反应存在性别差异，应分别求出不同性别动物的 LD_{50} 值。LD_{50} 常用计算包括寇氏法、序贯法和 Bliss 法等。

【结果及分析】

根据实验动物中毒体征、死亡时间、LD_{50}，按受试物种类，分别参照相应的急性经口毒性分级标准进行评定，判断该受试物的毒性大小及毒性特征。

【注意事项】

1. 纳米材料在液体介质中易于团聚，在试验过程中随时注意受试物的是否出现团聚或沉淀，并及时采取适当的措施进行重新混悬和分散，否则会造成受试溶液的浓度不均匀。

2. 选择分散剂或赋形剂时，要注意不能与受试纳米材料发生化学反应，或影响纳米材料的结构。

3. 进行纳米材料表征时，应对其在相应的分散剂或赋形剂中的特征进行分析和表征。

（五）纳米材料急性吸入毒性实验

【目的与原理】

经呼吸道进入人体是纳米材料的主要暴露途径，因此呼吸毒性是纳米材料急性毒性的重要表现形式。动式吸入染毒法使纳米材料的粉尘能以恒定的浓度分布于空气中，在比较长的时间内维持一定的浓度，以保证吸入过程中纳米材料的剂量不变，一般采用机械通风装置，连续不断地将含有一定浓度受试样品的空气均匀不断地送入染毒柜，并等量排出染毒柜中的空气，维持相对稳定的染毒浓度。对染毒柜的流动气体进行不间断的监测，以确定受试物的浓度，并进行记录。试验动物可以整体放入染毒柜中，也可使用面罩与动物口鼻相连，染毒柜内应维持微弱的负压，以防受试样品泄露污染周围环境。动物放入染毒柜或连通口鼻暴露装置后，持续通入含一定浓度受试纳米材料的空气一定时间，观察动物的中毒反应，并根据动物的死亡情况和相应的受试物浓度，求出 LC_{50}。

【器材与试剂】

1. **动物**　健康成年小鼠或大鼠若干，雌雄各半。
2. **试剂**　受试纳米材料，苦味酸乙醇饱和溶液。
3. **器材**　动式吸入染毒设备、动物秤。

【操作步骤】

1. **动物实验前准备**　健康试验动物的选择、称重、编号，随机分组。
2. **剂量分组**　根据预试验结果确定。
3. **呼吸道吸入染毒**　将已分组的小鼠或大鼠，放入染毒柜中，持续通入含一定浓度受试纳米材料的空气一定时间，监测并记录染毒柜中湿度、温度和纳米材料的浓度变化。
4. **动物中毒体征和死亡情况观察**　观察、记录动物的中毒表现和死亡情况。
5. **计算**　计算 LC_{50} 及其 95% 可信限。

【结果及分析】

根据试验动物中毒症状、死亡时间、LC_{50}，参照相应的急性毒性分级标准进行评定，判断该受试物的毒性大小及毒性特征。

【注意事项】

1. 实时监测染毒柜中受试物的浓度，并进行记录。
2. 进行毒理学结果判定时，应结合染毒柜中纳米材料的表征进行。
3. 受试动物整体放入染毒柜中时，应注意观察动物通过舔舐而摄入纳米材料，或者通过皮肤暴露等途径摄入纳米材料，从而对试验结果造成影响。

六、思 考 题

1. 纳米材料进入人体的途径有哪些？
2. 进行纳米材料毒性作用评价时为何首先要对纳米材料进行表征？
3. 纳米材料的哪些特性会对其毒性作用产生影响？
4. 试对某一种纳米材料的毒性作用进行评价，并撰写实验报告或研究论文。

（张　荣）

实验九　电离辐射损害作用研究与实验技术

一、教学目的与意义

1. 了解电离辐射所致生物机体损伤效应的类型及损伤机制。
2. 掌握电离辐射所致机体损害作用的常用检测方法和技术。
3. 通过实验增强电离辐射损伤防护概念，提高职业人群和公众健康与安全的保护意识。

二、背　景　资　料

凡通过物质并能使构成物质的分子或原子的轨道电子发生电离作用的射线，称为电离辐射。随着我国核技术、核军工及核电事业的快速发展，电离辐射的应用也越来越广泛。接触电离辐射时，如防护措施不当、违反操作规程，人体受照射的剂量超过一定限度，则将发生损害作用。研究表明，电离辐射可引起放射病，它是机体的全身性反应，在生物大分子（DNA、蛋白质等）、器官、整体水平均可能发生重要改变，其中以基因结构、造血器官、消化系统的改变最为明显。

三、案　例　与　问　题

（一）案例

2008 年 4 月 11 日，山西省农业科学院某辐照科技开发有限公司，由于 ^{60}Co 放射源升降联动安全报警装置失效，工人在放射源未降至源井当中时，进行样品摆放，共有 5 人受到辐射。受照人员受照后不同程度地出现了头晕、恶心、呕吐等症状，后送至北京 307 医院进行救治。经检测分析，5 名人员受到的生物剂量分别为 1 Gy、2.8 Gy、3.5 Gy、14 Gy 和 22.2 Gy。其中 1 人于照后 63 天死于急性肠型放射病，另 1 人于照后 1.5 年死于放射并发症，另外 3 人为急性中度骨髓型放射病，治疗后出院，长期医学随访。

资源来源：国家环保部（国家核安全局）. 2014. 核技术利用辐射事故（事件）典型案例剖析.

（二）问题

1. 患者受到电离辐射照射后，主要需进行哪些检查？
2. 如何估算患者受照的生物剂量？
3. 哪些方法可以检测辐射所致 DNA 损伤？

四、课题设计与实验指导

课题名称：电离辐射生物损伤效应特征及常用检测方法

（一）实验设计

1. 查阅文献　以电离辐射所致机体损伤的检测判定为目的，查阅相关文献，结合理论教材，了解什么是电离辐射，辐射损伤生物效应的类型及损伤机制是什么，临床急性放射病主要临床症状及诊治需求，了解辐射防护的目的及原则。

2. 检测方法的选择　目前辐射损伤的判定方法以血细胞变化检测、染色体畸变分析及 DNA 损伤检测等为主，其中染色体畸变分析最为重要和常用。结合可以利用的条件，选择适宜的检测方法，设计并拟定实验方案。

（1）辐射致血细胞变化检测：辐射致机体急性放射损伤时，外周血常规的变化程度与受照剂量密切相关，机体接受一定剂量的电离辐射后，外周血常规会出现不同程度的变化，其中最明显和最重要的是中性粒细胞和淋巴细胞在数量和质量上的变化。它们的变化程度与受照剂量和临床救治转归密切相关。在放射病诊断过程中，临床上常以外周血常规变化作为衡量放射损伤程度的常用指标。实验动物分组可分为：正常对照组（不照射）、γ-生物辐照仪照射后不同采血时间组（照射剂量均为 5 Gy）。采血时间点分别为辐照后 1 天、5 天、15 天、20 天和 25 天。采血后血细胞变化检测方法可见本教材实验十四血液毒性研究与实验技术。

（2）辐射致染色体畸变分析：人类染色体对电离辐射具有高度敏感性，在一定剂量范围内，染色体畸变率与照射剂量呈线性关系。染色体畸变分析已在事故照射的生物剂量测定中得到广泛应用，并已成为国际上公认可靠的灵敏的生物剂量计。用 γ-生物辐照仪 4 Gy 剂量照射全血后，可按本教材实验四遗传毒性研究与实验技术中提供的方法进行染色体畸变分析，以了解电离辐射导致的染色体畸变形成机制及各种畸变形态特点。

（3）辐射致 DNA 双链损伤的 γ-H2AX 含量变化检测：γ-H2AX 是核心组蛋白 H2A 家族的变体之一，可以在 DNA 双链断裂位点出现形成一个聚集点，这个聚集点可能起着打开染色体、让其他 DNA 损伤应答反应因子聚集的作用。通过观察细胞中 γ-H2AX 的表达情况，可以获知细胞 DNA 双链损伤及修复情况。

此外，还可选择其他检测方法，如脉冲凝胶电泳 DNA 修复的检测、铀矿尘致支气管上皮细胞损伤的活性氧检测、MTT 法检测铀矿尘对细胞增殖的影响等。

3. 格式内容要求　实验设计参照毕业设计的报告格式完成，主要包括实验目的和实验内容、实验方法和技术路线、问题及对策、参考文献等。

（二）按设计方案进行试验，完整记录实验过程和结果

利用教学安排时间及课余时间，1～3 人为一个实验组，以实验组为单位实施实验方案，观察不同辐射剂量不同时间机体染色体、DNA 或蛋白质有哪些特征性变化，完整记录实验过程及实验结果。

（三）根据实验结果，对电离辐射损害作用进行评价

分析效应指标与电离辐射的剂量-反应和时间-效应关系，评价电离辐射所致的机体损伤。实验报告为书面报告，每人一份，作为一次平时成绩。

五、电离辐射损害作用试验主要方法与技术

（一）核素溶液配制

1. 核素溶液配制的操作规程

（1）放射性核素溶液配制的所有操作都应在专设的核素实验室进行，并划出控制区。室内应设有良好的通风设施如通风柜等，并设有核素保藏柜、专用操作器材、防护用品及辐射监测仪器等，同时设立废物存贮缸、清洗池、特排系统等。

（2）放射性核素配制时应遵循各项防护措施：缩短时间、远距离操作、屏蔽防护、用量控制等，个人防护还要注意穿工作服、戴工作帽和口罩、戴橡胶手套和防护眼镜等，必要时佩戴

个人剂量计。

（3）核素溶液配制的所有操作都应使用专用器械，如开瓶、吸取、分装和传送等，任何情况下都不能以裸露的皮肤直接接触放射性核素。

（4）核素溶液的配制要求准备妥善，操作熟练准确，严防核素倾洒。如因不慎或意外造成洒落，要尽早选择适当的去污方法和去污剂进行去污处理，以避免污染范围扩大，以及注意去污过程中的自我防护。

（5）放射性废物需按固体和液体分开收集和集中处理。

2. 核素溶液配制中常用的物理量 核素溶液放射性的计量常使用放射性活度及比活度来表示。

（1）放射性活度：是表示放射性核素特征的物理量，定义为处于特定能态的一定量的放射性核素，在 dt 时间内发生核跃迁数的期望值 dN 除以 dt，或是单位时间内放射性元素衰变的次数。放射性活度用符号 A 表示，SI 单位是"/s"，专用名词是贝克（勒尔），符号为 Bq。放射性元素每秒有一个原子发生衰变时，其放射性活度即为 1 Bq。

（2）比活度：指放射源的放射性活度与其质量之比，即单位质量（通常用重量表示）产品中所含某种核素的放射性活度，又称为比放射性。其符号为 C，单位是贝克/克（Bq/g）。在放射性核素溶液中，比活度常用单位体积溶液中的活度表示，单位为贝克/升（Bq/L）。

3. 核素溶液配制的基本步骤

（1）待用核素信息的了解：仔细阅读待用核素的包装说明书，明确核素种类、半衰期、物理状态、溶液种类、出厂及测量日期、比活度和总活度等。

（2）核素活度的校正

依据衰变公式：

$$A = A_0 e^{-\lambda t}$$

式中，A_0 为出厂时的总活度，λ 为衰变常数，A 为经过 t 时间后的总放射性活度，则 $A = A_0 e^{-\lambda t} = A_0 e^{-[0.693t/T(1/2)]}$。已知 A_0，经 t 时间衰变后求 A。

（3）工作溶液和标准溶液的配制计算

1）工作溶液的配制：若需要将核素原液稀释成工作溶液，可依据公式：

$$I_0 \cdot V_0 = I \cdot V, \text{ 推出 } V_0 = I \cdot V / I_0$$

式中，V_0 为待求的所用原液的量（ml），I 为工作溶液比活度（Bq/L），V 为工作溶液总量（ml），I_0 为原液活度（Bq/L）。将要取原液的量 V_0 稀释到所需的量 V，即得到所需比活度的工作溶液。

动物实验时，一般按每克动物体重 5000 脉冲/分钟计算，根据动物体重、计数管效率等计算出每只动物需注入的总活度。（1μCi = 3.7×10^4 Bq = 2.22×10^6 脉冲/分钟）

2）标准溶液的配制：放射性标准溶液是电离辐射计量中的重要标准计量工具，它可供各种核素活度量值传递和比对。在与实验样品同样操作条件下，已知标准溶液的绝对放射性活度，可将样品相对测量结果换算为绝对放射性单位，从而避免在衰变校正、样品处理及测量时产生的系统误差。

标准溶液亦取 5000 脉冲/分钟，计数管效率为 10%，应取绝对放射性为：

$5000 \times 10 / 2.22 \times 10^6 - 0.23$ μCi（8.51×10^3 Bq），其稀释操作与工作溶液配制相同，可取一定量的工作溶液进行稀释。

$$V_0 = I \cdot V / I_0 = 8.51 \times 10^3 \text{ Bq} / 2 \times 1.665 \times 10^4 \text{ Bq} = 0.225 \text{ ml}$$

取工作液 0.225 ml 稀释定容至 0.5 ml，烘干测量得 cpm 值，

$1\,\mu Ci\,(\,3.7\times10^4 Bq\,)=cpm\times1\,\mu Ci\,/\,0.023\,\mu Ci=cpm\times43.4782$

（二）铀矿尘对细胞增殖的影响

【目的与原理】

掌握 MTT 法检测细胞增殖实验的原理、步骤和注意事项；掌握细胞培养的基本方法；了解铀矿尘对细胞的增殖损伤作用及机制。

黄色噻唑蓝，简称 MTT，可透过细胞膜进入细胞内，活细胞线粒体中的琥珀脱氢酶能将外源性 MTT 还原为难溶于水的蓝紫色的针状甲䐢（Formazan）结晶并沉积在细胞中，结晶物能被 DMSO 溶解，用酶联免疫检测仪在 490 nm 波长处测定其光吸收值。因死细胞无此功能，该方法可间接反映细胞数量，在一定细胞数范围内，MTT 结晶形成的量与活细胞数成正比。

【器材与试剂】

1. 实验器材　净化工作台、移液枪、小烧杯、废液缸、酶联免疫分析仪、人皮肤成纤维细胞 HFS 或其他贴壁细胞、96 孔细胞培养板等。

2. 主要试剂　5 mg/mL MTT 溶液（用 PBS 配制，pH7.4）、RPMI 1640 培养液、0.08%胰蛋白酶、10%胎牛血清、DMSO、铀矿尘（南华大学核工业铀矿溶浸采矿重点实验室提供）等。

【操作步骤】

1. 接种细胞　用 0.08%胰蛋白酶消化单层培养细胞，用含 10%胎牛血清的 RPMI 1640 培养液配成单个细胞悬液，以每孔 1000～10 000 个细胞的密度接种到 96 孔板，每孔体积 200 μl。

2. 培养细胞　将培养板移入 CO_2 孵箱中，在 37℃、5% CO_2 及饱和湿度条件下培养 3 ～ 5 天（可根据试验目的和要求决定培养时间）。将细胞进行铀矿尘的梯度染毒（终浓度为 0、1.0 mg/ml、2.0 mg/ml、4.0 mg/ml、10.0 mg/ml、20.0 mg/ml 通风柜内配制），染毒时间为 24 小时。染毒完毕后，吸出含铀矿尘的培养液，以 PBS 洗净。

3. 呈色　每孔加 MTT 溶液（5 mg/ml，用 PBS 配制，pH7.4）20 μl，37℃孵箱中继续孵育 4 小时终止培养，小心吸去孔内培养上清液，每孔加 150 μl DMSO 脱色，摇床振荡 10 分钟，使结晶物充分溶解。

4. 比色　选择 490 nm（570 nm）波长，在酶联免疫监测仪上测定各孔光吸收值，记录结果。

【结果分析与评价】

以铀矿尘浓度为横坐标、吸光值为纵坐标绘制细胞生长曲线。

【注意事项】

1. MTT 具有致癌性，实验时务必小心，须戴手套操作。

2. 细胞接种浓度的选择：原则上每孔 1000～10 000 个，具体根据细胞种类和状态调整接种浓度。

3. 为避免血清干扰一般选小于 10%的胎牛血清培养液进行实验。呈色后尽量吸尽孔内残余培养液。

4. 空白对照的设置：空白对照与试验平行，不加细胞只加培养液，其他试验步骤保持一致。最后比色时以空白调零。

5. 吸光度值：MTT 实验吸光度最好应在 0～0.7，超出此范围就不是直线关系（阴性组在 0.8～1.2，加药组在 0～0.7）。

6. MTT 法只能检测细胞相对数和相对活力，不能测定细胞绝对数。在用酶标仪检测结果的时候，为了保证实验结果的线性关系，MTT 吸光度最好在 0～0.7 范围内。

（三）铀矿尘致支气管上皮细胞损伤的活性氧检测

【目的与原理】

掌握细胞内外活性氧（ROS）含量测定的原理、步骤和注意事项；了解细胞培养的基本方法；探讨铀矿尘致细胞氧化损伤机制。

用铀矿尘对细胞染毒的同时加入活性氧的捕获剂，用可见分光光度计测定细胞上清自由基 520nm 处光吸收值，即可定量细胞上清中 O_2^-、H_2O_2 和 $\cdot OH$ 的水平。用终浓度 20μmol/L 的 2',7'-二氯荧光黄双乙酸盐（DCFH-DA molecular probes）和终浓度 10μmol/L 的氢化乙锭（HE molecular probes）标记细胞后染毒。细胞内 DCFH 被 H_2O_2 氧化成 2',7'-二氯荧光黄（DCF），HE 被转化为溴乙锭（EB），DCF 和 EB 能分别产生绿色和红色荧光，测定细胞内 DCF 和 EB 的荧光强度，即可相对定量细胞内 H_2O_2 和 O_2^- 的水平。

【器材与试剂】

1. **实验器材**　恒温水浴箱、永生化人支气管上皮细胞系 BEAS-2B、玛瑙研钵、24 孔培养板、UV2102 紫外可见分光光度计、荧光化学发光仪等。

2. **主要试剂**　LHC-8 无血清培养液、Hanks 液、终浓度为 50 μmol/L 的细胞色素 c、终浓度 20 U/ml 的辣根过氧化物酶和 10 μg/mL 酚红、16 mg/ml 的蕃花红 T、终浓度 20 μmol/L 2',7'-二氯荧光黄双乙酸盐和终浓度 10 μmol/L 氢化乙锭、铀矿尘（南华大学核工业铀矿溶浸采矿重点实验室提供）等。

【操作步骤】

1. **细胞分组及染毒**　将永生化人支气管上皮细胞系 BEAS-2B、铀矿尘用玛瑙研钵研磨后，经 500 目筛过筛，高温高压消毒后用 LHC-8 无血清培养液配成 5 mg/ml 混悬液，将指数生长期的 BEAS-2B 细胞，按 1×10^5 个细胞/孔接种在 24 孔培养板内，达到 80% 融合后，将细胞分为空白对照组、铀矿尘染毒组（BEAS-2B）。铀矿尘染毒组按铀矿尘终浓度 1.0 mg/ml、1.5 mg/ml、2.0 mg/ml（通风柜内配制）加入细胞中，每个剂量 12 个平行样。

2. **细胞外 O_2^-、H_2O_2、$\cdot OH$ 测定**　在铀矿尘染毒的同时，加入活性氧的捕获剂，并用 Hanks 液补充至 1000 μl/孔。染毒 2 小时后用 UV2102 紫外可见分光光度计测定细胞上清自由基数值。其中超氧阴离子 O_2^- 用终浓度为 50 μmol/L 的细胞色素 c 捕获，测定 550 nm 处光吸收值进行定量；H_2O_2 用终浓度 20 U/ml 的辣根过氧化物酶和 10 μg/ml 的酚红捕获，测定 620 nm 处光吸收值，并用 H_2O_2 标准曲线进行定量。羟自由基用 16 mg/ml 的蕃花红 T 捕获，测定 520 nm 处光吸收值进行定量。

3. **细胞内 H_2O_2 和 O_2^- 测定**　指数生长的 BEAS-2B 细胞分别用终浓度 20μmol/L 的 2',7'-二氯荧光黄双乙酸盐和终浓度 10μmol/L 的氢化乙锭标记，37℃保温 5 分钟后进行染毒，继续保温 2 小时后，置冰浴冷却，立即用荧光化学发光仪分析测定。细胞内 DCFH 被 H_2O_2 氧化成 DCF，HE 被转化为 EB，DCF 和 EB 能分别产生绿色和红色荧光，测定细胞内 DCF 和 EB 的荧光强度，即可相对定量细胞内 H_2O_2 和 O_2^- 的水平。

【结果分析与评价】

采用 SPSS 10.0 软件进行统计学分析，用成组 t 检验方法比较空白对照组、不同浓度铀矿尘染毒组细胞上清中 O_2^-、H_2O_2、$^\cdot OH$ 含量的差异和细胞内 O_2^-、H_2O_2 含量的差异。

【注意事项】

1. 所有操作均须在无菌状态下进行。

2. 正确穿戴口罩、帽子、手套等，规范操作。

3. 铀矿尘染毒剂量浓度梯度设置合理。

4. 必须设置空白对照组，空白对照组与实验组平行。

5. 染毒时间到点后，即刻进行细胞荧光分析。

6. 实验人员应严格遵守放射实验操作规程和实验室规章制度。

（四）电离辐射致 DNA 双链损伤的 γ-H2AX 含量变化检测

【目的与原理】

掌握辐射所致的 DNA 损伤的种类和特征；熟悉电离辐射所致 DNA 损伤的评价方法；了解 Western blot 技术的原理和步骤。

电离辐射致 DNA 链断裂的类型有单链断裂（single strand break，SSB）和双链断裂（double strand break，DSB）。DNA 双链中一条链断裂者称为单链断裂，两条链在同一处或相邻处断裂者称为双链断裂。辐射引起生物大分子结构的改变，在 DNA 长链上，100 万个核苷酸中只要有一个发生改变，就可能产生严重的生物学后果。

γ-H2AX 是核心组蛋白 H2A 家族的变体之一，可以在 DNA 双链断裂位点出现形成一个聚集点，这个聚集点可能起着打开染色体、让其他 DNA 损伤应答反应因子聚集的作用。通过观察细胞中 γ-H2AX 的表达情况，可以获知细胞 DNA 损伤及修复情况。

Western blot 是免疫斑点杂交的一种，此方法是先将蛋白质转移到膜上，然后利用抗体进行检测。对已知的表达蛋白，可用相对应的抗体作为一抗进行检测，采用的是聚丙烯酰胺凝胶电泳，被检测物是已知的蛋白质，"探针"是抗体，用标记的二抗"显色"。经过聚丙烯酰胺凝胶分离的蛋白质样品转移到固相载体（如硝酸纤维素薄膜）上，固相载体以非共价键形式吸附蛋白质，后者的多肽类型及其生物学活性不变。载体上的蛋白与对应的抗体起免疫反应，再与标记有显色基团的二抗起反应。经过底物显色或放射自显影即可检测到经电泳分离的特异性目的基因表达蛋白，如 γ-H2AX 等成分。

【器材与试剂】

1. **实验器材** γ-生物辐照仪、细胞培养瓶、垂直电泳槽、半干转膜仪、电源、暗室、胶片、显影盒、扫描仪、NC 膜等。

2. **主要试剂** 人肝癌 HepG2 细胞、过氧化物酶标记的第二抗体、PBS、DMEM、小牛血清、1%胰酶、29%丙烯酰胺、1% N，N'-亚甲双丙烯酰胺储存液、十二烷基硫酸钠 SDS 溶液、分离胶缓冲液、浓缩胶缓冲液、TEMED 原溶液、SDS-PAGE 加样缓冲液、Tris-甘氨酸电泳缓冲液、转移缓冲液、5%脱脂奶粉、0.02% 叠氮钠（溶于 PBS）、Tris 缓冲盐溶液（TBS）等。

十二烷基硫酸钠 SDS 溶液：10% 0.1g SDS，1 ml 去离子水配制，室温保存。

分离胶缓冲液（1.5 mmol/L Tris-HCl，pH8.8）：18.15g Tris 和 1 mol/L HCl 48 ml 混合，加水稀释到终体积为 100 ml，过滤后 40℃保存。

浓缩胶缓冲液（0.5 mmol/L Tris-HCl，pH6.8）：6.05g Tris 溶于 40 ml H_2O 中，用 1 mol/L HCl 约 48 ml 调至 pH6.8，加水稀释到 100 ml 终体积。过滤后 4℃保存。

SDS-PAGE 加样缓冲液：pH6.8 0.5 mol/L Tris 缓冲液 8 ml，甘油 6.4 ml，10% SDS 12.8 ml，

巯基乙醇 3.2 ml，0.05%溴酚蓝 1.6 ml，H_2O 32 ml 混匀备用。按 1：1 或 1：2 比例与蛋白质样品混合，在沸水中煮 3 分钟混匀后再上样，一般为 20～25 μl，总蛋白量 100μg。

Tris-甘氨酸电泳缓冲液：30.3 g Tris，188 g 甘氨酸，10 g SDS，用蒸馏水溶解至 1000 ml，得 0.25 mol/L Tris-1.92mol/L 甘氨酸电极缓冲液。临用前稀释 10 倍。

转移缓冲液：配制 1 L 转移缓冲液，需称取 2.9 g 甘氨酸、5.8g Tris 碱、0.37g SDS，加入 200 ml 甲醇，加水至总量 1L。

0.02% 叠氮钠，溶于 PBS。

Tris 缓冲盐溶液（TBS）：20 mmol/L Tris-HCl（pH7.5），500 mmol/L NaCl。

【操作步骤】

1. 将 HepG2 细胞分为正常对照组（不照射）、照射后处理时间不同的照射组。照射组细胞均用 γ-生物辐照仪进行 4 Gy 照射。采血时间点分别为辐照后 0.5 小时、1 小时、2 小时和 4 小时等。

2. 收集照射后 0.5 小时、1 小时、2 小时和 4 小时的细胞，胰酶消化、离心，收集细胞后加入蛋白裂解液，室温裂解后离心，收集蛋白。

3. 按每样本每孔 100 μg 总蛋白上样，5% SDS-PAGE 凝胶电泳。

4. 80V 恒压转膜 3 小时，室温 TBST 洗膜 5 分钟。

5. 封闭液（含 5%脱脂奶粉的 TBST）室温封闭 1 小时，室温 TBST 洗膜 5 分钟。

6. 根据蛋白 Marker 将膜剪成两部分：一部分用于检测 β-actin，另一部分用于 γ-H2AX。用 TBST 分别按 1：1000 稀释 β-actin 抗体和 γ-H2AX 抗体，均在室温下摇床孵育 1 小时，室温 TBST 洗膜 3 次，每次 8 分钟。

7. 用 TBST 按 1：4000 稀释二抗，室温摇床孵育 50 分钟，室温 TBST 洗膜 3 次，每次 8 分钟。

8. ECL 显色检测各细胞中 β-actin 蛋白和 γ-H2AX 蛋白含量的变化。

【结果分析与评价】

将所得的胶片扫描后，以 Image J 软件对条带进行灰度分析，以此为依据绘制直方图。

【注意事项】

1. 检测分子质量小于 20 kDa 的蛋白时，应使用 0.22 μm 的 NC 膜，并可减少转膜时间。

2. 显色时注意不要曝光。

（五）实验室辐射防护安全守则

1. 放射实验室必须制定安全操作规程并严格执行，安全操作规程必须在显眼处张贴，以便随时查阅遵循。每个放射性实验室均应分别由专人负责和管理。

2. 放射性实验室入口处必须设置放射性标志和工作信号，安装防护安全联锁和报警装置。

3. 放射性源库必须设置在人员稀少的隐蔽处，设置醒目的危险标志，建立严格的管理制度。工作人员离开源库时，必须断电、断水、锁门、关窗，防止火灾和被盗。严禁在库区内进食、喝水、吸烟或存放食物。

4. 放射性源库管理人员应定期检查放射源以保证账物相符，发现账物不相符应及时上报学校相关部门；如遇放射源被盗，除及时上报保卫部门外，还需尽快组织查找，尽力迅速追回丢失的放射源。

5. 放射性实验室应配备专用的工作服、鞋、帽、口罩、手套等个人防护用具，并配备专供工作人员分别放置便服和工作服的衣柜，严禁两类衣服混放。

6. 放射性实验室应备有放射性元素的有效去污剂、污物桶、废液储存瓶。放射性工作台面及易污染的地方应铺装易除污染的材料。

7. 实验室工作环境应符合国家标准，应针对所有放射源采取良好的屏蔽措施。

8. 操作人员应掌握放射源操作要领，操作时必须认真做好防护工作，所有安全门关好后方可开动放射源，以确保实验操作万无一失。

9. 学生实验中放射源的使用与管理由带教老师负责，老师在授课中必须向学生强调有关注意事项，督促学生认真听取教师的指导，告知学生当实验中出现问题时及时向教师汇报。

10. 放射性核素实验必须在专用场所进行，该场所内不得进行与放射性核素无关的实验。严禁将放射性核素与易燃、易爆、剧毒或腐蚀性物质一起存放。

11. 放射性核素实验室内应安装效果良好的通风设备，配备放射性核素保存柜、废物存储桶和卫生处理间，提供专用操作器材、防护用品和辐射监测器，并安装专用排水管道。

12. 领取放射性核素必须提前两天填写《剧毒物品、放射源申领审批单》交放射性核素室，经实验室主任签字同意后方能领取所申请的物品。

13. 进行开放性放射性核素操作时，实验人员必须穿工作服，戴工作帽、防护眼镜、口罩和橡皮手套，必要时还应穿工作鞋。长期从事放射性工作或高活度核素操作的人员应佩戴个人剂量计。

14. 进行高活度放射性溶液分装或稀释、放射性物质原瓶开瓶等操作时，均应在专用实验室的通风柜、密闭箱或手套箱内完成，并设置相应的防护屏蔽、配备剂量监测仪器及必要的应急工具。

15. 任何情况下均要严格避免裸露的皮肤直接接触放射性物质，或裸手拿取有放射性污染的物品，一切操作都应使用器械。

16. 进行任何放射性核素操作前都必须做好充分的器材准备，并在必要时先进行空白操作练习，保证试验中操作熟练、准确，尽量缩短与放射性核素的接触时间。

17. 工作完毕使用肥皂洗手（^{32}P 操作时例外，切忌肥皂洗手）。若实验人员身体受到意外污染应立即洗净，并通知主管部门检查。

18. 定期检查源库的工作场所、仪器设备及相邻地区的放射剂量。

19. 放射性实验室的废物与普通垃圾应严格区分并分别处理，含有放射性物质的废水应排入沉淀池内。含放射性的动物尸体应使用10%的福尔马林溶液浸泡储存。

20. 短半衰期低活性的放射性废物如低活性的 ^{32}P、^{99}Tc、^{125}I、^{131}I 等，在放置 7～10 个半衰期后即可按一般废物处理。长半衰期的放射性废物如 ^{90}Sr、^{137}Cs 等需专门处理。

六、思 考 题

1. 电离辐射致 DNA 损伤有哪些类型？检测 DNA 损伤的方法有哪些？

2. 铀矿尘致细胞氧化应激损伤特点有哪些？

（何淑雅　肖方竹　唐　艳）

实验十 呼吸系统毒性研究与实验技术

一、教学目的与意义

1. 掌握肺功能测定、气管滴注、肺泡支气管灌洗技术。

2. 熟悉在体和离体支气管肺泡灌洗液成分测定与分析。

3. 了解胎鼠肺细胞原代培养与上皮细胞纯化等实验技术,外源性化学物致支气管和肺损伤的研究方案设计和建立动物模型方法。

4. 通过本章学习,能熟练应用呼吸系统毒性研究常用方法即整体试验研究方法和离体实验方法。

二、背 景 资 料

大气环境毒理学问题一直是环境科学领域研究的热点之一。多年来学者们对典型大气污染物如大气悬浮颗粒物、SO_2、大气环境致癌物、光化学烟雾及室内空气污染物等的毒性作用及其机制进行了研究。

颗粒物污染是一种重要的大气污染,它是分散于空气中的固体颗粒与液体微滴的混合物,其化学成分含有酸、有机物、金属和灰尘颗粒,严重影响人体健康。世界卫生组织(World Health Organization, WHO)2002年的《Reducing Risk, Promoting Healthy Life》报告指出,在全球范围内,城市空气污染导致了5%的气管癌、支气管癌和肺癌的发生,2%的心肺死亡率,以及1%呼吸系统感染死亡率,相当于80万(1.4%)人死亡和790万(0.8%)伤残。大气污染物是由多种污染物组成的复杂混合物,自20世纪中叶伦敦烟雾事件导致了4000多人的死亡以来,大气污染物中的颗粒物受到人们越来越多的关注。在目前公认的各种大气污染物中,颗粒物特别是细颗粒物,已被公认为是对人体健康危害最大且代表性最强的大气污染物。WHO、美国环境保护局、欧盟等诸多机构在评价大气污染的健康危害时,均使用颗粒物作为代表性大气污染物。美国EPA把颗粒物与臭氧、一氧化碳、二氧化硫、氮氧化物和铅定义为环境中的6种常见污染物,也称为标准污染物。

室内空气污染是21世纪社会发展所面临的一个重要问题。室内装修所产生的挥发性有机物多达500多种,其中以甲醛和苯系物为主。刘晓丽等采用呼吸道吸入的暴露方式,研究甲醛、苯、甲苯等污染物的神经毒性和遗传毒性。甲醛、苯和甲苯单独及联合染毒可导致小鼠学习记忆能力下降,小鼠脑和肝组织超氧化物歧化酶(SOD)活力降低、多巴胺(DA)含量升高,骨髓细胞微核率增高,细胞DNA断裂和DNA-蛋白质交联增加。这些污染物联合染毒的毒性作用大于单独染毒,因此这些污染物可能具有协同作用。

展望未来,在人类面临的环境问题越来越严峻的形势下,大气环境毒理学具有广阔的发展空间,它必将在环境与健康领域发挥巨大作用。在大气环境毒理学进一步发展的过程中,该学科的理论基础与应用基础研究将继续受到重视,而大气环境公害的预防和治疗技术的研究将得到加强。大气细颗粒物、超细颗粒物、大气环境致癌物、硫氧化物(SO_x)、臭氧及其他化学污染物包括各种新型应用化学品的毒性作用规律及其机制的研究,将继续是本领域研究的热点。在毒性作用机制的研究中,分子生物学新技术的应用将继续受到重视。此外,环境毒理学研究的新技术,可以为本学科发展提供技术支持。

三、案例与问题

（一）案例

近年来，我国大部分地区遭遇了严重的雾霾天气，如北京及河北等地区雾霾天气频发，已经成为国内雾霾污染最严重的地区之一。2013 年，北京、天津和河北地区 13 个地级及以上城市，优良的空气质量天气比例范围为 10.4%～79.2%；超标天数中，重度及以上污染的比例为 20.7%。其中，有 10 个城市的达标天数比例小于 50%，北京市 2013 年雾霾天数大于 70 天。雾霾已经成为一种区域性的公共卫生问题，它给经济发展、公众身体健康和城市空气质量造成了重大影响，引起了国内外专家和政府的广泛关注。据报道，高浓度的细颗粒物（$PM_{2.5}$）是我国大部分地区雾霾天气形成与恶化的主要原因之一。$PM_{2.5}$ 与人体健康的关系非常密切，是近年来大气污染研究关注的焦点。同时，有一些研究发现偶然暴露于高浓度的颗粒物中，可以明显增加人群的入院率和死亡率，特别是那些本身患有支气管炎、慢性阻塞性肺部疾患及其他心肺疾病的人群。

（二）问题

1. $PM_{2.5}$ 的主要来源是什么？
2. $PM_{2.5}$ 的主要成分是什么？
3. $PM_{2.5}$ 的主要健康危害是什么？
4. $PM_{2.5}$ 对呼吸系统的毒性作用机制是什么？
5. 常用的呼吸系统毒性测试与评价方法有哪些？

四、课题设计与实验指导

课题名称：$PM_{2.5}$ 急性肺毒性作用研究

（一）$PM_{2.5}$ 急性肺毒性模型的建立

1. 查阅文献　通过查阅文献及相关资料了解以下信息。

（1）$PM_{2.5}$ 的主要来源：其来源广泛，主要可分为自然来源和人为来源。自然来源有风沙尘、土壤尘、土壤粒子、海盐粒子和植物花粉及火山爆发、森林火灾等自然灾害产生的烟尘。人为来源主要来自于机动车尾气排放、化石燃料（石油、煤炭等）的燃烧、生物质燃料的燃烧、矿物质的加工和精炼过程及道路扬尘等。大气化学反应的二次生成过程，如 SO_2 和 NO_x 在大气中形成的硫酸盐、硝酸盐微粒，NO_x 和 VOC_S 在大气中生成的光化学微粒；其他的人为来源包括道路扬尘、建筑扬尘、工业粉尘等。

（2）$PM_{2.5}$ 的主要成分：元素碳、有机碳化合物、硫酸盐、硝酸盐、铵盐。其他的常见的成分包括各种金属元素，既有钠、镁、钙、铝、铁等地壳中含量丰富的元素，也有铅、锌、砷、镉、铜等主要源自人类污染的重金属元素。

（3）$PM_{2.5}$ 的主要毒性作用：研究资料表明，$PM_{2.5}$ 对呼吸系统的影响从轻微的上呼吸道刺激、呼吸道感染、慢性支气管炎，到慢性肺纤维化、慢性阻塞性肺部疾患，甚至可能导致肺癌。细颗粒物不仅能引起肺功能损伤、哮喘、呼吸系统炎症等呼吸系统症状，而且对心血管系统、免疫系统、生殖系统等均能产生有害作用。

（4）外源性化学物呼吸系统毒性研究方法：主要包括整体试验研究方法和离体试验法。整体试验研究方法主要包括肺功能测定、呼吸道液分泌功能测定、支气管肺泡灌洗液（bronchoalveolar lavage fluid，BALF）分析。离体试验法主要有离体肺灌流与分析、离体气管片实验法、胎鼠肺细胞原代培养与上皮细胞纯化、体外培养的肺巨噬细胞中乳酸脱氢酶（lactate dehydrogenase，LDH）活性测定等。

2. PM$_{2.5}$ 样品的制备

（1）PM$_{2.5}$ 的采集：采用 TH-150 C 型智能中流量空气总悬浮微粒采样器与 PM$_{2.5}$ 切割器配合采样，采样滤膜为洁净玻璃纤维滤膜。样品采自某大学校区，连续采样 30 天。

（2）采样膜处理和 PM$_{2.5}$ 制备：采样后的滤膜，将有尘面两次对折，干燥 24 小时，铝箔纸包裹、编号，4℃冰箱保存备用。PM$_{2.5}$ 制备：将载有颗粒物的滤膜裁剪成 1cm × 3cm 大小，分三次浸入 50 ml 双蒸水中。超声处理 30 分钟 3 次，洗脱颗粒物。振荡液经 6 层纱布过滤，滤液 4℃、12 000 r/min 离心 30 分钟。收集下层悬液，分装于洁净的小玻瓶中（液面厚度 0.5～1cm）。分装后，用铝箔纸将每只小瓶封口，并在铝箔纸上扎细密小孔，置于–80℃低温冰箱过夜。次日取出已冷冻的样品，置于冷冻真空干燥器进行冷冻真空干燥处理，待其水分完全蒸发，瓶底可见干燥灰色絮状物。至室温后，称重并计算回收率。将收集到的 PM$_{2.5}$ 干燥样品于–20℃冰箱保存备用。

（3）不同浓度 PM$_{2.5}$ 悬液的配制：染毒时，称取处理好的 PM$_{2.5}$，用生理盐水配成所需浓度的 PM$_{2.5}$ 悬液，超声振荡 15 分钟，混匀并灭菌，4℃保存。临用前振荡使颗粒物充分混匀。

3. PM$_{2.5}$ 样品经动物呼吸道急性染毒

（1）动物选择及分组：采用健康成年雄性 Wistar 大鼠 24 只，体重 166～205 g。适应性饲养 1 周，然后随机分为 4 组，即生理盐水对照组及低剂量组（2.5 mg/kg）、中剂量组（5.0 mg/kg）、高剂量组（10.0 mg/kg），每组 6 只。

（2）动物染毒：染尘方式采用非暴露式气管滴注染毒法，实验动物经乙醚麻醉后固定于染尘架上，待实验动物呼吸平稳后，用咽拭子将实验动物咽部分泌物擦净。在透射灯下，调整动物倾斜角度直至通过口腔清晰看到动物声门裂。手持气管导管通过声门裂，插管成功后将事先预热的 PM$_{2.5}$ 悬液注入动物体内。用少量气体将液体冲入气道内，迅速从气道拔出气管导管，动物维持悬挂状态约 10 秒后将动物取下，侧卧位放置于保温饲养笼。每天气管滴注一次，滴注量为 1 ml/kg 体重，连续染毒 3 天，每次间隔 24 小时。对照组气管滴注无菌生理盐水。高剂量组注入的 PM$_{2.5}$ 的量为 10.0 mg/kg，中、低剂量组依次减半，分别为 5.0 mg/kg 和 2.5 mg/kg。动物自由饮食，于染毒结束 24 小时后处死实验动物。

4. 支气管肺泡灌洗液制备 最后一次染毒结束 24 小时后，用 10%水合氯醛 3 ml/kg 体重麻醉大鼠，待大鼠麻醉后仰卧位固定于操作台上。打开腹腔，腹主动脉放血处死。分离出颈部气管后，将肺灌洗针头插入气管，结扎固定，并以止血钳夹闭左主支气管。用冷 PBS 液 3ml 3 次灌洗肺部，得到支气管肺泡灌洗液。将 BALF 收集于 5 ml 无菌离心管中，置于冰上。BALF 经 4℃、1200 r/min 离心 10 分钟，沉淀细胞用 PBS 液调整浓度，进行细胞涂片，晾干后行 Giemsa 染色，光镜下进行细胞分类。同时，将上清分装，–80℃保存，待测各项生化指标。

5. 肺单细胞悬液制备 大鼠处死后，剪取部分未经灌洗的左肺，立即放入预冷的 PBS 液中，清洗血迹及其他污染物。将组织块放入平皿后，加入少量 PBS 液。用刮刀轻搓刮组织块，边刮边以 PBS 液冲洗。用吸管吸取组织匀浆，用 200 目筛网过滤到试管内。800 r/min 离心 5 分钟后弃上清，加入红细胞裂解液 2 ml 孵育 10 分钟，离心去上清液。再用 PBS 液漂洗 3 次，加 2 ml PBS 液得到大鼠肺单细胞悬液。

6. 支气管肺泡灌洗液中各项指标的测定 采用标准比色法测定支气管肺泡灌洗液中乳酸脱氢酶（LDH）、酸性磷酸酶（ACP）、碱性磷酸酶（AKP）含量。采用 ELISA 法测定灌洗液中促炎因子 TNF-α、IL-8，抗炎因子 IL-4、IL-10 水平，以及免疫球蛋白 IgG、IgA、IgM 的含量。以上指标的检测均按照检测试剂盒说明书进行。平行样三份，求均值。

7. 肺单细胞各项指标的检测分析 以流式细胞仪检测肺细胞线粒体膜电位（MMP）、钙离子浓度（Ca^{2+}）、活性氧（ROS）含量。

8. 肺组织病理学检查 取部分左肺（未经灌洗），用 10% 的中性甲醛固定，制成石蜡切片，苏木精伊红染色，观察肺组织的病理改变。

（二）按设计方案进行试验，完整记录实验过程和结果

观察不同剂量处理组动物染毒后的体征或不同剂量染毒细胞的一般生长形态变化特征，记录相关实验效应指标检测值。

（三）根据实验结果，对 $PM_{2.5}$ 的肺毒性进行评价

分析对照组与染毒组之间的效应指标变化是否有显著性差异，并分析效应指标与 $PM_{2.5}$ 的剂量-反应和时间-效应关系。$PM_{2.5}$ 急性肺毒性作用研究技术路线图见图 10-1。

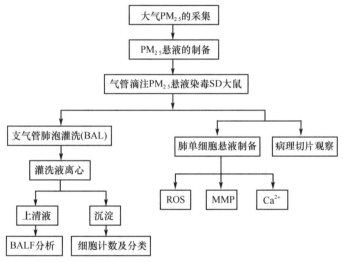

图 10-1 $PM_{2.5}$ 急性肺毒性作用研究技术路线图

五、呼吸系统毒性试验主要方法与技术

（一）潮气量和气流流速测定

【目的与原理】

潮气量（tidal volume，V_T）和流速（flow，V）是指平静自主呼吸时所呼出（或吸入）的气量及相应的气流速率，为最基本的肺通气功能指标，其数值的改变，可以初步了解肺的通气功能。其测定方法可以采用特定的仪器进行，既可以用于动物试验，也可直接在人体上进行，是一种非常方便使用的检测外来化学物对机体呼吸系统损伤的一种整体试验方法。

【器材与试剂】

器材 潮气量测定仪、呼吸流速描记器。

【操作步骤】

1. 试验用体重 500～600 g 的正常豚鼠，按试验设计要求采用适当的方式经呼吸道染毒。将动物的头部伸到吸入/排出腔室中。精确测量潮气量，呼吸频率（每分钟呼吸）、最大吐气量、吸气时间、呼气时间，在有毒和刺激物环境中的吸气体积曲线。

2. 用呼吸流速描记器实时测试气流流速。

（二）胸内压测定

【目的和原理】

胸内压指胸膜腔内压力，为负压。这是由肺的回缩力造成的胸膜腔负压。正由于这种胸负压，才使肺维持扩张状态，不至由于肺的回缩力而完全萎缩。胸内压在一个呼吸周期中是有变化的。吸气时，胸腔扩大，肺组织被动扩张，肺回缩力加大，故肺内负压加大，这时肺内压下降，造成肺泡内压与呼吸道开口之间的压力差，使空气由呼吸道进入肺泡直到肺内压等于或大于气压为止。而呼气时，胸廓及肺均缩小，肺内压升高，同时肺内压高于呼吸道开口的气压，使肺泡气体呼出体外。另外，在呼气末，呼吸肌不活动，由于胸廓的弹性，使胸内负压所引内收的胸廓扩大，而肺的弹性使肺回缩，所以胸内负压反映这两种对抗力量的动态平衡。

【器材与试剂】

1. 器材 聚乙烯管（内径 1 mm，长约 25 cm）、金属针（外径 1.5 mm，长 3~5 cm）"T"形管、水减压计、压力换能器、放大器、记录仪、手术板等手术器材。

2. 试剂 戊巴比妥钠。

【操作步骤】

1. 胸内导管制作 胸内导管用一根长约 25 cm、内径约 1 mm 的聚乙烯管，其一端固定一根长 3~5 cm、外径约 1.5 mm 的金属针（弯成弧形），作为插入胸壁的引针。在距金属针 2~3 cm 的导管处，剪三个小孔，以便插入胸腔后由此传递压力，而导管的另一端接上"T"形管以测顺应性。V_T 为潮气量。△Pel 为瞬时胸内压。

2. 动态顺应性 在呼吸周期中，以跨肺压变化能后的电讯号输入 X-Y 记录仪的 X 轴。潮气量的变化电讯号输入 Y 轴，作图，其斜率代表 *V-P* 之间的相互关系，即肺的动态顺应性。

（三）呼吸道液分泌功能测定——小鼠酚红排泄法

【目的和原理】

呼吸道液是由气管、支气管腺体及杯状细胞分泌的浆液和黏液混合物，具有湿润气道黏膜、保护上皮的纤毛运动、清除异物的作用。外源化学物可作用于呼吸道，影响呼吸道液分泌量，进而影响其功能。利用小鼠腹腔注射酚红后能从气道排泄的特点，测定小鼠气道酚红排泄量，以此判断外源化学物对气道分泌液的影响。

【器材与试剂】

1. 动物 成年健康小鼠，雌雄不限。

2. 器材 玻璃气管插管用软胶管连接注射器、紫外分光光度计。

3. 试剂 2.5%（质量分数）苯酚红生理盐水溶液，5%（质量分数）$NaHCO_3$ 溶液。

【操作步骤】

1. 小鼠隔夜禁食 16 小时。

2. 动物染毒一定时间后，颈椎脱臼法处死动物，暴露气管。

3. 气管插管，并用其上连接的注射器以 1 ml 5% $NaHCO_3$ 溶液缓慢注入气管内再轻轻吸出。同样操作反复 3 次，合并 3 次冲洗液放置一定时间使杂质沉淀，得到红色透明的上清液备用。

4. 721 分光光度计于 545 nm 处比色，根据酚红的标注曲线计算酚红的排泄量。

【注意事项】

通过气管插管经气道注入 5% NaHCO₃ 溶液后，吸出时要轻轻进行，防止用力过度致肺泡破裂使液体流入胸腔。

（四）支气管肺泡灌洗液分析

【目的与原理】

人或动物在体支气管肺泡灌洗（BAL）是用等渗盐溶液在体冲洗和灌注气管与肺泡区表面的过程，是一种采集支气管和肺泡表面脱落细胞和体液的方法。不论是人还是实验动物，其BALF都由其固定的细胞和体液组成，当人或实验动物接触外源化学物后，其细胞和体液成分将发生变化，而且这种变化通常是发生在形态变化之前，故通过对 BALF 细胞组成特点及生化参数分析，可以了解呼吸道毒物对呼吸系统的损伤作用和引起疾病的变化情况，进一步估计疾病的进展并判断预后和阐明中毒机制。

【器材与试剂】

1. 器材 气管插管，手术用剪子、镊子，塑料离心管，离心机，载玻片，光学显微镜，荧光显微镜，4℃ 冰箱，微量加样器，CO₂ 培养箱。

2. 试剂 1%（质量分数）戊巴比妥钠，生理盐水，Hanks 液，10%（体积分数）小牛血清，RPMI 1640 培养液，单克隆抗体 CD₃、CD₄、CD₈，羊抗鼠荧光抗体。

【操作步骤】

1. BALF 细胞总数和分类计数

（1）前期处理：BALF 经 4℃、1200 r/min 离心 10 分钟，沉淀细胞用 PBS 调整浓度，进行细胞涂片，晾干后行 Giemsa 染色，光镜下进行细胞分类。同时，将上清液分装，−80℃ 保存，待测各项生化指标。在上述离心 BALF 取得的细胞中加入 30 μl PBS 重悬细胞，取 10 μl 细胞悬液用细胞计数板计数细胞总数。余下细胞悬液涂片，晾干后进行 Giemsa 染色，光镜下进行细胞分类计数，计数 200 个细胞，统计巨噬细胞、中性粒细胞和淋巴细胞的数量。

（2）BALF 细胞总数：将血球计数板擦拭干净，盖上盖玻片。用毛细吸管吸取新鲜制备的BALF，从上侧面加入血球计数板，在显微镜下计数血球计数板上 4 个大方格中的全部细胞。计算 BALF 中的细胞总数=细胞数（个/ml）×BALF 体积（ml）。

（3）BALF 细胞分类：采用细胞离心涂片装置，加入浓度为 $5 \times 10^9/L$ 的细胞悬液 100 μl，在 4℃ 下以 12 000 r/min 离心 10 分钟，通过离心作用将一定数量的 BALF 细胞直接平于载玻片上。取下载玻片立即用冷风吹干，置于无水乙醇中固定 30 分钟后进行瑞氏染色：将染液滴满灌洗液涂片区，染色 2 分钟→滴加磷酸盐缓冲液（pH6.4~6.8）混合，勿溢出染色区，染 5~10 分钟→流水冲洗掉染液，晾干玻片。镜检 300 个细胞分类计数，按照形态学标准进行细胞分类，计算出嗜酸粒细胞、淋巴细胞、巨噬细胞和中性粒细胞所占的百分数，再计算出 BALF中某种细胞的总数。

2. BALF 中体细胞亚群的检测

（1）RPMI 1640 培养液 3~5 ml 制成细胞悬液。

（2）将细胞悬液倒入平皿中，置于 37℃ 5% CO₂ 培养箱中孵育 2 小时，进行贴壁处理，去除肺泡巨噬细胞。

（3）取出细胞悬液，再用 Hanks 液冲洗离心 1 次，弃上清液留 20~100 μl。经贴壁处理后的细胞悬液中，肺泡巨噬细胞显著减少，淋巴细胞相对增多。

（4）将经贴壁处理的细胞悬液分装 3 个小锥形离心管内，每管 20～30 μl，用微量加样器向标本中加单克隆抗体 CD$_3$、CD$_4$ 和 CD$_8$ 各 20～40 μl，混匀置于 4℃冰箱中作用 1～2 小时。

（5）取出标本，先用 Hanks 液冲洗离心 2 次，以 12 000 r/ min 离心 20 秒，然后加羊抗鼠荧光抗体各 20～40 μl，置于 4℃冰箱作用 30 分钟。

（6）取出标本用 Hanks 液以同样速度和时间离心冲洗 2 次，弃上清液后留 20 μl 充分混匀细胞，取 1 滴于载玻片上加盖玻片，荧光显微镜下数 200 个淋巴细胞并计算出标有荧光细胞的阳性率。

3. BALF 中总蛋白的测定——Lowry 法

（1）仪器试剂

1）2%碳酸钠，1%酒石酸钠钾和 0.5%硫酸铜混合液。

2）试剂 A：2%碳酸钠 50 ml＋1%酒石酸钠钾和 0.5%硫酸铜混合液 1 ml。

3）试剂 B：酚试剂 4.5 ml＋双蒸水 1.5 ml。

4）试剂 C：12% NaOH 溶液。

5）总蛋白标准品应用液：0.5 μg/μl。

（2）测定步骤

1）取待测样本 100 μl，加入微量试管，另设 4 个标准品 25 μg、50 μg、75 μg、100 μg 和 1 个空白管。

2）各管加双蒸水至 500 μl 和试剂 C 100 μl 混合 15 分钟。

3）各管加入试剂 A 3 ml 静置 10 分钟。

4）各管加入试剂 D 200 μl 立即混合，静置 30 分钟。

5）测 OD 值：分光光度计波长 750 nm，灵敏度 1 档。

6）根据标准品曲线求得待测样本总蛋白含量（mg/ml）。

4. BALF 中总磷脂（TPL）和饱和磷脂（DSPC）测定

（1）仪器试剂

1）A 液（新鲜配制）：硫酸氢钠 7.5 g，无水亚硫酸钠 250 mg，1-氨基-2-萘酚-4-磺酸 125 mg，先溶解 1-氨基-2-萘酚-4-磺酸，过滤后再溶解其他两种试剂，加双蒸水至 50ml。

2）B 液：5%钼酸钠。

3）C 液：双蒸水。

4）D 液：按试剂 A：B：C=1：1：10（V/V）配制。

5）过柱洗脱液配制：1 液[氯仿：甲醇=20：1（V/V）]，2 液[氯仿：甲醇：氨水=70：30：2（V/V）]。

6）制备中性铝粉柱：120℃ 2 小时烤干，直至样品上柱。

7）四氧化锇：0.5 g 锇酸加入 100 ml 四氯化碳溶液，4℃避光保存。

（2）测定步骤

1）取样：50 μl，双份（样本 1、2 分别做 TPL 和 DSPC）。

2）萃取：加 0.9% NaCl 至 1 ml，分别加甲醇 1 ml 和氯仿 2 ml。

3）震荡：混合震荡 5 分钟→静置 10 分钟→取下层（氯仿层）→N$_2$吹干氯仿→样本 1 待消化测 TPL。

4）四氯化锇氧化和过柱：样本 2 加 0.5 ml 四氯化锇→室温下反应 15 分钟→N$_2$吹干→分别用 1 液、2 液过柱→收集 2 液洗脱液 5 ml→N$_2$吹干→待消化测 DSPC。

5）消化：将待消化样品、标准磷（按 0.5 µg、1 µg、2 µg、4 µg 4 管加样）及空白管各加入 0.5 ml 5mol 硫酸及 0.5 ml 双蒸水→置 200℃烤箱 2 小时→取出→滴入 3 滴 30% H_2O_2→震荡→再置 200℃烤箱 1 小时→取出→冷却后加入新鲜配制 D 液 3 ml→100℃水浴 10 分钟后立即降温终止反应。

6）测 OD 值：分光光度计比色，读 OD 值（λ=800 nm，灵敏度 2 档）。

5. BALF 中酸性磷酸酶（ACP）和碱性磷酸酶（AKP）含量测定

（1）测定原理：酸性磷酸酶分解磷酸苯二钠，产生游离酚和磷酸，酚在碱性溶液中与 4-氨基安替吡啉作用经铁氰化钾氧化生成红色醌衍生物，根据红色深浅可以测定酶活力的高低。碱性磷酸酶分解磷酸苯二钠，产生游离酚和磷酸，酚在碱性溶液中与 4-氨基安替吡啉作用经铁氰化生成红色醌衍生物，根据红色深浅测定酶活力高低。

（2）操作步骤

1）酸性磷酸酶测定：采用分光光度法测定，见表 10-1。

表 10-1　酸性磷酸酶含量测定

试剂	测定管	标准管	空白管
血清	0.05	—	—
0.1 mg/ml 酚标准应用液	—	0.05	—
双蒸水（ml）	—	—	0.05
缓冲液（ml）	0.5	0.5	0.5
基质液（ml）	0.5	0.5	0.5
充分混匀，37℃水浴 30 分钟			
碱液（ml）	1.0	1.0	1.0
显色剂（ml）	1.5	1.5	1.5

立即混匀，室温静置 10 分钟，于 520 nm，1 cm 光径，空白管调零，测各管吸光度值。单位定义：100 ml 血清在 37℃与基质作用 30 分钟产生 1 mg 酚为 1 个活力单位。计算公式：酸性磷酸酶（U/100 ml）=测定管吸光度/标准管吸光度×标准管含酚的量（0.005 mg）×（100 ml/0.05 ml）。

2）碱性磷酸酶测定：试剂组成与配制同酸性磷酸酶，操作同酸性磷酸酶测定。单位定义：100 ml 血清在 37℃与基质作用 15 分钟产生 1 mg 酚为 1 个金氏单位。计算公式：碱性磷酸酶（金氏单位/100 ml）=（测定管吸光度/标准管吸光度）×标准管含酚的量（0.005 mg）×（100 ml/0.05 ml）。

【结果分析与评价】

实验组和对照组动物的各指标进行比较，看两组动物之间是否具有统计学意义的差异。

【注意事项】

1. 进行 BALF 时，应防止大气道分泌物混入和灌洗液外溢，保证 BALF 的回收量。

2. 在灌洗过程中要充分抑制实验动物的咳嗽，否则容易引起支气管壁黏膜损伤而造成灌洗液的混血，同时影响回收量。

3. BALF 合格标本判断标准：其成分中没有大气道分泌物混入，回收率>40 %，存活细胞占 95 %以上。红细胞<10%，上皮细胞<3%～5%。涂片细胞形态完整、无变形，分布均匀。

（五）大鼠气道黏液中肺表面活性物质的测定

【目的和原理】

有些外源化学物质可选择性地作用于肺泡Ⅱ型细胞或肺表面活性物质，致肺泡Ⅱ型细胞破坏，生成的肺表面活性物质减少，或直接破坏肺表面活性物质，使肺泡表面张力升高致肺损伤。肺表面活性物质由成熟肺的肺泡Ⅱ型细胞分泌，其主要成分为饱和型卵磷脂，因此可通过测定肺泡灌洗液中饱和型卵磷脂含量来评定肺泡表面活性物质含量。

【器材与试剂】

1. 动物 实验用大鼠，也可用豚鼠、家兔等。

2. 试剂 生理盐水、麻醉剂（乙醚或乌拉坦）、三氯甲烷、铟酸溶液、氮气、溴百里香酚蓝。

3. 仪器 离心机、水浴锅、烤箱、薄层扫描仪。

【操作步骤】

1. 染毒、支气管肺泡灌洗 动物以任何方式染毒后一定时间麻醉，分离气管，行气管插管术后以 5 ml 生理盐水进行支气管肺泡灌洗，收集灌洗液。

2. 卵磷脂提取 上述收集的灌洗液离心，取上清液 1ml，加 2 ml 三氯甲烷充分摇匀后以 2500 r/min 离心，下层溶液吸入至具塞试管内，50～60℃水浴中氮气吹干。

3. 卵磷脂分离 上述具塞试管中加入 0.5ml 铟酸，振摇后置通风橱内静置 15 分钟后，于 40～50℃水浴中氮气吹干。

4. 薄层色谱扫描定量 硅胶板事先置入 110℃烤箱 1 小时。分离后的样品加定量的三氯甲烷溶解，点样于薄层板上，置 110℃烤箱 15～20 分钟。硅胶板放于展开剂中，待展开剂前缘距点样处 10 cm 后取出。硅胶板置 110℃烤箱 5～10 分钟取出，用溴百里香酚蓝染色后，清水冲板至本底无色，滤纸吸干，110℃烤箱 5～10 分钟取出，则显示有清晰的蓝色斑点。薄层扫描仪 630 nm 处对标准斑点和样本斑点进行扫描定量。

（六）离体试验法

实验 1 离体肺灌流与分析

【目的和原理】

体外肺灌流（isolated perfused lung，IPL）是在呼吸机的维持下，将实验动物的肺脏完整地游离出来，保存在特殊的保护液中，保持其活力。经过一定时间后，用收集到的同一动物的自体血液（或灌流液）进行灌流。离体肺灌流模型是一种模拟体内状态的肺循环模型，可以较好地模拟肺在整体情况下的生理功能，此方法是在体外情况下，通过对肺脏保护、灌注及对灌注液成分进行分析，来了解呼吸毒物对呼吸系统的损伤情况。

【器材与试剂】

1. 器材 微型人工呼吸机、手术器械、恒流泵。

2. 试剂 硫喷妥钠、肝素、生理盐水、Euro-Collins 保护液（主要成分见表10-2）。

【操作步骤】

1. IPL 过程

（1）实验动物：常选用健康成年家兔，性别不限，体重在（2.0kg±0.3 kg）范围内。

（2）动物麻醉：家兔用硫喷妥钠 25 mg/kg 经耳缘静脉注入麻醉。

（3）离体肺的获取

1）将实验用家兔麻醉后，进行气管切开、插管、接微型人工呼吸机辅助呼吸[潮气量 15 ml/kg，频率 45 次/分钟，FiO$_2$（吸入氧气分数）21%]。

2）胸正中切口剪开胸骨，打开心包，按 700 U/kg 剂量肝素化，右心房插管收集自体血液，用生理盐水稀释至 HCT（红细胞比容）25%，以备再灌注时使用。

表 10-2　Euro-Collins 保护液成分（mmol/L）

保护液成分	含量
K$^+$	115
Na$^+$	10
Cl$^-$	15
PO$_4^{3-}$	58
HCO$_3^-$	10
pH	7.3
葡萄糖*	35

*表示葡萄糖的含量单位是（g/L）

3）心脏停搏时，经肺主动脉缓慢灌入 Euro-Collins（4℃）保护液冲洗肺脏，同时切开左心室，灌注压 30 mm H$_2$O，直至左心房引流液澄清为止。

4）完整切除心肺，灌注完毕使肺保持 50 %左右膨胀，浸入 10℃与灌注液相同的保护液中保存。

（4）离体肺的再灌注

1）离体肺经保存后支气管插管接呼吸机。

2）用恒流泵从肺动脉以 20 ml/min 泵入自体血（30℃），再灌注气道通气参数同前。

2. 分析

（1）10 分钟后做肺静脉回血的血气分析，取肺静脉血测定血氧分压。

（2）30 分钟后测定气道压力、平均肺动脉压，称肺湿重（W_r），然后将肺置入 80℃烤箱烘干后称肺干重（W_d）。

（3）对肺灌洗液进行各种分析。

【结果分析与评价】

所有结果均取均数±标准差，比较实验组和对照组动物的各指标，判断两组之间各指标差异是否具有统计学意义。

【注意事项】

1. 严格控制呼吸机的条件，防止过快或过慢。

2. 离体肺的保存时间在 4～6 小时，不宜在保护液中放置过久。

实验 2　离体气管片试验法

【目的与原理】

离体气管法是研究外源化学物是否可引起气管平滑肌松弛作用的较为常用的实验方法之一。实验动物用豚鼠较常见，其原因是因为豚鼠的气管对药物的反应比其他动物更为敏感，且更接近于人的气管。

【器材与试剂】

1. 动物　选择体重在 400～500 g 的豚鼠一只，雌雄不限。

2. 器材　剪刀、镊子、缝合线等手术用器材。离体器官浴槽、记录仪、氧气瓶等。

3. 试剂　①Krebs-Henseleit 液（NaCl 118 mmol/L、KCl 4.7 mmol/L、CaCl$_2$ 2.5 mmol/L、

$MgSO_4$ 1.2 mmol/L、KH_2PO_4 1.2 mmol/L、EDTA-Na_2 0.5 mmol/L、$NaHCO_3$ 25 mmol/L、Glucose 11 mmol/L）；②2 g/ml 普萘洛尔；③0.1～1 g/ml 的组胺；④1～3 g/ml 乙酰胆碱。

【操作步骤】

1. 取豚鼠一只，处死，立即从腹面正中切开颈部皮肤和皮下组织，细心分离出气管，然后截取自甲状软骨下的全部气管，放入盛有 Krebs-Henseleit 营养液的器皿中，把气管周围的结缔组织尽可能完全切除。

2. 纵行切开气管的腹面（软骨环面），再在 2～3 个软骨环的间隔横切，将取下的气管平均分为 5～6 段，用针线将每段气管片在纵切口处缝上，相互连成一串，即成气管片标本，供实验使用。

3. 在气管片下端穿一短线固定于玻质支架上，而上端穿一较长的线，以备连至描记装置进行描记。然后将固定好的气管片串放入盛有 Krebs-Henseleit 液的离体器官浴槽中，37℃保温，供氧，稳定 20～30 分钟后进行描记（负重约 2g）。气管平滑肌无自动收缩，待基线稳定后即给予受试物，观察反应，用记录仪法记录。每加一种化学物，接触 2 分钟，观察化学物反应，然后换液，待基线恢复后才给另一种化学物。具体染毒步骤如下：

（1）0.1～1 g/ml 的组胺（为浴槽营养液的药物浓度，下同），观察气管片的收缩反应，以测定标本的功能状况如何。

（2）给受试物，观察有无松弛气管平滑肌作用。

（3）重复步骤①，待其作用达到高峰时，加入受试物，观察其反应。

（4）给 1～3 g/ml 乙酰胆碱，待其作用达到高峰时，加入受试物，观察其反应。

（5）2 g/ml 普萘洛尔，5 分钟后，加入受试物，观察其反应。

【结果分析】

观察并记录气管片串的反应，记录记录仪的显示结果，与加受试物之前的结果进行比较。

【注意事项】

1. 分离气管及缝合气管片串时，动作要快而轻柔，切勿用镊子夹伤气管平滑肌。

2. 供氧要充分，如基线升高或不易恢复到原来水平时，可充分供氧，促使其恢复。

实验 3 乳鼠肺细胞原代培养与上皮细胞纯化

【目的和原理】

本实验的目的是将实验动物的肺细胞分离出来并进行原代培养，使之在体外接触呼吸毒物，研究呼吸毒物对原代培养的肺细胞的损伤作用，分析其对呼吸系统的损伤机制。用合适的酶（常用胰蛋白酶）消化实验动物的肺脏，可将肺脏细胞分散为多种类细胞的单细胞混悬液，进一步分离纯化即可得到所需的细胞成分。离体的实验动物肺细胞，在适当的体外培养条件下（营养、温度、湿度等）可以生长，此时细胞刚刚离体，生物学特性未发生很大变化，最接近和反映体内生长特性，对研究该细胞的生长、分化、代谢及其参与生理、病理变化的机制有极其重要的意义，还适合做药物测试、细胞分化等试验研究。

【器材与试剂】

1. 动物 出生后 2～3 天的仓鼠乳鼠。

2. 器材 手术用剪刀、镊子、离心机、吸管、尼龙网、生物显微镜、倒置显微镜、培养瓶、CO_2 培养箱（调整为 37℃）等及其他细胞培养所需的常规仪器。

3. 试剂 Hanks 液、胰蛋白酶、胶原酶、DNA 酶、胎牛血清（FCS）、MEM 培养基及其他细胞培养常用常规试剂。

【操作步骤】

1. 乳鼠处死后置于 75%乙醇中泡 2～3 秒后置于平皿中。

2. 剪开胸部皮肤，消毒后取出肺组织，置于盛有预冷的 Hanks 液的无菌玻璃平皿中（平皿置于冰上），去除气管、支气管、血管等非肺组织，用 Hanks 液冲洗数次后将肺组织块剪切成细小碎块（约 1 mm³），大小尽量均匀，再用 Hanks 液清洗，直到组织块自然沉降后上清液体澄清为止。

3. 吸弃上清液，往肺组织块中加 1.25 g/L 胰蛋白酶 1 ml 和 0.02 g/L DNA 酶少许（10～20 ml 消化液中加 100μl），置于 37℃水浴中进行消化，为使组织块散开，可以每隔 5 分钟摇动一次；15～20 分钟后，待大部分组织块被消化为细胞悬液时，立即将细胞悬液移去，剩余组织用同样量的新鲜消化液再进行消化（步骤同上）。立即在获得的细胞悬液中加入同消化液体积相等的含 10 %胎牛血清（FCS）的 MEM 培养液终止消化，用吸管充分吹打均匀。

4. 用尼龙网（HiTer，Hc3-100）过滤细胞悬液，滤除较大的组织碎片，滤液于 4℃离心（1500 r/min）5 分钟，弃除上清液，沉淀即为总细胞（含上皮细胞和成纤维细胞），必要时可再离心 1 次。

5. 在细胞沉淀中加入 35 ml MEM 培养液，再次离心（800 r/min）3 分钟，其上清液中大多数为成纤维细胞，少部分为上皮细胞，沉淀中大多数为上皮细胞。此为初次分离的细胞，将其分别保存在冰水中。

6. 将初次分离的成纤维细胞悬液（35 ml）于 4℃离心（1500 r/min）5 分钟后弃去上清液。将离心后的细胞沉淀重悬在含 10 %胎牛血清（FCS）的 MEM 培养液中，混匀成细胞悬液（4～5 个胎鼠肺的细胞，需 10～15 ml 培养液），调细胞浓度为 1.5 ×10⁶～2 ×10⁶/ ml；将细胞悬液移入 75 cm² 的培养瓶中，每瓶加细胞悬液 12～15 ml。置于 37℃，5 % CO_2 培养箱中培养 40 分钟，弃除未贴壁细胞。贴壁的细胞即为纯化的成纤维细胞，换新鲜的培养液（量同上）后，置于 37℃，5 % CO_2 培养箱中继续培养过夜。

7. 将初次分离的上皮细胞沉淀[参照步骤 6]加入含 1 g/L 胶原酶的 MEM 培养液 15 ml，于 37℃震荡消化 15 分钟，再加入等量的含 10 %灭活的胎牛血清的 MEM 培养液终止消化，用吸管充分吹打均匀，4℃离心（1500 r/min）5 分钟，弃去上清液，沉淀重悬在 35 ml MEM 培养液中，离心（800 r/min）3 分钟，重复 3 次，所获细胞即为纯的上皮细胞。往纯的上皮细胞中加入 10～15 ml 含 10 %胎牛血清的 MEM 培养液，调整细胞浓度为 1.5×10⁶～2×10⁶/ ml，接种在 75 cm² 培养瓶中，培养过夜，即可贴壁，观察其形态和纯度。

【注意事项】

1. 自取材开始，尽量保持所有细胞处于无菌条件，严格无菌操作。

2. 乳鼠在 Hanks 液中的剪切，应置于冰水中，或在冰面上进行。

3. 在超净台中，为避免溶液蒸发，培养也不能过久暴露。

4. 每步操作尽量不丢弃细胞。

实验 4　体外培养的肺巨噬细胞中乳酸脱氢酶（LDH）活性测定

【目的和原理】

乳酸脱氢酶为细胞标志酶，是一种胞质酶，存在于活细胞的胞质里，不能透过细胞膜。在正常情况下，由于细胞的衰老死亡，细胞外液中存在一定水平的 LDH。当细胞膜结构被破坏时，LDH 会大量逸出至细胞外，因此，细胞外 LDH 活性增高，表明细胞膜完整性受损。肺泡巨噬细胞（alveolar macrophage，AM）分布于呼吸道-肺泡表面，具有吞噬和抗原递呈功能，是研究肺部抗感染模型的重要细胞类型。可通过对巨噬细胞外 LDH 活性的检测来分析外源化学物对细胞膜的损伤。其原理是在乳酸脱氢酶的作用下，NAD^+ 被还原生成 NADH，乳酸脱氢生成丙酮酸，丙酮酸与 2,4-二硝基苯肼反应生成丙酮酸二硝基苯腙，后者在碱性溶液中呈红棕色，其颜色深浅与丙酮酸的浓度成正比，与标准浓度的丙酮酸生成的苯腙进行比色，可推算 LDH 的活力。

【器材与试剂】

1. 器材 支气管肺灌洗装置，分光光度计。

2. 试剂 ①NAD^+基质缓冲液（0.3 mol/L，pH 8.8）：二乙醇胺 2.1 g，乳酸锂 2.88 g，蒸馏水定容至 100 ml。②辅酶Ⅰ溶液（11.3 mol/L）：氧化型辅酶Ⅰ 15 mg（含量为 70% 的则为 21.4 mg）溶于 2 ml 蒸馏水中，4 ℃冰箱保存（可保存至少 2 周）。③2,4-二硝基苯肼溶液（1 mmol/L）：2,4-二硝基苯肼 200 mg 加盐酸（4 mol/L）250 ml，再加水约 600 ml，加热助溶，冷却后再加水至 1 L。④NaOH（0.4 mol/L）；丙酮酸标准液（1 μmol/ml）：AR 级丙酮酸（1 mg/ml）标准液 0.88 ml 加基质缓冲液至 10 ml（临时现配）。

【操作步骤】

1. 常规方法获取巨噬细胞，不同剂量受试物染毒，细胞用 1%Triton X-100 裂解，取 10 μl 细胞裂解液用于测定。

2. 标准曲线制作，按表 10-3 操作完毕后，室温置 5 分钟，以空白管调零，440nm 处分光光度计测定各管吸光度，绘制标准曲线。

3. 按表 10-4 操作完毕后，室温静止 5 分钟，按上述方法于 440 nm 处比色，比色杯光径 1.0 cm，蒸馏水调零，读取各管吸光度。以测定管与对照管吸光度之差值查标准曲线，求得 LDH 酶活性值。

表 10-3　LDH 测定标准曲线的制备

操作步骤及顺序	试管号						
	空白	1	2	3	4	5	6
丙酮酸标准液（ml）	0	0.025	0.05	0.1	0.15	0.20	0.25
基质缓冲液（ml）	0.50	0.475	0.45	0.40	0.35	0.30	0.25
蒸馏水（ml）	0.11	0.11	0.11	0.11	0.11	0.11	0.11
2,4-二硝基苯肼溶液（ml）	0.5	0.5	0.5	0.5	0.5	0.5	0.5
37℃水浴 15 分钟							
0.4 mol/L NaOH（ml）	5.0	5.0	5.0	5.0	5.0	5.0	5.0
相当于金氏单位	0	125	250	500	750	1000	1250

表 10-4　LDH 酶活性的测定

操作步骤及顺序	样品管	对照管
待测样品（ml）	0.01	0.01
NAD^+基质缓冲液（ml）	0.5	0.5
37℃水浴 5 分钟		
辅酶Ⅰ溶液（ml）	0.1	—

续表

操作步骤及顺序	样品管	对照管
37℃水浴 5 分钟		
2,4-二硝基苯肼溶液（ml）	0.5	0.5
辅酶 I 溶液（ml）	—	0.1
37℃水浴 5 分钟		
0.4mol/L NaOH（ml）	5.0	5.0

金氏单位：以 100 ml 血清，37 ℃，作用底物 15 分钟，产生 1 μmol 丙酮酸为一个金氏单位

【操作步骤】

此方法可用于没有酶标仪的学生实习使用。现在已有试剂盒利用酶标仪检测，非常简便。

六、思 考 题

1. $PM_{2.5}$ 呼吸系统损伤机制目前有哪些？

2. 肺功能检查临床意义和诊断思路是什么？

3. 生产性粉尘和大气颗粒物的主要成分和毒性作用危害及其机制有何不同？

4. 对某石英砂加工企业 586 名矽尘作业工人进行职业健康检查。结果 586 名矽尘作业工人中各项功能指标异常 156 例，总检出率 26.62%。检出疑似肺尘埃沉着病 7 例，粉尘作业职业禁忌证 2 例（胸膜增厚）。高千伏 X 线胸片异常检出率 7.34%。肺功能异常检出率 2.05%。X 线胸片异常、肺通气功能异常、心电图异常和高血压异常检出率、总体异常检出率均随着工人年龄、工龄增长而增加的趋势。欲研究该企业工人出现健康异常的原因，需开展哪些工作？写出具体的设计方案。

（张青碧 王春华）

实验十一　肝脏毒性研究与实验技术

一、教学目的与意义

1. 熟悉外源化学物致肝损害的体内（*in vivo*）和体外（*in vitro*）试验常用的技术与评价方法。

2. 掌握肝脏毒性研究中体内、体外试验的设计思路和试验技能要点，开展具体的实际操作。

3. 了解肝损害整体和离体试验系统的特点和不足，学习根据实验目的选择合适的评价技术研究中毒性肝损害的关键机制及影响因素。

二、背　景　资　料

外源化学物进入机体后经过肝脏的代谢和转化，在解毒的过程中其对肝脏的损伤几乎是不可避免的。人体接触肝脏毒物的方式主要包括职业性接触、生活性接触和医用药物性接触。许多外源化学物已在人和（或）实验动物中得到肝脏毒性的证据，包括：①在动物和人中均有确凿证据的肝脏毒物有芳香胺类、二甲苯、二硫化碳、氯硝胺、二噁英、氧化联苯、卤代芳香烃、卤代烷烃、硝基芳香烃、亚硝胺化合物；②在动物中有确凿证据，但在人类中报道不一的肝脏毒物有异丙基甲苯、萘胺、间羟丁甲苯、硝基甲烷、硝基乙烷、硝基丙烷；③在动物和人中均有报道的肝脏毒物有乙醇、醛、苯、甲苯、异氟醚、农药；④只在动物中有报道的毒物有烃类、脂肪胺类、乙酯等。

研究和确定各种肝损伤机制和影响因素的体内体外试验评价系统。包括：①肝脏体外灌流、肝细胞原代培养及亚细胞组分分级分离等，以及不同来源的永生化肝细胞株/系等体外试验技术，可在无其他组织器官系统的影响下观察各种不同水平的肝损害；采用共培养模型和某种化学物灭活特定肝细胞的实验方法，能确定不同肝细胞间的相互作用。②整体动物体内评价系统对评价肝损伤的演进及慢性损伤反应尤为重要，使用诱导剂或抑制剂能进一步验证特定的作用机制。③利用分子生物学技术进行基因转染或基因阻抑实验有助于动态观察肝损害过程中关键基因的表达调控及其功能；啮齿类动物基因敲除模型通过屏蔽非目标基因的功能和抑制其他混杂效应，有利于解释中毒性肝损伤中复杂的作用机制。

目前，在细胞、亚细胞组分及分子水平上观察中毒性肝损伤的发生机制仍是未来主要的研究方向。除了肝（上皮）细胞外，肝脏中其他细胞在外源化学物诱导肝脏毒性损伤中的作用也引起了重视。例如，采用人肝祖 HepaRG 细胞诱导分化成肝细胞样上皮细胞和胆管样上皮细胞；采用高纯化的胆小管膜、可分泌胆汁的偶联肝细胞及胆管细胞原代培养等技术，有可能在胆汁淤积这一机制的研究上取得重要突破；采用共培养系统或采用不同处理方式改变每种血窦细胞的功能可确定血窦细胞与其他肝脏细胞间的相互影响机制；应用基因敲除及其他分子生物学技术可进一步深入了解生物活化和排泄过程在肝毒性发生中的重要作用。

三、案　例　与　问　题

（一）案例一

近年来，部分中药存在的过度使用现象，使其中某些有毒成分致肝损害逐渐成为药物撤出市场和不良反应频发的最常见原因。据不完全统计，约有100多种中草药可引起各种类型的肝损害，其中何首乌致肝损害就是典型代表，研究初步证实其中的大黄素、大黄酸是其引发肝脏不良反应的主要化学成分。

同样，滥用食品添加剂也存在着巨大的健康风险，其诱导的肝脏毒性损伤值得关注。其中带来的问题包括：

1. 部分中药或食品添加剂引起的慢性中毒性肝损害起病隐匿，病变进展缓慢。如何通过相关毒性检测，明确中药或食品添加剂接触与肝损害间的因果关系？

2. 部分中药引起的慢性中毒性肝损害的毒性表现复杂，如何通过肝损伤病例的毒理学检测，分析和总结其肝脏毒性特点及潜在机制？

（二）案例二

某化合物 A 是 2013 年国内合成一类新型医药的重要中间体，也是合成一种高效除草剂的主要原药；但是，化合物 A 的肝脏毒理学资料尚未见报道。亟待解决的问题是：

1. 如何通过急性经口毒性实验，阐明其肝损害类型和肝毒性作用机制，为其安全性评价和进一步的研究提供依据？

2. 化合物 A 致肝损害过程中，其对肝脏非实质性细胞（如胆管上皮细胞、肝血窦内皮细胞、Kupffer 细胞和 Ito 细胞等）的功能和细胞间相互作用有何影响？

四、课题设计与实验指导

课题名称：评价未知化学物肝损害及探讨其毒性作用机制

（一）未知化学物肝损伤机制和影响因素体内试验设计（图 11-1）

1. 明确实验目的。按照任务要求，选择建立急性还是慢性肝损害动物模型。

2. 查阅文献。了解已报道过的、具有相同官能团的同系化学物致肝损害的生物学效应、生理和生化功能影响类型、器官组织的病理改变特点。

3. 实验动物选择。选择饲养管理条件合格的标准化实验动物，根据实验目的以对受试化学物敏感、代谢方式与人类接近、经济易得的实验动物为研究对象。

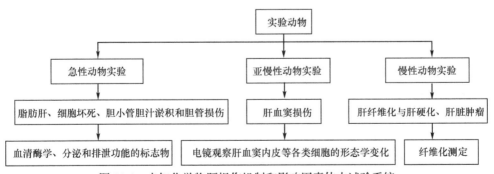

图 11-1 未知化学物肝损伤机制和影响因素体内试验系统

4. 实验动物分组。遵循对照（空白对照、标准对照、组间对照、自身对照）、重复和随机化原则，将实验动物随机分为观察组和对照组。

5. 选择染毒方式和剂量。通常采用灌胃法，参考已报道过的、具有相同官能团的同系化合物的毒理学资料来确定暴露剂量和染毒周期。

6. 选择实验观察指标。选择灵敏、特异地反映毒性作用本质的指标，还包括尿、血常规，肝功能及肝脏病理检查等。对接触人群已产生某些毒效应，则应根据接触者的临床表现来选择相应指标。肝损害的功能评价指标主要包括血清酶学检测、肝脏排泄功能检测及肝脏组织形态和化学成分检测三大类。

7. 预试验。通过小样本实验，熟练实验操作技术和验证观察指标的可行性，依此改进和调整实验设计。

8. 正式实验。作好实验记录，保证实验结果的客观完整和可追溯性。

9. 总结与统计分析。对实验结果及时进行整理，以便发现不足和问题，立即进行补救或重新实验，最后撰写实验报告。

（二）未知化学物肝损伤机制和影响因素体外试验设计（图 11-2）

1. 根据实验目的和不同类型体外试验的特点，选择合理的化学物肝损伤机制和影响因素体外试验模型。

2. 通过形态学及蛋白免疫印迹、RT-qPCR、mRNA 原位杂交等分子生物学检测手段，从组织、细胞、分子水平分别研究未知化学物致肝损伤的机制，为潜在生物标志物的筛选提供依据和线索。

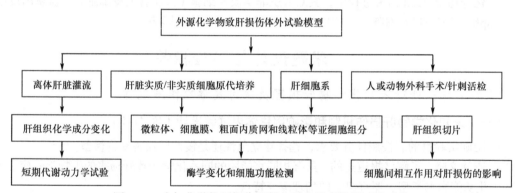

图 11-2 未知化学物肝损伤机制和影响因素体外试验系统

五、肝脏毒性试验主要方法与技术

（一）肝损伤动物模型建立

实验 1 急性化学性肝损伤动物模型

【目的与原理】

四氯化碳（CCl_4）经肝细胞色素 P450 代谢生成三氯甲基自由基和氯自由基，大量自由基可攻击内质网膜上磷脂分子的不饱和键；三氯甲基自由基通过与膜上的脂质和蛋白共价结合，破坏膜结构完整性；三氯甲基自由基还可抑制细胞膜和微粒体膜上钙泵的活性，增加钙离子内流，诱导肝细胞坏死。本实验的目的是建立 CCl_4 急性肝损伤大鼠和小鼠模型，进行肝功能和组织学毒性检测与评价。

【器材与试剂】

1. **试剂** 用花生油等植物油将 CCl_4 配制成 0.1%～1%（V/V）的稀释液。

2. **动物** Wistar 大鼠（体重 250～300 g）或昆明种小鼠（体重 18～22 g）。

【操作步骤】

成年大鼠按照 10 ml/kg 体重的容量一次性腹腔注射 0.1%或灌胃 0.1%～0.2%的 CCl_4 植物油稀释液；小鼠对 CCl_4 较敏感，可按 10～20 ml/kg 体重的容量腹腔注射或灌胃 0.1%～1% CCl_4 植物油稀释液。暴露 CCl_4 后随即禁食。

16～24 小时后，大鼠腹股沟动脉采血，小鼠眼眶静脉丛或摘眼球取血。分离血清，测定丙氨酸氨基转移酶（ALT）和天冬氨酸氨基转移酶（AST）活性等生化指标。剪取相同部位小块肝脏组织，于 10%福尔马林溶液中固定进行病理组织学检查。

【结果分析与评价】

CCl_4 引起急性肝损伤的病理形态学主要表现为肝小叶呈中央区坏死、脂肪变性及在门静脉区肝细胞肿大变性。血清学检查可见 ALT 和 AST 升高，一般在 CCl_4 暴露 3 小时后，ALT 和 AST 开始升高；12～13 小时后达到高峰，常升至正常水平的 10 多倍；随后又呈下降趋势，90 小时后可恢复到正常范围。

【注意事项】

1. CCl_4 易挥发，可由呼吸道吸收，操作时应注意通风。
2. CCl_4 暴露后必须立即禁食过夜，否则不能形成明显的肝损伤。

实验 2　肝纤维化动物模型

【目的与原理】

CCl_4 是使用最早、最广泛的肝纤维化诱导剂，其诱导肝纤维化具有快速简便、效率高、明显的阶段性变化等特点，是现代肝脏疾病病理学和毒理学研究中最为经典的建模方法之一。CCl_4 代谢产生的三氯甲基自由基可直接损害肝细胞，长期暴露会促使损伤的肝细胞通过炎症细胞集聚，释放细胞因子触发间质组织的过量产生来诱导肝脏纤维化的发生。本实验的目的是建立 CCl_4 长期染毒诱导大鼠肝脏炎症、纤维化病变模型，进行肝功能和组织学毒性检测与评价。

【器材与试剂】

1. 试剂　用花生油与 CCl_4 按 1∶1（V/V）配制成 50% CCl_4 植物油稀释液。
2. 动物　雄性 Wistar 大鼠（体重 100～150 g）。

【操作步骤】

按照 1 ml/kg 体重的容量灌胃 50% CCl_4 植物油稀释液，每周 2 次，持续 8～12 周。于末次染毒后 24 小时处死。采血并测定血清中 ALT 和 AST 酶活性，总胆红素、Ⅳ型胶原、Ⅲ型前胶原肽水平，肝脏羟脯氨酸含量，并计算白蛋白/球蛋白（A/G）比例。取相同部位肝脏组织于 10%福尔马林溶液中固定，做 H&E 染色和 Masson 胶原纤维染色。

【结果分析与评价】

肝脏纤维化发生后，表现为：①血清 ALT 和 AST 活性升高。②肝细胞合成白蛋白的能力降低，使血清中 A/G 比例降低。肝脏纤维化病理分级标准为：S_0 级，无纤维化；S_1 级，汇管区纤维化扩大，局限窦周及小叶内纤维化；S_2 级，汇管区周围纤维化，纤维间隔形成，小叶结构保留；S_3 级，纤维间隔伴小叶结构紊乱，无肝硬化；S_4 级，早期肝硬化。肝纤维化指标羟脯氨酸含量的测定见后述。

【注意事项】

为缩短建模周期，可采用 CCl_4 联合苯巴比妥诱发肝纤维化的方法。其原理是应用苯巴比妥诱导和增加细胞色素 P450 的活性，进而加大 CCl_4 的毒性。受试动物在饮用 0.35 g/L 的苯巴比妥溶液 2 周后，按照 1 ml/kg 体重的容量灌胃 50% CCl_4 植物油稀释液，每周 1 次；早期肝纤维化 4～6 周形成，肝硬化 8～10 周形成。

（二）肝脏亚细胞组分的制备

实验 1　肝脏微粒体的制备

【目的与原理】

微粒体是肝细胞匀浆破碎后其内质网膜碎片聚集、卷曲形成闭合的囊泡，内含细胞色素 P450、谷胱甘肽 S-转移酶、苯胺羟化酶等多种代谢酶。微粒体制备有超速离心法和钙沉淀法，前者需要超速冷冻离心机；后者利用肝细胞破碎后加入 Ca^{2+} 有助于内质网膜碎片聚集、卷曲和微粒体颗粒沉淀，通过低速离心即可分出微粒体颗粒。本实验的目的是掌握钙沉淀法制备肝脏微粒体相关技术。

【器材与试剂】

1. 试剂

（1）蔗糖-Tris-HCl 匀浆缓冲液（pH7.4）：称取蔗糖 85.6 g、三羟甲基氨甲烷（Tris）1.21 g，溶于约 800 ml 纯水中，用 HCl 调 pH 至 7.4，纯水定容至 1 L，4℃保存。

（2）KCl-Tris-HCl 缓冲液（pH7.4）：称取 KCl 11.2 g、Tris 1.21 g，溶于约 800 ml 纯水中，用 HCl 调 pH 至 7.4，纯水定容至 1 L，4℃保存。

（3）88 mmol/L $CaCl_2$ 溶液：称取 5.0 g $CaCl_2$，纯水溶解并定容至 100 ml，摇匀，4℃保存。

（4）磷酸盐缓冲溶液（pH7.4）：称取 8.0 g NaCl、0.2 g KCl、1.44 g Na_2HPO_4、0.24 g KH_2PO_4，溶于约 800 ml 纯水中，HCl 调 pH 至 7.4，纯水定容至 1 L，4℃保存。

2. 动物　SD 或 Wistar 大鼠（体重 250 g～300 g）。

3. 器械　手术器械、电动或手动玻璃匀浆器、高速冷冻离心机。

【操作步骤】

大鼠禁食过夜；断头处死，放尽血液；或麻醉状态下经门静脉插管，用 4℃预冷的生理盐水灌流冲洗肝脏呈土黄色。迅速取出肝脏，用预冷的蔗糖-Tris-HCl 匀浆缓冲液漂洗 3 次，剪去结缔组织，滤纸吸干、称重。按照 3 ml/g 肝脏的比例加入蔗糖-Tris-HCl 匀浆缓冲液，用电动组织匀浆机于冰浴中制备匀浆，转速 1000 r/min 匀浆 20 秒。肝匀浆液 4℃ 1000 g 离心 10 分钟，弃去沉淀（细胞核、细胞碎片）。上清液 4℃ 12 000 g 离心 15 分钟，弃沉淀（线粒体）；量取上清液体积，按 10∶1（V/V）加入预冷的 $CaCl_2$ 溶液，混匀，使 Ca^{2+} 终浓度为 8 mmol/L，冰浴 5 分钟；然后 4℃ 25 000g 离心 15 分钟，弃上清液，粉红色、半透明状沉淀即为获得的微粒体。将微粒体重悬于 KCl-Tris-HCl 缓冲液中，充分涡旋混匀，洗涤后 4℃ 25 000g 离心 15 分钟。将洗涤过的微粒体沉淀按 1 ml/g 肝脏的比例加入磷酸缓冲盐溶液（pH7.4），涡旋混匀，分装两份后-80℃冻存备用。

【注意事项】

1. Ca^{2+} 可影响某些酶的活性及造成核糖体的丢失。

2. 受试动物可在处死前 5 天用多氯联苯（300 mg/kg）腹腔注射 1 次来诱导微粒体酶的产生和活性。

实验 2 肝脏线粒体的制备

【目的与原理】

差速沉降离心法是采用逐渐增加离心速度或低速和高速交替进行离心，使沉降速度不同的颗粒在不同离心速度和不同离心时间下分批分离的方法。线粒体是细胞呼吸的主要场所，细胞活动所需的能量主要由线粒体内的氧化磷酸化反应所供给。肝脏组织匀浆后，线粒体通过与其他细胞组分密度、大小和形状的差异，在特定离心场中实现分级沉降，低速去除细胞核及细胞碎片，高速梯度离心分离获得线粒体。本实验目的是掌握差速沉降离心法制备肝脏线粒体相关技术。

【器材与试剂】

1. 线粒体分离介质（pH7.4） 称取蔗糖 23.96 g、甘露醇 38.26 g、4-羟乙基哌嗪乙磺酸（HEPES）1.19 g，乙二醇二乙醚二胺四乙酸（EGTA）0.38 g，牛血清白蛋白（BSA）10 g，溶解并纯水定容至 1 L，用 HCl 调 pH 至 7.4，4℃保存。

2. 动物 SD 或 Wistar 大鼠（体重 250～300 g）。

3. 器材 手术器械、玻璃匀浆器、高速冷冻离心机。

【操作步骤】

取 2 g 肝脏组织在冰浴中剪碎，加入预冷的生理盐水洗涤 2～3 次后，加入 18 ml 预冷的线粒体分离介质，冰浴中匀浆。匀浆液 4℃ 1000 g 离心 10 分钟，弃去沉淀（主要为细胞核、红细胞及大的细胞碎片）；取上清液 4℃ 9000 g 离心 10 分钟，吸去表面白色脂质层；弃去上清液后，每管加 3 ml 分离介质重悬沉淀，然后 4℃ 12 500 g 离心 10 分钟，弃上清液，沉淀部分为线粒体，加入适量分离介质重悬沉淀即获得线粒体制备物。

【结果分析与评价】

线粒体呼吸活性测定方法见"肝损害体外评价方法"中的相关内容。

【注意事项】

1. 因线粒体对缺氧敏感，所以整个制备过程应控制在 1 小时内。
2. 匀浆时由玻管底部缓慢抽起研杵以防产生真空效应，避免线粒体机械损伤。

（三）肝损害体内评价技术

实验 1 肝微粒体细胞色素 P450 含量的测定

【目的与原理】

细胞色素 P450（cytochrome P450，CYP450）是微粒体混合功能氧化酶（MFO）中最主要的成分，起到终末氧化酶的作用，其含量的高低基本上可以反映 MFO 的活力大小。CYP450 在还原条件下，其分子中的铁离子被还原后可与一氧化碳（CO）结合，在 450 nm 处有最大吸收峰，在 490 nm 处有最低吸收峰，根据二者差值和摩尔消光系数求出 CYP450 的含量。本实验目的是学会采用双光束紫外-可见分光光度计测定肝微粒体中 CYP450 含量的方法并掌握其检测意义。

【器材与试剂】

1. 试剂　0.2 mol/L 磷酸盐缓冲液（pH7.4）、连二亚硫酸钠、CO 气体。

2. 器材　双光束紫外-可见分光光度计。

【操作步骤】

取清洁干燥试管 1 支，分别加入 1 ml 微粒体混悬液（含 15～20 mg 微粒体蛋白）和 5 ml 0.2 mol/L 磷酸盐缓冲液（pH7.4），混匀，然后按照 40 μl/6 ml 反应液的比例加入 0.1%连二亚硫酸钠（现用现配）。混匀后分装到两个相配套的 1 cm 比色杯中，一个为样品，另一个为参比，置于双光束紫外可见分光光度计中，于 100～500 nm 波长范围记录基线。再向样品杯通入 CO 气体 30 秒，保证气泡连续且反应液不溢出，然后立即于 100～500 nm 波长范围扫描吸收光谱。

【结果分析与评价】

$$CYP450含量（nmol/mg蛋白）=\frac{(A_{450}-A_{490})\times N\times1000}{91\times 微粒体蛋白浓度（mg/ml）\times r}$$

式中，91 为 CYP450-CO 结合物的摩尔消光系数，L/（mmol·cm）；r 为比色皿的光程，cm；N 为样品稀释倍数。

【注意事项】

1. 连二亚硫酸钠具有还原性，需避光保存；其量不宜加入过多，否则会破坏血红蛋白。

2. 还原型 CYP450 不太稳定，连二亚硫酸钠加入后应尽快通入 CO。

3. 通入 CO 后，应立即测量，以免微粒体下沉和空气氧化使测定值降低。

4. CO 还原后，如果 420 nm 处显示明显吸收峰，表明 CYP450 部分失活，需重新测定。

5. 本法适合于肝脏微粒体中各种 CYP450 同工酶总量的测定；因血红蛋白的干扰且其他组织中 CYP450 含量较低等原因，本法不适合于其他组织 CYP450 含量的测定。

6. 肝微粒体 CYP450 含量依动物种属、品系、年龄、性别及是否预先诱导而有变化，一般未诱导的正常雄性大、小鼠肝 CYP450 含量在 0.4～1.0 nmol/mg 微粒体蛋白，常用巴比妥类药物、多氯联苯（PCB）等来诱导 CYP450 的产生。

7. CYP450 含量测定时，由于待测的组织匀浆液呈浑浊状，因此，测定时需要使用具有光谱扫描功能的双光束紫外可见分光光度计。

实验 2　丙氨酸氨基转移酶（ALT）活性测定

【目的与原理】

肝功能试验中以 ALT 活性升高最为敏感，正常动物血清中含量很低，当肝细胞发生损伤时，细胞膜通透性增加，线粒体内 ALT 释放于血清中，通过测定血清中 ALT 活性来判断肝细胞损伤程度。ALT 活性测定原理为：L-丙氨酸与 α-酮戊二酸在 ALT 作用下生成丙酮酸，生成的丙酮酸在乳酸脱氢酶（LDH）作用下转化成 L-乳酸，同时伴随着 NADH 的氧化，引起在波长 340 nm 处吸光度下降，A_{340} 下降速率与样本中 ALT 活力成正比。本实验目的是掌握 ALT 活性测定方法及检测意义。

$$L\text{-丙氨酸} + \alpha\text{-酮戊二酸} \xrightarrow{\text{ALT}} L\text{-谷氨酸} + 丙酮酸$$

$$丙酮酸 + NADH + H^+ \xrightarrow{\text{LDH}} L\text{-乳酸} + NAD^+ + H_2O$$

【器材与试剂】

1. 试剂

（1）溶液 A：含 0.1 mol/L Tris 缓冲溶液（pH8.5），0.3 mmol/L NADH，5.0 KU/L LDH。

（2）溶液 B：含 0.1 mol/L Tris 缓冲液（pH7.0），1.02 mol/L L-丙氨酸，36 mmol/L α-酮戊二酸。

2. 仪器 恒温水浴箱、可见分光光度计。

【操作步骤】

取 2 支清洁干燥试管，一支为样本管，加入 60 μl 待测样品；另一支为空白管，加入 60 μl 纯水。两支管中分别加入 1.0 ml 溶液 A，混匀，37℃孵育 5 分钟；然后两支管中再均加入 0.5 ml 溶液 B，混匀，37℃孵育 1 分钟，准确记录反应时间。在波长 340 nm 处，以纯水为参比，连续检测 3 分钟，计算 ΔA/min。

【结果分析与评价】

$$ALT酶活（U/L）=\frac{(\Delta A_{样品}/min-\Delta A_{空白}/min)\times V_x\times1000}{6.22\times r\times V_0}$$

式中，6.22 为 β-NADH 在波长 340 nm 处的毫摩尔消光系数；V_x 为反应液总体积；V_0 为样品体积；r 为比色皿的光程。

【注意事项】

1. 试剂与样本使用量可根据实际情况按照相应比例进行改变。

2. 当 SGPT/ALT 活力超过 1000 U/L 时，需用生理盐水先稀释后再测定。

3. 血清样品不宜反复冻融以免影响酶活，置于 4℃冷藏保存，1 周内酶活无显著变化。

实验 3 天冬氨酸氨基转移酶（AST）活性测定

【目的与原理】

L-天冬氨酸与 α-酮戊二酸在 AST 作用下生成草酰乙酸，生成的草酰乙酸在苹果酸脱氢酶（MDH）作用下转化成 L-苹果酸，同时伴随着 NADH 的氧化，引起在波长 340 nm 处吸光度下降，吸光度下降速率与样本中 AST 活力成正比。本实验目的是掌握 AST 活性测定方法及检测意义。

$$L\text{-天冬氨酸} + α\text{-酮戊二酸} \xrightarrow{AST} L\text{-谷氨酸} + 草酰乙酸$$
$$草酰乙酸 + NADH + H^+ \xrightarrow{MDH} L\text{-苹果酸} + NAD^+ + H_2O$$

【器材与试剂】

1. 试剂

（1）溶液 A：含 0.1 mol/L Tris 缓冲液（pH8.5），0.3 mmol/L NADH，5.0 kU/L LDH，1.0 kU/L MDH。

（2）溶液 B：含 0.1 mol/L Tris 缓冲液（pH7.0），500 mmol/L L-天冬氨酸，36 mmol/L α-酮戊二酸。

2. 器材 恒温水浴锅、可见分光光度计。

【操作步骤】

取 2 支清洁干燥试管，一支为样本管，加入 60 μl 待测样品；另一支为空白管，加入 60 μl

纯水。再向两支管中均加入 1.0 ml 溶液 A，混匀，37℃孵育 5 分钟；然后向两支管中均加入 0.5 ml 溶液 B，混匀，准确记录反应时间 37℃孵育 1 分钟。在波长 340 nm 处，以纯水为参比，连续检测 3 分钟，计算 $\Delta A/\min$。

【结果分析与评价】

$$AST（U/L）=\frac{(\Delta A_{样品}/\min - \Delta A_{空白}/\min)\times V_x \times 1000}{6.22\times r \times V_0}$$

式中，6.22 为 β-NADH 在波长 340 nm 处的毫摩尔消光系数；V_x 为反应液总体积；V_0 为样品体积；r 为比色皿的光程。

【注意事项】

与"丙氨酸氨基转移酶（ALT）活性测定"实验中的注意事项相同。

实验 4　碱性磷酸酶（ALP）活性测定

【目的与原理】

ALP 分解磷酸对硝基苯酚（4-NPP），生成磷酸盐和对硝基苯酚（4-NP），4-NP 在碱性溶液中转变成醌式结构，呈现较深的黄色，通过测定在波长 405 nm 处吸光度值的增高速率来求出 ALP 的活性。本实验目的是掌握 ALP 活性测定方法及检测意义。

$$磷酸对硝基苯酚 + H_2O \xrightarrow{ALP} 磷酸盐 + 对硝基苯酚$$

【器材与试剂】

1. 试剂

（1）溶液 A：含 1.0 mol/L 2-氨基-2-甲基-1-丙醇（AMP）缓冲液（pH10.5），0.5 mmol/L MgCl$_2$。

（2）溶液 B：含 1.0 mol/L AMP 缓冲液（pH 8.85），60.1 mmol/L 4-NPP，0.5 mmol/L MgCl$_2$。

2. 器材　恒温水浴锅、可见分光光度计。

【操作步骤】

取 1 支干净比色管作为样本管，加入 20 μl 待测样品；再加入 1.0 ml 溶液 A，混匀，37℃孵育 1 分钟；然后再加入 0.25 ml 溶液 B，混匀，37℃孵育 1 分钟，准确记录反应时间。在波长 405 nm 处，以纯水为参比，连续检测 3 分钟，计算 $\Delta A/\min$。

【结果分析与评价】

$$ALP（U/L）=\frac{\Delta A/\min \times V_x \times 1000}{18.5\times r \times V_0}$$

式中，18.5 为 4-NP 在波长 340 nm 处的毫摩尔消光系数；V_x 为反应液总体积；V_0 为样品体积；r 为比色皿的光程。

【注意事项】

1. 本实验条件下 ALP 活力可达 700 U/L，若 $\Delta A/\min$ 大于 0.2 时，样品需用生理盐水稀释后再进行测定。

2. 如空白参比吸光度值大于 0.6 或试剂变浑，则需要重新配制和测定。

3. 血清中 ALP 活性随放置时间的延长可轻微升高，在室温 25℃下，放置 6 小时，ALP 活性可升高 1%；放置 1~4 天，ALP 活性可升高 3%~6%。

4. 血清样品保存于 4℃下，ALP 活性可缓慢升高；保存于 –20℃下，ALP 活性明显降低，当温度恢复时，ALP 活性也可缓慢恢复。

实验 5　肝脏排泄功能测定

【目的与原理】

受试动物被注射磺溴酞钠（bromsulphalein，BSP）后，大部分 BSP 被肝细胞所摄取，继而经胆汁排出体外。当肝硬化、胆汁淤积、原发性肝癌发生时，肝脏排泄功能下降导致大部分 BSP 潴留在血液中；血浆中 BSP 在碱性条件下变成紫红色的醌式盐，其颜色深浅与 BSP 潴留量呈正比。与对照组动物血浆 BSP 潴留百分率相比，可判断肝脏排泄功能损害程度。本实验目的是掌握 BSP 滞留试验测定肝脏排泄功能的相关方法。

【器材与试剂】

1. 试剂

（1）BSP 标准应用液：当室温太低导致 BSP 以结晶析出时，需先温水浴溶解，然后用生理盐水稀释成 10 mg/ml BSP 储备液。取 5 ml 10 mg/ml BSP 溶液用 0.9% NaCl 溶液定容至 1 L 配成 50 mg/L BSP 标准应用液。

（2）酸性 NaCl 溶液：95 ml 0.9% NaCl 溶液中加入 5 ml 10% HCl 溶液。

（3）碱性 NaCl 溶液：95 ml 0.9% NaCl 溶液中加入 5 ml 10% NaOH 溶液。

2. 器材　离心机、可见分光光度计。

【操作步骤】

以 100 mg/kg 体重的剂量和 0.1 ml/10 g 体重的容量给小鼠尾静脉注射 10 mg/ml BSP 溶液。注射 BSP 溶液 30 分钟后，小鼠经乙醚轻度麻醉，从（眼）眶动脉采血，置于含 1 mg 草酸钠的 1.5 ml 塑料离心管中。血样以 1000 r/min 离心 5 分钟分离血浆，按表 11-1 依次操作。

表 11-1

试剂	空白管（B）	标准管 1（S1）	标准管 2（S2）	对照管（C）	样品管（X）
血浆样品（ml）	-	-	-	0.5	0.5
生理盐水（ml）	1.0	0.9	0.8	0.5	0.5
BSP 标准应用液（ml）	-	0.1	0.2	-	-
酸性氯化钠溶液（ml）	-	-	-	5.0	-
碱性氯化钠溶液（ml）	5.0	5.0	5.0	-	5.0
相当于标准管血浆 BSP 潴留率(%)		5.0	10.0		

摇匀后，以空白管为参比，测定 580 nm 处各管吸光度值。

【结果分析与评价】

$$血浆BSP潴留率（\%）=\frac{A_{样品管}-A_{对照管}}{A_{标准管}}\times 相当于标准管血浆BSP潴留率（\%）$$

【注意事项】

1. BSP 滞留实验不能鉴别肝脏实质性损伤和阻塞性损伤。

2. 不同种类受试动物其清除 BSP 速度不同，其 BSP 剂量应以正常动物注射 BSP 0 分钟后在体内残留 2%～3%为宜。

3. 正常人注射 5 mg/kg BSP 时，注射 30 分钟后血浆中 BSP 潴留率＜10%，45 分钟后 BSP 潴留率＜6%，注射 1 小时后血浆中 BSP 完全被清除。

实验 6　肝脏分泌功能测定

【目的与原理】

胆汁酸是胆汁中的主要成分，是胆固醇经肝组织代谢的最终产物。化学性肝损伤发生时，胆汁分泌出现障碍，血液中胆汁酸含量增加。血清中大部分甘-胆酸和蛋白质结合，δ-苯胺-1-萘磺酸（ANS）可使结合的甘-胆酸解离成游离态，然后竞争地与 ^{125}I-组胺-甘-胆酸标志物和抗体结合，通过测定抗原抗体免疫复合物的放射性强度，利用标准曲线法求出血清中甘-胆酸的含量。本实验目的是学会通过放射免疫分析法（RIA）测定血清中甘-胆酸的含量来评价肝脏的分泌功能。

【器材与试剂】

1. 试剂

（1）缓冲液：取 0.2 mol/L（pH7.4）磷酸盐缓冲液 100 ml，加 NaCl 8.5g，明胶 1 g，NaN$_3$ 1 g，加纯水溶解并定容至 1 L，4℃保存。

（2）标准液：取正常动物混合血清，经乙醇提取法测定血清中的甘-胆酸浓度，然后加入标准甘-胆酸或用 20 g/L 牛血清白蛋白（BSA）溶液稀释，使其浓度为 0.5 μmol/L、2.0 μmol/L 、5.0 μmol/L、15 μmol/L、30 μmol/L。每瓶分装 0.25 ml，冷冻干燥后 4℃保存，临用前加 0.25 ml 纯水溶解。

（3）2 g/L ANS 溶液：取 1 g ANS 溶于 500 ml 缓冲液中。

（4）抗血清制备：取 50 mg 甘-胆酸溶于 2 ml 吡啶中，加 8 ml 纯水，搅拌溶解后为 A 液。另取 100 mg BSA 和 25 mg 碳二亚胺溶于 1 ml 纯水中为 B 液。将 B 液立即滴加到 A 液中，调 pH 至 5.5。反应 4～6 小时后补加 15 mg 碳二亚胺，4℃保存过夜。用纯水透析 48 小时，冷冻干燥，即为免疫原。

选用 4 个月龄新西兰兔，取 1 mg 免疫原溶于 1.5 ml 生理盐水中，加等量弗氏佐剂完全乳化，按常规方法背部皮内多点注射（1 mg 免疫原/只），每月按 0.5 mg 免疫原/只的剂量加强免疫一次。6 个月后颈动脉放血，抗体滴度约 1∶25 000 时分离血清，按可供测 100 管量分装，冻干，用前加 5.5 ml 缓冲液溶解。

（5）^{125}I-组胺-甘-胆酸的制备：取 18.6 mg 甘-胆酸溶于 0.8 ml 吡啶中作为 A 液；取 11.0 mg 盐酸组胺、20 mg 水溶性碳二亚胺溶于 4 ml 纯水中为 B 液。将 A 液滴加到 B 液中，连续搅拌 1 小时，4℃保存过夜。加 0.1 mol/L（pH7.4）的磷酸盐缓冲溶液至 10 ml，用 5 ml 正丁醇提取两次，提取液中含有组胺-甘-胆酸，合并提取液。取 100 μl 提取液，氮气吹干后，加入 50 μl PBS（pH7.4），快速混匀 1 分钟，使其充分溶解。再加入 Na^{125}I 37MBq（1mCi），10 μl 氯胺 T 液（含 25 μg）反应 1～1.5 分钟，然后立即加入 10 μl 偏重亚硫酸铵溶液（含 62.5 μg）。将微量反应液点样于硅胶 G 薄层板上，以正丁醇：冰醋酸：水（85∶10∶5）为展开剂，进行放射自显影定位。^{125}I-组胺-甘-胆酸的比移值（R_f）约 0.3，将标志物刮下，用无水乙醇洗脱，按 74 kBq/100 μl 分装，4℃保存备用，用前加 5.5 ml 缓冲液。

2. 器材　5 ml 注射器、离心机、自动 γ-免疫计数仪。

【操作步骤】

取若干试管，编号，按表 11-2 依次操作。

表 11-2

试剂	空白	1	2	3	4	5	6	测定管
20 g/L BSA 溶液（μl）	20	20	-	-	-	-	-	-
标准溶液（μl）	-	-	20	20	20	20	20	-
待测血清（μl）	-	-	-	-	-	-	-	20
抗血清（μl）	-	200	200	200	200	200	200	200
^{125}I 标志物（μl）				各管均加 100 μl				
缓冲溶液（μl）	200	-	-	-	-	-	-	-
			混匀，37℃孵育 2 小时，4℃放置 1 小时					
PR 分离剂（μl）				各管均加 500 μl				
	混匀，37℃孵育 30 分钟后离心 15 分钟，弃上清液，以空白管为参比，测定各管沉淀物的放射强度							
甘-胆酸标准浓度（μmol/L）	-	0	0.5	2.0	5.0	15.0	30.0	-

【结果分析与评价】

1. 实验结果计算　分别以标准 2～标准 6 各管放射强度占标准 1 管百分率对各管中甘-胆酸标准浓度绘制标准曲线，根据测定管放射强度占标准 1 管百分率，采用标准曲线法求出待测血清中甘-胆酸浓度（μmol/L）。

2. 结果评价　①空腹血清甘-胆酸测定是检测急性病毒性肝炎及急性化学性肝损害的一项灵敏指标，与 ALT 升高相平行。肝癌时血清甘-胆酸明显升高，阳性率可达 100%，具有有较高的诊断价值。②餐后 2 小时血清甘-胆酸较空腹血清中含量更能反映肝细胞的轻微损伤情况。

【注意事项】

1. 本法除加 ANS 做阻断剂外，也可将血清样品 1∶10 稀释后放沸水浴中 3～5 分钟使甘-胆酸解离。

2. 本方法除了适合测定血清中甘-胆酸外，也可测定尿液中甘-胆酸含量，研究证实，尿中甘-胆酸的排出量与血清中浓度高度相关，因此其临床应用价值完全相同。测定时，可将尿液按 1∶20～1∶50 稀释后直接测定。

实验 7　肝纤维化测定

【目的与原理】

肝胶原纤维是肝脏纤维化的基础，在胶原纤维中，羟脯氨酸约占 12.5%，通过测定肝脏羟脯氨酸的含量可评价肝脏纤维化的程度。肝胶原纤维酸性水解释放羟脯氨酸，羟脯氨酸可被氯胺-T 氧化成吡咯，后者与对二甲基氨基苯甲醛溶液（Ehrlich 试剂）形成一种红色物质，再用分光光度计比色定量。本实验目的是学会通过肝组织羟脯氨酸含量的测定来评价肝脏的纤维化程度。

【器材与试剂】

1. 试剂

（1）羟脯氨酸标准溶液：取 500 mg 反式 4-羟基-*L*-脯氨酸，加纯水溶解并定容至 1 L 即浓度为 500 μg/ml，再用纯水分别稀释成 1 μg/ml、2 μg/ml、4 μg/ml、8 μg/ml、16 μg/ml 五个浓度梯度的标准溶液。

（2）柠檬酸盐缓冲液：取 133 g 单水柠檬酸，320 g 三水柠檬酸钠、91 g NaOH 加约 3 L 纯水溶解，再加入 32 ml 冰醋酸，800 ml 正丙醇，调 pH 至 6.0～6.5，最后用纯水定容至 4 L，加 1～2 ml 甲苯保存备用。

（3）氯胺-T 溶液：取 1.76 g 氯胺 T 水合物溶于 125 ml 纯水中。

（4）Ehrlich 试剂：取 18.75 g 对二甲基氨基苯甲醛溶于 75 ml 正丙醇和 32.5 ml 70%高氯酸中，然后用纯水稀释至 125 ml，现用现配。

2. 器材　真空干燥器、可见分光光度计。

【操作步骤】

肝纤维化动物模型建立见前述。取 1 g 肝左叶，加 9 ml 6 mol/L HCl 匀浆，取 1 ml 匀浆液，加 9 ml 6 mol/L HCl 再匀浆 1 次得 1%匀浆液。取 2.5 ml 1%匀浆液置于玻璃试管中，盖好后于 120℃，210 kPa 高压灭菌器内加热 3 小时。打开盖子，将试管置于中度真空的干燥器内，在 50～60℃下干燥 18～24 小时，获得干燥的样品水解产物。将干燥的样品水解产物悬浮于柠檬酸盐缓冲液中即为样品水解产物悬液，按表 11-3 依次操作。

表 11-3

试剂	对照管	1	2	3	4	5	样品管
样品水解产物悬液（ml）	2	-	-	-	-	-	2
柠檬酸缓冲溶液（ml）				各管均加 1 ml			
500 µg/ml 羟脯氨酸标准溶液（µl）	-	2	4	8	16	32	-
纯水（ml）				各管均加 1 ml，混匀			
氯胺-T 溶液（ml）				各管均加 1.5 ml，混匀后室温静置 22 分钟			
Ehrlich 试剂（ml）				各管均加 1.5 ml，混匀，60℃水浴 15 分钟			
			冷却后，以柠檬酸盐缓冲液为参比，测定 500 nm 各管吸光度值				

【结果分析与评价】

1. 实验结果计算　以羟脯氨酸标准溶液浓度为横坐标，吸光度值为纵坐标，绘制标准曲线。根据样品吸光度值通过标准曲线计算出样品中羟脯氨酸的浓度（C，µg/ml）。肝脏胶原含量（X，%）按下式计算：

$$X = \frac{C \times V}{10^6 \times m \times 0.125} \times 100\%$$

式中：C 为样品中羟脯氨酸的浓度，µg/ml；V 为样品悬浮液总量，ml；m 为参与测定的肝脏取样量，g；0.125 为胶原中羟脯氨酸含量比。

2. 结果评价　肝脏中胶原含量越高，肝脏纤维化的程度越高。

【注意事项】

1. 样品混悬液中羟脯氨酸含量以 2～8 µg/ml 为宜，必要时需根据动物种类和处理情况进行调整。

2. 氯胺-T 溶液与 Ehrlich 试剂须现用现配。

（四）肝损害体外评价方法

实验 1　离体肝脏灌流与分析

【目的与原理】

离体肝脏灌流技术（isolated perfused liver，IPL）是在麻醉状态下用外科手术使大鼠肝脏形成体外循环，在保留肝细胞结构、功能的完整性和细胞膜的屏障的基础上，用含有低分子质量葡萄糖、并用 O_2 与 CO_2（95∶5）气体饱和的 Krebs-Henseleit 或 Krebs-Ringer 溶液代替血液，在蠕动泵作用下恒温恒速恒压地流经过滤装置、加温装置、门静脉套管、肝，最后从上腔静脉或下腔静脉流出，流出液可取样分析和再循环，实现了在人工控制的染毒剂量和条件下，直接动态观察外源化学物一过式或反复循环通过肝脏后的代谢变化及其对肝脏的毒性作用影响。本实验的目的是学会离体肝脏灌流技术，进而研究外源化学物在肝脏中的代谢与动力学变化，并动态观察肝脏对外源化学物的处置和反应。

【器材与试剂】

1. 灌流介质　低分子质量葡聚糖的 Krebs-Henseleit 溶液，各组分浓度为：KCl 4.8 mmol/L、$MgSO_4$ 1.2 mmol/L、$CaCl_2$ 2.4 mmol/L、KH_2PO_4 1.2 mmol/L、$NaHCO_3$ 12.5 mmol/L、NaCl 118.4 mmol/L、葡萄糖 10 mmol/L、HEPES 25 mmol/L 与 5%葡聚糖（相对分子质量为 40 000），pH 7.0~7.2。

2. 实验动物　大鼠（体重为 220~250 g）。

3. 肝脏灌流系统　一般包括以下 3 个主要部分。①供氧贮液系统，带搅拌混合的贮液池，通过流量计与普氧钢瓶（含 95% O_2 与 5% CO_2）相连。②灌流系统，由医用硅胶管与蠕动泵两部分组成，是放置肝脏和形成体外循环的部位。在灌流系统下部右侧留有肝脏胆汁分泌引流管出口，可随时检测胆汁分泌量。灌流介质在气体交换器中充气饱和后，由脉冲泵将其泵入灌流系统上部的蛇形管中重新温育，然后进入门静脉插管并由门静脉入肝。从肝脏上、下腔静脉流出的灌流介质经接收后再滴入灌流室，反复循环。该部分装置也可除去灌流介质中的破碎细胞和其他凝集物。③隔水式恒温系统，恒温系统和灌流系统互不相通，其单独自动控温水浴系统，使贮液池和脏器托盘等保持恒温。

【操作步骤】

取已禁食 10 小时以上的大鼠一只，腹腔注射 2%硫喷妥钠 0.8~1.0 ml 麻醉，仰放并行腹部"U"形手术切口打开大鼠腹腔，将肝脏移向躯体左侧，暴露下腔静脉、门静脉和胆管。分离胆管，插入胆管导管，固定。用丝线结扎下腔静脉与右肾之间的血管。先将流出导管插入下腔静脉，固定后立即注入 1%肝素 1~2 ml，使血液流出并保持通畅。

分离门静脉，结扎肝脾分支，在门静脉近肝端与幽门静脉分支之间穿入一手术丝线，打一活套，将注入导管插入门静脉，固定后立即开始灌流。打开胸腔后，在靠横膈一侧结扎下腔静脉上端，使由门静脉注入的灌流液经肝脏后只由腹腔部分的下腔静脉流出，冲去肝内残血。然后，将肝脏完整无损地分离出来并移到灌流仪的脏器托盘上，先用灌流介质应用液冲洗肝脏内残血，必要时可用手轻轻按摩帮助把血洗净（从肝脏外观和流出液颜色可以辨出）。调整灌流速度为 1 ml/（g 肝重·min），检查温度（37±0.2）℃并打开普氧瓶开始试验。

将一定剂量的受试化学物加入贮液池后，经过肝脏后立即流出，在灌流不同时间后，收集下腔静脉流出液进行测定（一过式灌流）；也可将下腔静脉流出液经过滤装置后直接返回贮液池进行循环式灌流，使被测化学物不断地反复通过肝脏。根据研究目的，在不同时间采样和测定肝脏酶学、化学组分、组织学等变化。

【结果分析与评价】

1. 评价体外肝脏灌流系统建立的效果　①测定乳酸和丙酮酸含量，判断离体肝脏的呼吸状态；②肝脏氧耗可直接反映肝活性情况，正常氧耗应为 2.3 pmol/min；③灌流介质中钾离子浓度升高，可认为是肝脏细胞受损所致；④理想的体外肝脏灌流系统，其色泽浅黄，质地柔软，如出现肝表面花斑、肝颜色不均匀等，可认为出现灌流不畅，容易使肝细胞缺氧和灌流压力增高，均会造成肝细胞损伤，灌流后肝脏重量应为大鼠体重的 3%～4%。

2. 分析和评价外源化学物对离体肝脏活力的影响 ①物理检测：测定灌流液 pH、灌流压力、肝重、肝的外观等；②生化检测：测定灌流液中 ALT、AST 等酶活；③组织学检查：灌流肝脏后，用光镜或电镜检查肝脏组织的病理学改变；④分泌和排泄功能：灌流过程中，每小时收集一次胆汁，常规分泌量为 5～15 μl，同时，通过 BSP 排泄率测定，评价外源化学物对离体肝脏排泄功能的影响，其胆汁总排泄率应大于 40%（一般在 60%左右）。

【注意事项】

1. 要保持肝脏被膜完整，切忌出血过多和手术时间过长，尤其是肝门静脉插管时间，缺氧时间不得超过 5 秒。手术不要求无菌操作，也无需注射抗生素。

2. 在大鼠离体肝灌流中，各组所有条件应保持恒定；灌流开始后，需稳定灌流条件 20 分钟，再进行试验。

3. 为防止灌流介质在微循环中形成凝块，通常加入肝素或柠檬酸盐抗凝。为避免组织肿胀，灌流介质中可加入 2.5%～5.0%牛血清白蛋白等蛋白质类物质，以修正胶体渗透压。灌流介质中可加入葡萄糖（5.0 mmol/L）、乳酸（1.0 mmol/L）及丙酮酸（0.1 mol/L）补充能量。

4. 含灌流速度可因不同灌流介质进行调整。20%～30%红细胞和无红细的灌流介质，灌流速度分别为 15 ml/（g 肝重·min）和 4 ml/（g 肝重·min）。通常采用血红蛋白和异种血红细胞在灌流介质中作为氧载体，但当血红蛋白和红细胞不足或者红细胞出现溶血时，常选择使用无血红蛋白的灌流介质，其原理是 37℃，101.3 kPa 下，水溶液携氧能力为 2.8%，相当于红细胞携氧能力的 46%。当灌流速率为正常的 7～10 倍时，水溶液携氧能力与红细胞相同，可满足灌流需要，因此，在肝脏灌流实验中灌流介质流速可设为 4 ml/（g 肝重·min）。

5. 灌流不畅的原因包括肝位置不佳致血管扭曲；插管过深或插管尖头斜面过长，堵塞了门脉血管的分支；灌流介质中存在小颗粒物质或微小气泡堵塞小血管；麻醉过深或手术时间过长；麻醉前动物过度紧张、应激反应等使血管收缩。

实验 2　肝细胞、Kupffer 和 Ito 细胞的分离与培养

【目的与原理】

肝细胞尚未建成传代的细胞株系，主要通过分离和原代培养，肝细胞、Kupffer 和 Ito 细胞的分离与培养对探讨毒理条件下尤其是肝硬化的形成机制具重要意义。分离大鼠肝脏不同种类细胞的方法主要是采用 Seglen 两步Ⅳ型胶原酶体内门静脉插管灌流法，借胶原酶消化肝细胞间组织和分散肝细胞，然后根据 Kupffer、Ito 细胞与肝细胞三者形态、大小及理化特性的不同，再经 Nycodenz 密度梯度离心分离纯化肝细胞及 Kupffer 和 Ito 两种间质细胞。本实验目的是掌握肝细胞、Kupffer 细胞和 Ito 细胞分离纯化的关键步骤。

【器材与试剂】

1. 试剂

（1）无 Ca^{2+} 灌流液：称取 NaCl 8.3 g、KCl 0.5 g、HEPES 2.38 g、NaOH 0.22 g 溶于 900 ml 纯水中，混匀，调 pH 至 7.4，用纯水定容至 1 L。

（2）胶原酶灌流液：称取 NaCl 3.92 g、KCl 0.5 g、$CaCl_2 \cdot 2H_2O$ 0.735 g、HEPES 23.83 g、NaOH 2.64 g 溶于 900 ml 纯水中，加 0.5 g Ⅳ型胶原酶，混匀，调 pH 至 7.6，用纯水定容至 1 L。

（3）细胞洗涤液：称取 NaCl 8.3 g、KCl 0.5 g、$CaCl_2 \cdot 2H_2O$ 0.176 g、HEPES 2.383 g、NaOH 0.22 g 溶于 900 ml 纯水中，调 pH 至 7.4，用纯水定容至 1 L。

（4）0.4%锥虫蓝染色液：称取 4.0 g 锥虫蓝染料，加少量纯水研磨，溶解，用纯水定容至 100 ml，滤纸过滤，临用前用 PBS 缓冲液稀释 10 倍。

（5）1500 U/ml 肝素溶液：含 10%胎牛血清的 DMEM 培养基、17.2% Nycodenz 细胞分离液和 GBSS 溶液。

2. 实验动物　Sprague-Dawley 或 Wistar 大鼠（体重 150～200 g）。

3. 器材　肝脏灌流系统、200 目尼龙网、显微镜、血球计数板、恒温水浴锅、恒温振荡器、离心机、CO_2 培养箱。

【操作步骤】

1. 体内门静脉插管肝脏胶原酶灌注

（1）动物手术和预灌流详见"离体肝脏灌流与分析"中的具体操作。

（2）酶灌流：将肝脏转移到循环灌流装置上，预灌流后换用 37℃通入 O_2 的含酶灌流液继续灌流。胶原酶的浓度一般为 0.025%～0.05%，每次用 40～50 ml 即可。灌流速度仍维持 40～50 ml/min。如果灌流通畅，则肝颜色均匀。由于肝细胞间质被消化，灌流液进入细胞间隙，因而可见到肝脏逐渐肿胀。酶灌流时间为 8～15 分钟。

2. 制备肝脏细胞混合悬液　将灌流完毕的肝脏转移至 DMEM 培养液中，小心撕去肝包膜后剪碎，轻轻振摇，制成肝细胞悬液；必要时可用光滑的玻璃针将肝细胞轻轻刷下和吹打。

3. 肝细胞、Kupffer 与 Ito 细胞的分离纯化　分散后的肝脏细胞混合悬液移入离心管中，离心洗涤两次以去除胶原酶残液后再进行不同种类细胞的分离纯化。

（1）肝细胞分离纯化：取混合细胞悬液置于锥形瓶中，于 37℃下振荡 15 分钟，然后冰水浴冷却 10 分钟，再过 200 目细胞筛网去除间质细胞，因为细胞碎片、Kupffer 细胞等被损伤细胞排出的黏性物质粘结成小块，因此可在过滤时除去。滤液于 4℃下 200 r/min 离心 3～5 分钟，弃去上清液，用细胞洗涤液清洗 3 次，得到肝实质细胞，加 10 ml 含 10%胎牛血清的 DMEM 培养液，置于 37℃、5% CO_2、饱和湿度的培养箱中培养。

（2）Kupffer 与 Ito 细胞分离纯化：取 40 ml 肝脏细胞混合悬液，加入 10 ml 0.25%蛋白酶 E（终浓度为 0.05%），置于 37℃水浴振荡消化 60 分钟。因肝实质细胞对蛋白酶特别敏感而大部被破坏，加 5 ml Hanks 液终止消化。然后将细胞悬液 2200 r/min 离心 7 分钟，弃上清液；沉淀中加入等体积的 GBSS 液重悬后 2000 r/min 离心 5 分钟，反复洗涤 2～3 次。取离心管铺设三层：底层为 17.2% Nycodenz 细胞分离液（取 4 ml GBSS 溶液加 6 ml 28.7% Nycodenz 溶液，混匀）；中层为 11.5% Nycodenz 细胞分离液（11.1 ml 细胞悬液加 7.4 ml 28.7% Nycodenz 溶液，混匀）；顶层为 1 ml GBSS。以 3800 r/min 离心 17 分钟，细胞分布区域依次为：最底部沉淀为残余的肝实质细胞、内皮细胞及其他间质细胞；底层与中层分离液之间的界面为 Kupffer 细胞；上层与中层界面为 Ito 细胞。小心以吸管分别吸出 Kupffer 细胞与 Ito 细胞，各加 10 ml GBSS 悬浮，2200 r/min 离心 10 分钟后，弃上清液，留下的沉淀分别为纯化的 Kupffer 细胞和 Ito 细胞，分别加入 10 ml 含 10%胎牛血清的 DMEM 培养液，置于 37℃、5% CO_2、饱和湿度的培养箱中进行单层细胞培养。

4. 三种细胞的原代培养

（1）肝实质细胞的培养与观察：分离纯化的肝实质细胞 5 小时开始贴壁，24 小时贴壁达 50%～60%，36 小时可完全贴壁换液，48 小时后均匀分布成单层细胞，6～7 天后个别残留的成纤维细胞逐渐形成小的克隆，易影响肝细胞的生长，因此，肝细胞原代培养相关实验应在 1 周内完成。

（2）Kupffer 细胞的培养与观察：分离纯化的 Kupffer 细胞贴壁最快，24 小时几乎全部贴壁。Kupffer 细胞无法体外增殖，在理想培养条件下仅能存活 2 周左右。胞核在高倍镜下呈特有的肾形,胞膜有皱褶,四周形成的伪足使得边界不清;Kupffer 细胞具强烈的吞噬功能,胞质内很易出现吞噬颗粒,可作为 Kupffer 细胞的鉴定指标。大约在 5 天后,细胞群可连接成单层,此时细胞呈多角形并连接成网状。

(3)Ito 细胞的培养与观察:由于 Ito 细胞含有脂质且浮力较大,贴壁速度比肝细胞和 Kupffer 细胞慢,平均 48 小时方可完全贴壁。Ito 细胞贴壁后早期呈扁球形,其后渐转变成为星形出现突起,有时可见胞质内有脂滴存在。

(4)三种细胞的混合培养:由于肝实质细胞、Kupffer 和 Ito 细胞的胚胎来源不同,各自的贴壁时间、生长过程和对培养环境的要求也有所不同。因此,在三种细胞混合培养时应在各自单独培养的基础上作适当调整。①在接种细胞数目方面:肝细胞接种量为单独培养的 1/2,Kupffer 和 Ito 细胞各为单独培养的 1/4,使三种细胞混合培养时的密度在 $2 \times 10^5 \sim 3 \times 10^5/cm^2$;②在接种顺序方面:因 Ito 细胞贴壁最慢,应先接种 Ito 细胞,12 小时后不换培养液继续接种肝实质细胞和 Kupffer 细胞,48 小时后首次换液。另外,为了避免过多操作步骤导致的污染,也可同时接种三种细胞,肝细胞、Kupffer 细胞与 Ito 细胞的接种比例大约为 7:1:2,36 小时首次换液。

【结果分析与评价】

1. 细胞存活率 采用锥虫蓝染色法,其基本原理是细胞死亡后膜通透性改变,锥虫蓝易通过细胞膜使细胞染成蓝色,而存活细胞不着色。用 0.4%锥虫蓝溶液与待检细胞悬液以 1:9 比例混匀后在光学显微镜下统计总细胞数与蓝染细胞数,按下列公式计算细胞存活率(%)。

$$细胞存活率(\%)=\frac{总细胞数-蓝染细胞数}{总细胞数}\times100\%$$

2. 细胞产量 一只 250 g 大鼠可分离 Kupffer 细胞和 Ito 细胞分别约为 1.1×10^7 和 2.3×10^7 个,两种细胞的纯度分别约为 81%和 88%。

$$细胞产量(个)=细胞悬液总体积\times\frac{4个大方格内细胞数}{4}\times10^4\times稀释倍数$$

【注意事项】

1. 胶原酶最适 pH 为 7.5,灌流介质中可含 Ca^{2+}但不能含 Mg^{2+},且必须含有足够的 HEPES 缓冲剂系统。

2. 锥虫蓝拒染试验中染料和细胞悬液混匀后应立即观察,从盖玻片边缘加样,细胞存活率至少在 80%以上才适用于实验研究。

3. 在肝离体灌注时,应先用无 Ca^{2+}灌流液做预灌流,冲去残血和去除肝细胞间的 Ca^{2+},以减少细胞间的黏附力;然后再用胶原酶灌流介质消化细胞间质和分散肝细胞。

实验 3 肝细胞膜流动性检测

【目的与原理】

细胞膜为液态镶嵌模型,具有流动性脂质双分子层基架,它既有液体的流动性,又有固体的光学特性。荧光偏振法是在光束的激发光路和发射光路上各放一块偏振片作为起偏器和检偏器,使自然光变为偏振光,当偏振光激发生物膜时,膜脂质分子发射的荧光也是偏振的,利用这一原理可以检测外源化学物对肝细胞膜分子运动和分子排列的影响。1,6-二苯基-1,3,5-己三烯(DPH)是一种非极性分子,在极性水溶液中荧光强度很弱,它与细胞膜脂质双分子疏水区结合后,则荧光强度大大增加,根据 Shinizky 方法,可计算出膜脂荧光偏振度(P)与膜流动度(F)。本实验目的是掌握荧光偏振法评价外源化学物对肝细胞膜流动性的影响程度。

【器材与试剂】

1. DPH 荧光探针 取 0.464 mg DPH，溶于 1 ml 四氢呋喃中配制成浓度为 2×10^{-3} mol/L 储备液，剧烈振摇 3~5 分钟，于-20℃下避光保存。临用前，取 10 μl 储备液加至 10 ml 四氢呋喃中稀释成浓度为 2×10^{-6} mol/L 的 DPH 荧光探针负载液。

2. 器材 肝细胞株、细胞培养瓶、血球计数板、CO_2 培养箱、倒置显微镜、离心机、荧光分光光度计。

【操作步骤】

取 1 ml 肝细胞悬液，加入等体积 DPH 荧光探针负载液，于 37℃避光孵育 30 分钟。3500 r/min 离心 10 分钟，PBS 洗 2 次去除未结合的 DPH 荧光探针，最后用 PBS 重悬制成 2 ml 肝细胞悬液；用 DPH 荧光探针负载液加 PBS 为空白对照，在狭缝宽度为 10 nm，λ_{EX}（激发波长）为 362 nm，λ_{EM}（发射波长）为 432 nm 条件下，记录样品的荧光强度。

【结果分析与评价】

1. 实验结果计算

（1）细胞膜荧光偏振度（P）：

$$P=\frac{I_{VV}-G\times I_{VH}}{I_{VV}+G\times I_{VH}} \qquad G=\frac{I_{HV}}{I_{HH}}$$

式中：G 为荧光偏振校正因子，校正由单色器所产生的附加偏振；I_{VV} 为起偏器和检偏器光轴相互平行时测出的荧光强度；I_{HH} 为起偏器和检偏器光轴相互垂直时测出的荧光强度；I_{VH} 为起偏器光轴为垂直方向和检偏器光轴为水平方向时测出的荧光强度；I_{HV} 为起偏器光轴为水平方向和检偏器光轴为垂直方向时测出的荧光强度。

（2）细胞膜流动度（F）：

$$F=\frac{\left(\dfrac{P_{max}}{P_r}-1\right)}{P_r}$$

式中：P_r 为为样品荧光偏振度的测定值；P_{max} 为荧光偏振度的理论极限值，取 0.5。

（3）细胞膜微黏度（η）：

$$\eta=\frac{2P}{0.46-P}$$

式中：P 为细胞膜荧光偏振度。

2. 结果评价 荧光偏振度的改变可反映细胞膜流动性大小，P 值越大，膜流动性则越小；P 值越小，膜流动性则越大。同样，η 增大，说明细胞膜的流动性减小，反之细胞膜流动性增大。

【注意事项】

DPH 是一种广泛使用的荧光探针，在储存或使用过程中均应注意避光。

实验 4 肝细胞线粒体膜通透性检测

【目的与原理】

细胞线粒体膜通透性转运孔（mitochondrial permeability transition pore，MPTP）是位于线粒体内外膜间由多个蛋白质组成的复合孔道。正常情况下 MPTP 允许质子自由通过线粒体膜，从而形成稳定跨膜电位（$\Delta\varphi_m$）。在外源化学物诱导线粒体膜损伤时，MPTP 开放可引起线粒体内膜对蔗糖或甘露醇等物质的高通透，进而造成线粒体肿胀，线粒体肿胀导致透射光增多，散射光减少，表现为线粒体荧光强度值减小。本实验目的是学会根据 90° 光散射下降的原理，通过荧光分光光度法测定线粒体悬浮液的荧光强度变化来评价 MPTP 开放程度。

【器材与试剂】

1. 试剂

（1）细胞裂解液：称取 3.72 g EDTA-Na$_2$、0.0146 g NaCl、0.121 g Tris 溶于 89 ml 纯水中，用 1 mol/L NaOH 调 pH 至 10.0，再加入 10 ml 二甲基亚砜，1 ml Triton X-100，混匀，4℃保存。

（2）介质 P 溶液：称取 85.5 g 蔗糖、0.477 g HEPES、0.068 g KH$_2$PO$_4$、1.135 g 琥珀酸钠溶于约 900 ml 纯水中，调 pH 至 7.4，用纯水定容至 1 L，4℃保存。

2. 器材 肝细胞株、六孔培养板、血球计数板、CO$_2$ 培养箱、倒置显微镜、低温高速离心机、荧光分光光度计。

【操作步骤】

取一定量肝细胞悬液，用 PBS 洗涤 1 次，4℃ 800 r/min 离心 10 分钟，弃上清液，每管加 3 ml 含 250 mmol/L 蔗糖的细胞裂解液，吹打均匀后 4℃ 1300 r/min 离心 5 分钟；取上清液，4℃ 17 000 r/min 离心 15 分钟，所得沉淀即为线粒体，用介质 P 溶液重悬线粒体，17 000 r/min 离心 15 分钟，反复 2 次，其沉淀用 2 ml 介质 P 溶液重悬。将线粒体悬液放入石英比色皿中，以发射光和激发光波长均为 520 nm，用荧光分光光度计测定各管线粒体的荧光强度值（F_{520}）。

【结果分析与评价】

1. 实验结果计算

$$MPTP开放度（\%）=\frac{F_{对照组}-F_{处理组}}{F_{对照组}}\times100\%$$

2. 结果评价 外源化学物诱导肝脏细胞线粒体 MPTP 开放被认为是细胞凋亡的早期表现。理论上凡是可使 MPTP 开放的外源化学物作用于线粒体后，均可检测到线粒体的 F_{520} 值下降。在一定范围内，MPTP 开放度越高，细胞线粒体膜损伤越严重。

【注意事项】

为了使对照组与处理组具有可比性，应保持各组细胞密度尽量相同，需设 3 次重复实验。

实验 5　肝细胞线粒体膜电位检测

【目的与原理】

线粒体膜电位（$\Delta\varphi_m$）是线粒体膜通透性转运孔（MPTP）允许质子自由通过而形成的电化学梯度，呼吸链上电子传递和氧化磷酸化偶联过程均依赖于 $\Delta\varphi_m$。外源化合物诱导线粒体 MPTP 开放，可引起线粒体内外电荷分布紊乱和膜去极化，直至最后 $\Delta\varphi_m$ 丧失。因此，$\Delta\varphi_m$ 大小可间接评价线粒体损伤程度。罗丹明 123（Rh123）是一种线粒体特异性荧光染料，其可依靠 $\Delta\varphi_m$ 进入线粒体并与线粒体内的 H$^+$ 反应，导致荧光淬灭。当线粒体损伤时，其 $\Delta\varphi_m$ 降低会引起 Rh123 进入线粒体的量减少，从而造成线粒体外的 Rh123 荧光强度高于正常线粒体的荧光强度，通过比较荧光强度的差异来反映 $\Delta\varphi_m$ 的变化。本实验目的是掌握肝细胞线粒体膜电位的测定方法及检测意义。

【器材与试剂】

1. 试剂

（1）0.1 mmol/L Rh123 溶液：称取 Rh123 粉末 0.48 g，溶于乙醇后，纯水定容至 10 ml，避光保存。

（2）$\Delta\varphi_m$ 测定介质：称取蔗糖 77.02 g、Tris 0.97 g、K_2HPO_4 2.97 g、KH_2PO_4 1.36 g、$MgCl_2$ 0.48 g、KCl 1.49 g、鱼藤酮 0.002 g、琥珀酸钠 0.81 g，溶于纯水并定容至 1 L，调节 pH 至 7.4，4℃保存。

2. 器材　微量移液器，低温高速离心机，荧光分光光度计，石英比色杯。

【操作步骤】

取两支离心管，均加入 2 ml $\Delta\varphi_m$ 测定介质和 5 μl 0.1 mmol/L Rh123 溶液，混匀；任取一支加入 100 μl 20 mg/ml 的线粒体悬液，25℃孵育 15 分钟，记作样品管，另一支记作对照管。样品管孵育完成后，9000 g 离心 10 分钟，取上清液。在激发波长 450 nm、发射波长 550 nm 下，测定对照管和样品管的荧光强度值，分别记作 F_1 和 F_2。

【结果分析与评价】

1. 实验结果计算

$$膜电位 = \frac{F_1 - F_2}{线粒体蛋白含量（mg）}$$

2. 结果评价　$\Delta\varphi_m$ 大小用每 mg 线粒体引起 Rh123 荧光强度的变化来表示。当线粒体膜完整性发生破坏时，$\Delta\varphi_m$ 不可逆耗散，因此，$\Delta\varphi_m$ 越大，表明线粒体膜的功能活性越好。

【注意事项】

1. Rh123 在储存和实验过程中均应避光放置。
2. 孵育完成后，需立即测定样品管的荧光强度以免荧光淬灭。

实验 6　肝细胞线粒体呼吸功能检测

【目的与原理】

线粒体通过氧化磷酸化过程生成 ATP 来满足肝细胞生存所需能量。呼吸控制率（respiratory control ratio，RCR）是线粒体悬液中加入 ADP 后的呼吸速率（Ⅲ态呼吸）与 ADP 耗竭后的呼吸速率（Ⅳ态呼吸）间的比值，可综合反映线粒体结构、功能完整性及氧化磷酸化效率。线粒体的呼吸耗氧过程与 ATP 合成过程相偶联。磷氧比（P/O）是指线粒体呼吸过程中无机磷酸消耗量（即生成 ATP 的量）与氧消耗量的比值，其能够反映线粒体的能量转化效率。RCR 与 P/O 值共同作为评价线粒体呼吸功能或氧化磷酸化偶联程度的灵敏指标，以上指标均可用 Clark 氧电极测定。本实验目的是掌握肝细胞线粒体呼吸功能检测和评价方法。

【器材与试剂】

1. 试剂

（1）线粒体呼吸测定介质：称取 7.70 g 蔗糖、0.11 g KCl、0.20 g KH_2PO_4、0.79 g Tris、0.04 g EDTA-K_2 溶于适量纯水中，定容至 100 ml，调节 pH 至 7.4，4℃保存。

（2）半饱和 KCl 溶液：取饱和 KCl 溶液用纯水按 1：1（V/V）稀释。

（3）100 mmol/L ADP 溶液：称取 0.47 g 二磷酸二钠盐溶于少量纯水中，定容至 10 ml，−20℃

保存。

（4）保险粉溶液：称取适量保险粉溶于纯水配成过饱和溶液，现配现用。

（5）5 mol/L 琥珀酸钠溶液：称取 13.51 g 六水琥珀酸钠溶于 10 ml 三蒸水中，4℃保存，临用时稀释成 1 mol/L 琥珀酸钠。

2. 器材 Clark 氧电极、恒温水浴锅。

【操作步骤】

1. 清洗和安装 Clark 氧电极，设置反应温度为 25℃，电磁搅拌速度为 60 r/min。

2. 设置最大氧饱和曲线和零氧线：先将纯水置于 25℃水浴中充分搅拌，使氧气充分溶于纯水中，取 2 ml 氧饱和水加入反应槽中，使仪器稳定 8～10 分钟并记录最大氧饱和曲线；然后加入少许 25℃孵育的饱和保险粉溶液，耗尽纯水中的氧，调节零氧线。

3. 用纯水反复清洗反应槽，向反应槽中加入 1870 μl 线粒体呼吸测定介质后开始测定。

测定介质的量=反应总体积（2 ml）–肝脏线粒体悬浮液体积–琥珀酸体积–ADP 体积

4. 加入 0.1 ml 10 mg/ml 新鲜提取的大鼠肝细胞线粒体悬液，此时为线粒体的 I 态内源呼吸速率。待曲线斜率稳定后，加入 20 μl 1 mol/L 琥珀酸钠溶液（终浓度为 10 mmol/L），此时曲线斜率为线粒体的Ⅳ态呼吸速率。

5. 待曲线斜率稳定 2 分钟后，再加入 10 μl 100 mmol/L 的 ADP 溶液，此时为线粒体的Ⅲ态呼吸速率，曲线斜率变化明显，待 ADP 完全消耗后，线粒体又恢复到Ⅳ态呼吸。

【结果分析与评价】

1. 实验结果计算

（1）呼吸耗氧速率：用每分钟每毫克线粒体蛋白的耗氧量表示，单位为 nmol O_2/（min·mg-prot）。

（2）RCR 和 P/O 分别按下式计算：

$$RCR = \frac{Ⅲ态呼吸耗氧速率}{Ⅳ态呼吸耗氧速率} \qquad P/O = \frac{ADP加入量（μmol）}{Ⅳ态呼吸耗氧量（μmol）}$$

2. 结果评价

（1）RCR 降低表明线粒体的呼吸功能出现障碍。当 RCR>2.7，则认为线粒体功能活性良好；当 1<RCR<2.7，则认为线粒体功能状态不良，呼吸功能受阻，ATP 合成减少；当 RCR=1，同时测定的Ⅲ态呼吸速率很小时，则说明线粒体 ATP 合成酶的功能受损，氧化与磷酸化完全解偶联。

（2）P/O 值大小可反映线粒体的氧化磷酸化功能，P/O 值越大，则线粒体氧化磷酸化效能就越好。

【注意事项】

1. 测定线粒体呼吸功能要求线粒体必须是新鲜提取的，组织提取线粒体时细胞碎片要小且均匀一致，否则测定信号不稳定。

2. 进行电极的校正时，特别是作无氧线时，须盖上反应杯的盖子。

3. 氧电极对温度变化非常敏感，测定时需维持温度恒定，同时搅拌速度也要恒定，以免影响测定信号的稳定性。

4. 反应槽中应避免产生气泡，如果出现气泡则表明溶液尚未完全平衡。由于气泡中氧含量比水中的氧含量高 20 多倍，因此，气泡中的氧易使电极反应迟钝，在空白测定时，信号易出现漂移。当用注射器向反应槽中加入样品、抑制剂或激活剂溶液时，应先排尽针头和注射器中气泡。

5. 使用注射器时应避免针头损坏电极膜。

实验 7　肝细胞线粒体能量代谢功能检测

【目的与原理】

线粒体是产生 ATP 最主要的细胞器，测定肝细胞线粒体产生的总腺苷酸含量（TAN）、ATP/ADP 比值、能量负荷（EC）可评价肝细胞能量代谢的情况。ATP 是线粒体产生的能量物质，线粒体能量代谢障碍必然导致 ATP 产量下降。高效液相色谱法测定腺苷酸含量的原理是通过检测样品及标准品吸收峰的保留时间定性分析样品中的腺苷酸成分，通过直接比较样品及标准品吸收峰的峰面积来定量检测样品中各腺苷酸的含量，再通过公式求得 TAN、ATP/ADP 比值和 EC。本实验目的是掌握高效液相色谱法测定和评价肝细胞线粒体的能量代谢功能。

【器材与试剂】

1. 试剂

（1）流动相：取 10.45 g K_2HPO_4、5.44 g KH_2PO_4、1.61 g 四丁基溴化铵溶于纯水中，定容至 1 L，用磷酸调节 pH 至 6.43。

（2）ATP 标准溶液：准确称取 ATP 标准品 6.05 mg，纯水溶解后定容至 25 ml。

（3）ADP 标准溶液：准确称取 ADP 标准品 5.07 mg，纯水溶解后定容至 25 ml。

（4）AMP 标准溶液：准确称取 AMP 标准品 4.99 mg，纯水溶解后定容至 25 ml。

2. 器材　高效液相色谱仪、酶标仪、二氧化碳培养箱、恒温水浴箱、倒置显微镜、低温高速离心机。

【操作步骤】

取 0.1 ml 新鲜提取的大鼠肝细胞线粒体悬液，加入 0.2 ml 预冷的 1.6 mol/L $HClO_4$，静置 5 分钟后破膜。20 000 g 离心 10 分钟，上清液用 2.5 mol/L K_2CO_3 溶液调节 pH 至 6.5；20 000 g 离心 10 分钟，以上操作均在 4℃下完成，取 20 μl 上清液采用高效液相色谱法测定 ATP、ADP、AMP 含量，色谱条件：色谱柱为 Diamonsil C18 柱（200mm×4.6mm×5μm）；流动相为 100 mmol/L（NH_4）$_2HPO_4$ 溶液（用 3 mol/L 氨水调 pH 至 5.4），流动相使用前需经 0.45 μm 滤膜过滤、超声脱气，流动相流速为 1.0 ml/min，柱温为 35℃，紫外检测波长为 254 nm。

【结果分析与评价】

1. 实验结果计算

$$TAN（μg/ml线粒体）= ATP + ADP + AMP$$

$$ATP/ADP = \frac{ATP含量}{ADP含量}$$

$$EC = \frac{ATP + 1/2ADP}{ATP + ADP + AMP}$$

2. 结果评价　TAN 降低既反映了线粒体的氧化呼吸活性和生成高能磷酸化合物的能力下降，也反映了细胞的能量储备减少。ATP/ADP 比值下降，表明线粒体能量代谢功能减弱。EC 是反映线粒体氧化磷酸化功能和能量代谢状态的重要指标，是用腺苷酸存在形式的比率来反映细胞的能量状态，EC 介于 0～1，表明高能磷酸键在 ATP、ADP、AMP 之间相互转换，EC 降低说明可供细胞直接利用的高能化合物减少。

【注意事项】

分析结束后，当流动相中有磷酸盐时，一定先用含 5% 甲醇的水溶液冲洗至少 30 分钟，然后再换上甲醇或乙腈冲洗 30 分钟，卸下色谱柱并拧紧柱塞。

六、思 考 题

1. 采用原代肝细胞或永生化肝细胞株/系来研究外源化学物毒性的常用检测指标有哪些？
2. 肝脏毒性生物标志物主要分为哪几大类？每类代表性标志物有哪些？
3. 常见的急性、慢性化学性肝损害动物模型有哪些？应如何建立和应用？
4. 肝细胞、Kupffer 细胞和 Ito 细胞的分级纯化与培养的主要步骤有哪些？

（邹志辉 林忠宁 余日安）

实验十二　肾脏毒性研究与实验技术

一、教学目的与意义

1. 熟悉外源化学物致肾损害的体内（*in vivo*）和体外（*in vitro*）试验常用的技术与评价方法。

2. 掌握肾脏毒性研究中体内、体外试验的设计思路和试验技能要点，开展具体的实际操作。

3. 了解肾损害整体和离体实验系统的特点，根据实验目的选择合适的评价技术研究中毒性肾损害的作用。

二、背景资料

肾脏的结构和功能都极为复杂，它的正常运转是保证机体内稳态的重要条件。肾脏在排泄废物、调节细胞外液容量、电解质和酸碱平衡过程中起重要作用。同时，肾脏还参与一些激素的合成和释放，如肾素和红细胞生成素，以及维生素 D 的活化。毒物不但直接影响肾脏功能，同时也间接影响全身生理功能。肾脏有较强的代偿和多种解毒功能。所以，从毒理学角度上，肾脏是毒物重要的靶器官之一。人体接触的肾脏毒性化学物十分广泛，包括：①金属和类金属：镉、铋、锂、汞、铊、金、镓、铟、铅、镍、铬、锑、硅、砷及砷化氢等。②有机溶剂：卤代烃类（溴二氯甲烷、四氯化碳、氯仿、二溴氯丙烷、环氯丁二烯、戊氯乙烷、三氯乙烯、四氯乙烯、四氟乙烯等）、芳香烃类（甲苯、二甲苯、三甲苯、乙苯、联苯等）、脂肪烃类（汽油、煤油、柴油等）、脂环烃类（润滑油、松节油、环乙烷等）。③农药：五氯苯酚、百草枯、敌草快、氯丹、甲醚菊酯、氟乙酰胺等。④生物毒素：黄曲霉素 B、桔霉素、细菌内毒素、蛇毒等。⑤药物：庆大霉素、万古霉素、头孢菌素、甘露醇、丝裂霉素、非那西丁等。⑥其他毒物：苯酚、乙烯二乙二醇、二乙烯乙二醇、乙醛、环氧丙烷、氰化物、亚硝胺等。

肾脏重量还不到体重的 1%，但为了维持肾脏的功能，需要大量的氧和营养物质，20%～25%的心脏静息搏出量进入肾脏，1/3 的血浆经肾脏滤过。因而，肾脏的解剖和生理特性决定了它对毒物的易感性。外来化学物可通过各种途径进入体内，对肾脏产生直接或间接毒性，其毒性机制及影响因素异常复杂。研究和阐述各种肾损伤机制和影响因素的实验系统包括体内和体外试验评价系统。

整体动物体内评价系统对评价化学物引起的急性或慢性肾损伤尤为重要，包括：①肾脏浓缩-稀释试验：该实验基于远曲小管及集合管的重吸收功能障碍，可导致肾脏浓缩-稀释功能下降或丧失，反映了肾脏浓缩功能。②尿成分的改变：通过测定尿液中蛋白、葡萄糖、尿酶成分或浓度的改变，评价肾脏损伤及其功能的改变。③肾小球滤过率测定：可直接通过测定菊糖或内生肌酐清除率来反映，也可间接地用测定血中肌酐或血尿素氮来反映。④形态学和酶组织化学检查：检查化学物暴露后肾脏脏器系数，观察肾脏有无充血、水肿、纤维化等病理改变。同时光镜和电镜检查能发现肾脏在组织学及亚细胞水平上损害的部位、范围、性质、形态学特征及严重程度。亦可通过酶组织化学检查对某些病损或某些功能（如一些酶活性）进行定位研究。

体外实验评价系统包括：①肾皮质薄片或肾组织片段培养：将肾皮质切成薄片，然后放入一定的培养基中培养，加入待测定的化学物，经过一定时间后，测定培养基和薄片中化学物的比值。该技术特别适宜研究有机物的转运，还能用于检测组织中钾、钠浓度、组织总水分和细胞内外水的分布。该技术相对简单，易于施行。②离体灌注肾小管技术：将肾小管分离出来后，再进行灌注试验。首选动物兔，微量加样器用于灌注。该法分离出的肾小管基本保持其正常的生理功能，在药理学和毒理学中都有广泛的应用。③肾膜囊泡、肾脏微穿刺等技术在肾脏毒理学中亦常应用。

三、案例与问题

（一）案例一

近十年来，中药中毒致肾脏损害屡有报道，时至今日仍有发生，这可能与习惯性认为植物药不如化学药物毒性大有关，其中马兜铃科中关木通致肾损害就是典型代表。关木通事件，或称龙胆泻肝丸事件，曾因其广泛的药物不良反应而震惊国人。1999 年英国报道了 2 名妇女因服含关木通的草药茶治疗湿疹导致晚期肾衰竭事件。2003 年 2 月，相关报道《龙胆泻肝丸是清火良药还是致病根源？》等系列报道，顿时震惊了国家食品药品监督管理总局和众多的龙胆丸受害者。许多人发现，自己缠绵不愈的肾病（肾损害甚至肾衰竭、尿毒症）竟然是因为平时上火、耳鸣或者便秘所服的龙胆泻肝丸所致。

问题：

1. 关木通引起肾脏损伤的主要成分是什么？如何用体内及体外实验证明该成分与引起肾损伤的因果关系？

2. 关木通引起肾脏损伤的主要靶点是什么？如何判断？

（二）案例二

百草枯，是目前世界范围内广泛使用的有机杂环类接触性脱叶剂及除草剂，中等毒性，但对人毒性极大，个别报道死亡率高达 80% 以上。近年来，我国农村应用百草枯日渐增多，中毒病例的报道亦呈上升趋势。较大剂量中毒后常出现心、肝、肾、肺等多脏器功能损害伴微循环障碍而迅速致死。其中肾和肺是百草枯作用的主要靶器官。百草枯在体内不能被代谢，几乎以原形排出，而肾是百草枯主要的排泄器官。有研究表明，百草枯中毒后常出现肾损伤，出现蛋白尿、血尿、少尿、无尿以致急性肾衰竭。而肾损伤程度与百草枯中毒死亡率呈正相关。

问题：

1. 百草枯常见的吸收途径有哪些？

2. 百草枯吸收后，其分布特点是什么？

3. 如何通过急性经口毒性实验，阐明其肾脏损害类型和毒性作用机制？

四、课题设计与实验指导

课题名称一：中药关木通引起大鼠肾脏毒性作用探讨

（一）查阅文献

通过查阅文献及相关资料了解实验相关信息。

1. 木通家族及暴露途径 药用木通植物分三类：即马兜铃科、毛茛科和木通科。其中致肾损害的是马兜铃科木通。关木通系马兜铃科马兜铃属。马兜铃科木通引起的中毒主要是中药的摄入，如大黄清胃丸、小儿金丹片、分清五淋丸、龙胆泻肝丸等。其含有的马兜铃酸是引起肾脏损伤的关键成分。

2. 关木通引起肾脏损伤的病理表现及特征　该药较小剂量即可造成肾脏损伤,早期以血清尿素氮升高为主,持续发展可为慢性肾功能不全。研究显示,短期大剂量服用关木通能引起少尿或非少尿性急性肾衰竭,表现为无明显尿量减少,同时血清中尿素氮、肌酐值骤然升高,实验室检查结果显示有肾性糖尿、低分子蛋白尿、尿 NAG 酶增高、低渗尿、低钾和酸中毒等。

3. 关木通引起肾脏损伤的部位　小剂量或正常剂量长期服用可引起肾小管性蛋白尿、尿潜血、限素氮异常,病理改变为肾小管及肾间质纤维化。

（二）中药关木通主要成分马兜铃酸急性毒性实验

1. 实验动物选择　SD 或 Wistar 大鼠,体重 100 g～150 g,雌雄各半。

2. 动物染毒　设实验组和空白对照组。将大鼠按体重随机分为对照组,马兜铃酸低剂量组,中剂量组和高剂量组,每组 10 只。每天灌胃一次,连续给药 3 天。对照组以等体积水灌胃。给药期间大鼠自由进食、饮水。

3. 按设计方案进行试验,收集实验所需样本　用代谢笼留取染毒组动物和对照组动物 24 小时的尿液,并采集血液,测定各项肾功能指标。染毒完毕后,取大鼠肾脏,形态学观察肾脏的损伤。

（三）观察不同浓度马兜铃酸染毒处理组大鼠肾功能及肾脏组织形态学指标

大鼠尿液一般生化指标、血清尿酸、血肌酐和尿素测定;肾脏组织、细胞及亚细胞水平结构的改变。

（四）根据实验结果,对马兜铃酸肾脏毒性作用进行评价

分析对照组与染毒组之间检测指标的差异及剂量-效应关系,结合相关理论知识,判定马兜铃酸的肾脏毒性作用。

课题名称二:综合评价百草枯急性中毒引起的肾脏毒性作用

（一）查阅文献

通过查阅文献及相关资料了解以下信息。

1. 百草枯作用的靶器官　百草枯是一种高效、非选择性接触型除草剂。

百草枯毒性累及全身多个脏器,其中肺和肾是主要靶器官,百草枯引起的肾毒性表现轻重不一。轻者可表现为单纯尿检异常,如蛋白尿或(和)血尿,重者导致急性肾衰竭,表现为快速进展的少尿、无尿。

2. 百草枯机体吸收后的分布与排泄　大鼠百草枯急性中毒组织分布较为广泛,浓度差异较大。口服给药后各脏器组织中浓度高低顺序依次为:胃、肠、肺、肾、肝、脾、肌肉、脑、心。百草枯在体内几乎不被代谢,以原形形式通过肾脏排出体外。

3. 百草枯引起肾脏损伤的可能机制　①氧自由基产生:百草枯吸收后可产生大量氧自由基,引起组织器官的细胞脱脂质氧化。②线粒体损伤:百草枯可引起线粒体内膜脂质过氧化反应,导致线粒体功能障碍。③炎性因子参与:百草枯中毒后患者可发生全身炎症反应综合征,血清 TNF-α、IL-10、HMGB-l 明显升高。④诱导细胞凋亡:百草枯可引起细胞凋亡蛋白 caspase-3、caspase-8 及细胞色素 c 增加,导致细胞凋亡。

（二）百草枯急性毒性实验

1. 实验动物选择　选用健康 SD 或 Wistar 大鼠,体重 190～200 g,雌雄各半。

2. 动物染毒　根据百草枯低、中、高浓度及对照组完全随机分为 4 组,实验前禁食 12 小时,不禁水。对照组给予同样体积的生理盐水。

3. 按设计方案进行试验，收集实验所需样本　大鼠经百草枯灌胃染毒后，收集其 24 小时尿液及血液，评估各项肾功能指标。大鼠处死后，取肾脏组织，观察百草枯对肾脏的损伤作用。

（三）观察不同染毒处理组大鼠肾功能及肾脏组织形态学指标

观察血液、尿液肾功能一般生化指标、血清尿酸、血肌酐和尿素测定改变。大鼠处死后，进一步观察大鼠肾功能及肾脏组织形态学改变。

（四）根据实验结果，对百草枯肾脏毒性进行评价

分析对照组与染毒组之间检测指标的差异及剂量-效应关系，结合相关理论知识，判定百草枯的肾脏毒性作用。

五、肾脏毒性试验主要方法与技术

（一）尿液的一般生化指标测定

【目的与原理】

尿液是血液经肾小球滤过，肾小管和集合管的重吸收及分泌产生的终末代谢产物。尿液的组成和性状可反映机体的代谢状况，且受机体各系统功能状态的影响，尤其与泌尿系统直接相关。因此尿液的变化，不仅反映泌尿系统的疾病，而且对其他系统疾病的诊断、治疗及预后均有重要意义。

【器材与试剂】

1. 仪器　尿生化分析仪，酶标仪。

2. 动物　雄性 SD 或 Wistar 大鼠（体重 100～150 g）。

3. 试剂　尿素氮和肌酐液体试剂盒，微球蛋白试剂盒。

【操作步骤】

1. 动物分组及处理　大鼠适应性喂养 5～7 天后，随机分为对照组，染毒低剂量组、中剂量组和高剂量组。根据研究目的确定染毒剂量、染毒时间。

2. 样本收集及测定　大鼠染毒后，利用代谢笼留取染毒各组大鼠 24 小时尿液，测定其尿量及尿蛋白量。

【结果分析与评价】

1. 尿蛋白　若尿中以大分子蛋白为主或出现大量蛋白质，提示肾小球的选择性滤过功能障碍或结构不完整；若以小分子蛋白为主，则提示损伤部位主要在近曲小管，但要排除血中小分子蛋白异常增高的可能性。

2. 尿糖　如果血糖不高而出现尿中葡萄糖浓度增高，提示肾小管功能障碍。

3. 尿酶　是肾损害早期和敏感的指标之一。不同的酶来自于肾脏的不同部位，可以作为肾脏损害的标记酶。碱性磷酸酶（AKP）和 γ-谷氨酰转移酶（γ-GT）活性增高，是刷状缘受到损害的标记酶。而其他的一些酶，如乳酸脱氢酶（LDH）和谷氨酸脱氢酶（GDH）分别存在于细胞质和线粒体，如果它们的活性增高则提示可能有广泛的细胞损伤。

4. β_2-微球蛋白　肾小管重吸收功能发生障碍时，尿液中 β_2-微球蛋白含量常增高。

5. 尿钙　肾是钙排泄的重要器官，当近曲小管、髓袢升支、远曲小管和集合管损伤，均能引起钙代谢的紊乱，从而导致血钙和尿钙异常。

（二）肾脏血流动力学和血流量分析

【目的与原理】

通过测量肾血流速度，推测肾内血管床阻力，进而判断两侧肾的供血情况，肾小管分泌功能通畅情况。

【器材与试剂】

1. 实验动物　兔。

2. 仪器　超声多普勒成像系统。

【操作步骤】

多切面动态观察肾脏内部结构及肾内血管树的血流状况。利用彩色多普勒血流图定位，用脉冲多普勒分别取样肾窦部段动脉（SPA）中段和肾锥体两侧的叶间动脉（IRA）中段，获得清晰的脉冲多普勒频谱，仪器自动勾画频谱的包络线，并自动显示收缩期最大血流速度（Vs）、舒张期末最低血流速度（Vd）、平均速度（Vm）、Vs/Vd（S/D）、阻力指数（RI）、脉冲指数（PI），游标测量血流峰速加速时间（AT）、血流峰速加速度（AC）。

【结果分析与评价】

1. Vs　收缩峰速度主要反应肾血管充盈度和血流的供应强度。

2. Vd　舒张期速度主要反应血管的顺应性和血管床的阻力。

3. S/D　主要反映血管的阻力。在微血管阻力的犬模型中证实肾血管阻力与 S/D 之间具有良好的相关性。

4. PI、RI　脉动指数与阻力指数。主要都用于反映血管床的阻力状态。另一个常用的参数是收缩早期加速度（ESA），与加速度指数（AI）类似。

（三）肾小球滤过率测定

【目的与原理】

肾小球的滤过功能是形成尿液的第一个环节。当血液流过肾小球毛细血管网时，血浆中的水和小分子溶质，包括少量的分子质量较小的血浆蛋白，通过滤膜滤到肾小囊的囊腔内，形成滤液（原尿）。肾小球的滤过量大小可用肾小球滤过率表示，即单位时间内两肾生成的滤液量。肾小球滤过功能在肾排泄功能中占有重要位置，肾小球滤过率是衡量肾功能的重要指标。

【器材与试剂】

1. 实验对象　分离收集的大鼠肾小球。

2. 试剂　菊粉或内生肌酐，Hanks 液，10%水合氯醛。

3. 仪器　荧光分光光度计，全自动生化仪。

【操作步骤】

1. 肾小球获取　大鼠称重后，用 10%水合氯醛麻醉大鼠，麻醉后大鼠置于超净台上，取出肾脏置于 1% BSA 的 Hanks 液中，剥离被膜，剔除肾髓质，剪碎肾皮质，置于不锈钢筛网上，微小组织透过筛网，滤过组织与 1%BSA 的 Hanks 液的混合物用吸管吸至 200 目不锈钢筛网上，1%BSA 的 Hanks 液冲洗筛网数次，收集网上肾小球，提取的肾小球适当稀释，在纤维镜下用血细胞计数板计数肾小球。

2. 菊粉清除率测定　上述获得的肾小球加入 FITC 标记的菊粉，向管底沉淀的肾小球团块中加 500 µl 0.3%TritonX-100, 重悬后溶解过夜, 后应用荧光分光光度计分别检测每个样品上清及肾小球团块 FITC 标记菊粉的荧光值 (FI), 并计算每个肾小球收缩前后肾小球菊粉含量变化的百分率。

3. 内生肌酐清除率测定 大鼠染毒后, 利用代谢笼留取染毒组动物和对照组动物 24 小时的尿液, 记尿量, 测定尿肌酐值; 同时采血测定血浆肌酐值, 代入公式计算。

【结果分析与评价】

1. 菊糖清除试验 试验时由静脉注射后, 收集一定时间内的尿液, 然后测定血浆和尿中菊糖浓度, 按下式计算菊糖清除率。

$$菊糖清除率(ml/min) = \frac{每分钟尿量 \times 尿中菊糖浓度(mg/L)}{血浆中菊糖浓度(mg/L)}$$

2. 内生肌酐清除率 肌酐为肌酸的代谢产物。肌酐被肾小球滤过后, 肾小管无任何吸收而全部从尿中排出, 只有在血浆中浓度较高时, 有小部分由肾小管排泄。内生肌酐清除率比较接近菊糖清除率, 且更实用, 因为不仅可以免除静脉注射, 而且血浆肌酐浓度甚为稳定。收集尿液可延长为 24 小时, 同时测定血浆肌酐浓度。按下式计算 24 小时肌酐清除率。

$$肌酐清除率(升血浆/24小时) = \frac{尿肌酐浓度(mg/L) \times 24小时尿量(L)}{血浆肌酐浓度(mg/L)}$$

3. 血清肌酐和 BUN 测定 测定血清肌酐和 BUN 可间接反映 GFR, 但没有上述两项试验灵敏, 在 GFR 下降 50%~70%的情况下血清肌酐和 BUN 才会增高。它们增高可继发于脱水、少尿和 (或) 蛋白分解代谢。在考虑是否存在肾损害时, 应考虑肾外的因素。

4. 肾对氨基马尿酸 (PAH) 清除试验 血中 PAH 几乎全部通过肾脏分泌这一途径清除, 血中 PAH 经过肾脏时, 被清除的量与肾血浆流量密切相关, 故它的清除值一般就看作是有效肾血流量 (effective renal plasma flow, ERPF), 用血细胞比容校正, 就可得出肾血流量。其计算方法如下:

$$ERPF = \frac{尿中PAH浓度 \times 每分钟尿量}{血浆中PAH浓度}$$

$$肾血流量 = \frac{ERPF}{1-红细胞压积}$$

(四) 血肌酐、尿素和尿酸浓度测定

【目的与原理】

血清肌酐 (Scr) 和血尿素氮 (BUN) 的浓度取决于机体氮的分解代谢与肾脏的排泄能力。在摄入食物及体内分解代谢比较稳定的情况下, 其血浓度取决于肾排泄能力, 因此, Scr 和 BUN 浓度在一定程度上可反映肾小球滤过率功能的损害程度, 是常用的肾功能指标。

血清尿酸 (SUA) 是嘌呤类的终末产物, 血尿酸主要从肾脏排出, 肾功能减退时尿酸增高。尿酸从肾小球滤过后在肾小管中重吸收和分泌, 最后排出滤过量的 8%, 在严重肾衰竭时肾小管分泌增多, 高达滤过量的 85% SUA 被排出。

【器材与试剂】

1. 实验对象 大鼠血清及尿液。

2. 仪器 紫外分光光度计, 全自动生化仪, 酶标仪。

3. 试剂 肌酐、尿素和尿酸试剂盒。

【操作步骤】

1. 尿及血清肌酐测定

（1）Jaffe 反应法：尿及血清中的肌酐与苦味酸盐作用，生成黄红色的苦味酸肌酐复合物。

（2）酶联法：肌酐经肌酐水合酶催化生成肌酸，肌酸与肌酸激酶、丙酮酸激酶、乳酸脱氢酶偶联反应，使 NADH 变成 NAD^+，测量在 340 nm 处吸光度的降低，其降低程度与肌酐含量呈正比例。

2. 尿素测定

（1）二乙酰一肟法（直接法）：强酸加热条件下，二乙酰一肟与尿素生成粉红色的二嗪化合物（Fearom 反应），在 540 nm 比色，其颜色强度与尿素含量成正比。

（2）尿素酶法：加尿素酶分解尿素产生氨，氨在谷氨酸脱氢酶的作用下使 NADH 氧化为 NAD^+ 时，通过 340 nm 吸光度的降低值可计算出尿素含量。

3. 血清尿酸测定　大鼠染毒模型造模后，用玻璃毛细管从各大鼠眼底静脉丛取血 1.5 ml，离心取上清液，利用全自动酶标仪测定血清尿酸水平。

【结果分析与评价】

血肌酐、尿素和尿酸测定分析与评价

（1）二乙酰一肟法：反应颜色越深，表明尿素含量越高，提示肾小球滤过功能受损。

（2）尿素酶法：吸光度的降低值越高，表明尿素分解越多，提示肾损伤的可能。

（3）Jaffe 反应法：反应颜色越深，表明尿及血清中的肌酐越高，提示肾小球滤过率功能的损害。

（4）酶联法：其颜色降低程度与肌酐含量呈正比，吸光度降低越多，表示肌酐含量越高，提示肾损伤的可能。

（5）吸光度的增加与样品中酸含量呈正比，吸光度值越高，表示血清中尿酸浓度越高，提示肾功能可能减退。

（五）肾浓缩稀释试验

【目的与原理】

正常情况下，24 小时尿量为 1000~2000 ml，昼尿量与夜尿量之比为（3~4）:1，12 小时夜尿不应超过 750 ml，最高尿比重应在 1.020，当远端小管和集合管损伤时，肾浓缩能力下降。

【操作步骤】

试验前日晚 8 时后禁食，试验当日正常进食，每餐含水分 500 ml 左右，不再饮任何液体。晨 8 时排尿弃去，于上午 10 时、12 时，下午 2 时、4 时、6 时、8 时（日间尿）及次晨 8 时（夜间尿）各留尿 1 次，尿须排尽。分别准确测定每次尿量及尿比重。

【结果分析与评价】

24 小时尿量常超过 2500 ml；昼夜尿量相差不大，夜间尿量增加，常超过 750 ml（早期表现）；各次尿间尿比重接近，最高尿比重<1.018，尿比重差<0.009，提示远端肾单位的浓缩功能丧失。

（六）形态学和酶组织化学检查

【目的与原理】

急性或慢性毒性试验结束时，需常规称量肾脏和体重，计算脏器系数，脏器系数改变，提示可能有肾脏损害。此外，大体检查还能发现肾脏有无充血、水肿、纤维化等病理改变。

光镜和电镜检查能发现肾脏在组织学及亚细胞水平上损害的部位、范围、性质、形态学特征及严重的程度。酶组织化学检查能对某些病损或某些功能（如一些酶活性）进行定位研究，在肾脏毒理学研究中具有很重要的意义。

【器材与试剂】

1. **实验材料**　大鼠肾脏组织。
2. **试剂**　苏木精，伊红。
3. **仪器**　显微镜，电子显微镜，紫外分光光度计，酶标仪。

【操作步骤】

1. **形态学观察**　病理切片制备及病理损伤评估：通过 H&E 染色，光镜下观察肾小管上皮细胞空泡变性、浊肿、坏死及间质充血、水肿的程度。

2. **电镜观察**　组织经固定、脱水、浸泡、包埋、定位、切片、染色观察肾脏皮质中近端小管上皮细胞的损伤。

3. **酶组织化学检查**　乳酸脱氢酶，尿 N-乙酰-β-D-氨基葡萄糖苷酶（NAG）用紫外分光光度计检测，碱性磷酸酶（AKP）和 γ-谷氨酰转移酶可用酶联免疫吸附测定（ELISA）法测定。

【结果分析与评价】

肾脏切片染色的形态学方法可以直接反映化学物作用后，肾脏组织微观结构的改变。如发现肾小球坏死、水肿、间质充血等，亚细胞水平多种细胞器结构的改变，则提示肾脏结构性改变。但尿酶活性增高则提示肾功能损伤。

（七）肾脏微灌注及微穿刺技术

【目的与原理】

肾脏微灌注技术将肾小管不同节段分离、切割，对不同节段进行穿刺、灌注，从而鉴定影响肾脏清除率的药物的作用部位和作用机制及做微穿刺研究。微穿刺技术是在实验动物动脉中注入药物后，药物随血液循环到达肾脏，在肾小球及肾小管中进行滤过、重吸收作用，用毛细管穿刺从肾小管的不同节段直接收集小管液样品，研究化学物的重吸收率和电解质浓缩的变化情况，用于评价药物的代谢过程和作用机制。

【器材与试剂】

1. **实验材料**　大鼠薄肾切片及肾小管。
2. **试剂**　Ringer 液，^{3}H 菊粉，丝胺绿，0.85% NaCl 溶液。
3. **仪器**　切片机，显微镜，灌注槽，显微操纵器，显微镜，毛细玻璃管，微灌流泵。

【操作步骤】

1. **肾脏微灌注**

（1）将肾脏制成厚度<1 mm 的薄肾切片，在 20～50 倍目镜下，根据肾小管节段的解剖位置和形状，用尖锐的镊子或针切割分离。通常于 4℃下，Ringer 液中进行，不需加入蛋白酶。分离出的节段用转移吸管转移到灌注槽。灌注槽固定在倒置的显微镜的工作台上，通常灌注槽保持在 37℃，水浴的灌注液也必须预加热到此温度。

（2）水浴灌注液根据被研究的肾小管节段不同而不同，多数情况下含有 HCO_3^- 并充以 CO_2。灌注用两套同心玻璃吸管进行，一套在灌注端，另一套在肾小管节段的收集端。也有用由一个小电动机控制前后运动。在灌注端使用 4 个同心吸管，最外边的一个吸管含有硅酮树脂并被驱动越过肾小管灌注端以使此端密封。

（3）肾小管用适当大小的支持吸管固定。肾小管被吸入吸管直到收缩。然后尖端直径小于灌注肾小管节段内径的灌注吸管被推入由支持吸管固定的肾小管节段。灌注吸管置于几厘米到 100 cm 的水下以达到 1～20 ml/min 的灌注速度。当灌注吸管推进时瘪塌的小管腔张开。在管腔内推入吸管直到其在 200～400 倍镜下显示完整的肾小管节段。

（4）在管腔内，灌注吸管还包含一个液体交换吸管，通过它灌注液的成分可被迅速置换。肾小管节段的收集端被吸入到一根固定吸管，一硅酮树脂吸管被推进以封闭收集部位。收集部位的固定吸管内含有矿物油，通过油推进收集吸管，定量地收集由小管输注的灌注液。

2. 肾脏微穿刺

（1）选大鼠作动物模型，大鼠体重在 250 g 左右。实验前动物禁食 16 小时，自由摄水，实验时将动物腹腔注射硫喷妥钠麻醉，置于恒温台上。

（2）切开大鼠气管，颈动脉和颈静脉插管分别用于测量血压、取血样和输注药物。左肾在侧切后小心地暴露出来，用棉絮包埋在一个小塑料容器内，用 37℃石蜡油做成油浴。

（3）输尿管插管并连续监测肛温，静脉注射 75 μCi 溶于 0.7 ml NaCl 溶液中的 ^{3}H 菊粉，然后以每 100 g 体重 2.5 ml/min 速度输注 0.85%NaCl 溶液。维持每小时灌输 ^{3}H 菊粉 75 μCi。开始静脉内输注 45 分钟后，施行肾小管的对照穿刺，在显微操纵器和显微镜观察下用外径 8～10 μm 的毛细玻璃管从近曲小管和远曲小管直接收集小管液样品。

（4）远曲小管以静脉内注射丝胺绿鉴别。然后给予待测药物平衡 30 分钟后，再收集小管液，与对照期比较。

【结果分析与评价】

根据对照组和处理组的平均数进行统计分析。

（八）肾皮质薄片培养及肾膜囊泡的分离与应用

【目的与原理】

肾皮质薄片培养旨在研究肾脏对有机酸和有机碱的分泌机制、肾组织对葡萄糖合成功能和对氨基酸的转运功能。肾小管细胞刷状缘和基底侧的肾膜囊泡可用来研究分子跨上皮转运机制，也可用来理解肾小管细胞刷状缘膜和基底侧膜对毒物敏感性的差异。

【器材与试剂】

1. 实验对象　大鼠肾组织及分离的肾膜囊泡。

2. 试剂　培养液，Krebs 液，percoll 密度梯度分离液。

3. 仪器　组织切片机，摇床，手术器械，高速冷冻离心机。

【操作步骤】

1. 肾皮质薄片培养

（1）将 200～220 g 的 SD 雄性大鼠麻醉，快速取肾放入冰的 Krebs 液中。去除肾筋膜，纵向切开肾脏，去除肾髓质。

（2）用组织切片机沿着皮质视乳头轴将肾皮质切成圆筒状核心块，切片大约 8 mm 直径，200～500 μm 厚，重 10 mg。将制备的肾皮质切片放在 37℃ Krebs 液中预孵育 45 分钟（液体中充 95%O$_2$ 和 5%CO$_2$），再放入盛有 DMEM/F12 培养液的孵育槽中同时充氧，每个槽放 7～8 个薄片，放入摇床以 300 r/min 震动。

（3）在培养基中培养并加入待测化学物，然后分别检测肾组织薄片和培养基中这种化学物浓度，计算浓度比值。

2. 肾膜囊泡的分离及应用

（1）利用 percoll 密度梯度分离液获得肾膜囊泡。

（2）将肾膜囊泡与化学物进行染毒。

（3）观察电解质或其他因子的转运，判断毒物毒性。

【**结果分析与评价**】

1. 肾组织薄片和培养基中待测化学物浓度比值较大，说明转运能力较强；反之，提示肾功能损伤的可能。

2. 肾膜囊泡染毒结果根据对照组和处理组的平均数进行统计分析。

六、思 考 题

1. 如何综合评价化学物对肾脏的损害作用？

2. 肾脏损害的标志物主要分为哪几大类？分别代表什么意义？

3. 以百草枯为例，试分析外源化学物引起肾损害的原因。

（王　军　刘起展）

实验十三　神经系统毒性研究与实验技术

一、教学目的与意义

1. 掌握外源化学物质潜在神经毒性检测方法的选择，熟悉常用神经毒性评价方法的原理和适用范围。

2. 巩固和掌握外源化学物质致神经损伤的作用靶点、作用模式和特点。

3. 通过文献查阅、综合设计、方法选择、实验操作、结果分析总结和撰写报告等过程，培养学生对外源化学物的神经毒性进行综合评价的能力。

二、背景资料

环境中有 3%～25%的化学物质能够通过影响神经系统的结构和功能而表现出神经毒性，这些化合物包括金属、杀虫剂、溶剂、化工原料、天然物质和药物等。相对于机体其他组织，哺乳动物神经系统代谢和结构的特殊性使其极易受到外源化学物的侵害，外源化学物质的神经毒性具有以下基本特点。

中枢神经系统对缺氧、低血糖及氧化敏感，影响大脑氧供给和利用的外源化学物可很容易引起脑部敏感区域的变性损害，葡萄糖消耗量大的部位如大脑中的一些神经核团和大脑皮质第Ⅳ层细胞也很容易受到低血糖因素的影响。同时，供应丰富的血流也使血源性有毒物质极易到达中枢神经系统。除了氧耗量和代谢率高之外，大脑不饱和脂肪酸和过渡金属含量高，本身抗氧化容量低，对氧化还原状态失衡也极为敏感。

外源化学物可作用于神经系统的多个位点呈现神经毒性。神经元轴浆转运是外源性神经毒物的靶位点。神经元是一种高度特化的细胞，由胞体和长突起组成。突起和胞体之间的物质运输依赖轴浆转运机制。依赖细胞骨架的轴浆转运是某些外源性神经毒物敏感的靶位点，而突起结构本身也扩大了神经元与外源化学物的接触面积。神经髓鞘和轴突及神经递质也是外源性神经毒物的作用靶点。神经细胞内神经冲动的传递依赖于髓鞘和轴突的完整性，损伤髓鞘和使轴突变性的神经毒物均会导致神经系统功能异常；影响神经递质的合成、储存或释放、灭活或清除、与受体作用及毒物本身直接与受体结合等作用均会导致神经系统损伤。神经细胞内外以电化学形式进行信息传递，神经损伤可导致神经电生理异常。

神经毒性作用具有阈值，有些神经毒物不呈现明显的剂量依赖性。由于有些神经细胞最初是过量存在的，对损伤具有一定的缓冲作用，神经细胞少量损失不会影响神经功能和行为活动。这种细胞过量存在的结果可能会使毒物的作用呈现一个阈值，或呈现非线性的剂量-反应关系。但有些情况下，神经毒性反应的表现是进行性的，最初轻微的功能损伤可能会导致异常严重的病理后果。

目前，尚没有一种单独的试验能够全面评价外源化学物潜在的神经毒性，因此多采用包含神经行为学、病理形态学、神经电生理、神经生化等一系列体内、体外的实验组合对外源化学物的神经毒性进行定量或定性的评价及毒性作用机制研究。

三、案例与问题

（一）案例一

20 世纪 80 年代初，1-甲基-4-苯基-1，2，3，6-四氢吡啶（1-methyl-4-phenyl-1，2，3，6-tetrahydropyridine，MPTP）作为哌替啶类似物 1-甲基-4-苯基-4-哌啶丙酸酯（MPPP）的伴随物，被美国吸毒者误用。注射污染了 MPTP 麻醉品的吸毒者出现了生化、病理和临床特征上类似帕金森病的表现，左旋多巴制剂治疗有效。

问题：

1. 为什么 MPTP 会导致帕金森病样表现？

2. 如何采用动物实验确认 MPTP 与帕金森病样病变的病因学联系？

（二）案例二

磷酸三甲苯酯是一种重要的化工原料，分子式为（$CH_3C_6H_4$）$_3PO_4$，有邻位、间位和对位三种异构体，前两者为油状液体，微溶于醇，易溶于醚，毒性不大。邻位异构体为针状晶体，易溶于醇和酸，具有神经毒性。邻位异构体又称为磷酸三邻甲苯酯（tri-*ortho*-cresyl phosphate，TOCP），无色、无味，具有化学和热稳定性，常用作为增塑剂或溶剂。工业生产或加工过程中吸入 TOCP 蒸气及食用污染了 TOCP 的食物可导致中毒。

1995 年 4 月～6 月，西安市北郊 5 个自然村中相继发现中毒性瘫痪病例，主要症状表现为腓肠肌酸胀疼痛，继之发展为小腿和下肢无力，重者渐出现垂足，难以站立或行走，若行走则呈跨阈式步态。主要体征表现为下肢肌力减退、跟腱反射减弱或消失、部分患者波及上肢，肌电图呈周围神经受累波形。患者粪便电镜检查及肠道病毒分离培养均为阴性。采用薄层层析和气相色谱仪，在面粉、磨面机润滑油中检测到 TOCP。经对 TOCP 污染食物采取控制措施后，疫情逐渐得到控制。

问题：

1. 根据描述，TOCP 导致了哪种类型的神经毒性？

2. 如何评价外源化学物的迟发性神经毒性？

（三）案例三

2008 年 10 月至 2009 年 7 月，位于苏州工业园区的联建（中国）科技有限公司在无尘作业车间使用挥发性极强的正己烷替代乙醇等清洗剂进行擦拭手机显示屏作业。车间内无通风设施，作业工人无防毒口罩和面具配备。正己烷使用两、三个月后，车间工人开始出现身体不适症状，有的表现为四肢麻木、刺痛、头疼、头晕等，有的手脚无力，无法提起重物，严重者几乎无法行走，电生理检查显示肢体周围神经传导速度变慢。

问题：

1. 患者症状提示正己烷可能引起了哪些器官的损伤？

2. 动物试验中应采用哪些指标反映正己烷的神经毒性？

四、课题设计与实验指导

课题名称一：评价 MPTP 对小鼠大脑多巴胺能神经元的损伤

（一）查阅文献

通过查阅文献及相关资料了解以下信息：大脑组织与机体的其他组织不同，被有机地分为许多特化的区域，不同区域神经元的种类和功能也各不相同，神经毒物对不同区域神经元的损伤可导致不同的临床症状。大脑黑质多巴胺能（dopamine，DA）神经元丢失被认为与帕金森病的发生相关。

MPTP 本身不具有神经毒性，但能够穿过血脑屏障，并在大脑神经细胞内的单胺氧化酶 B 作用下转变为 MPP$^+$ 释放到细胞外。MPP$^+$ 具有神经毒性，由于失去了脂溶性，丧失了穿透血脑屏障的能力，但能经多巴胺转运体（dopamine transporter，DAT）进入 DA 神经元末梢和胞体，选择性地破坏黑质 DA 神经元，导致多巴胺递质的大量减少。多巴胺合成中的酪氨酸羟化酶（tyrosine hydroxylase，TH）能够特异地标记 DA 神经元，因此采用抗 TH 抗体对 DA 神经元进行免疫染色即可观察人脑黑质区域神经元的丢失情况。

（二）帕金森病动物模型的建立及检测指标

1. 实验对象的选择　6～8 周龄健康 C57BL/6 小鼠，体重 18～22 g，雌雄各半。

2. 动物染毒　设实验组和空白对照组。实验组经腹腔注射 MPTP 20 mg/kg 体重，连续 4 次，间隔 2 小时，继续饲喂 7 天。对照组等体积的溶剂腹腔注射。

3. 观察指标　动物的神经行为学指标。免疫组化染色后计数小鼠大脑黑质区域 TH 阳性神经元。

（三）按设计方案进行试验，完整记录实验过程和结果

完整记录染毒组动物和对照组动物的行为学表现、免疫组化实验过程及病理结果。

（四）根据实验结果，对 MPTP 的神经毒性进行评价

分析对照组与染毒组之间的行为学差异、TH 阳性神经元的丢失情况及两者之间是否存在相关关系，可判断 MPTP 对 DA 神经元的损伤作用。

课题名称二：综合评价有机磷化合物的迟发性神经毒性

（一）查阅文献

通过查阅文献及相关资料了解以下信息：一些有机磷化合物和氨基甲酸酯类化合物能在人体和敏感动物诱发一种迟发性神经毒性（organophosphorus-induced delayed neurotoxicity，OPIDN），也称为迟发性多发性神经病（organophosphorus-induced delayed neuropathy，OPIDP）。这些化合物包括农业中的农药，工业用的增塑剂、阻燃剂、油料添加剂、润滑剂等，以及战争和恐怖袭击事件中的神经毒剂如沙林、梭曼等。这种神经毒性作用一般发生于毒性物质接触后（或因抑制乙酰胆碱酯酶致急性中毒恢复后）的一周至数周。患者首发症状为感觉异常，随之发展为运动性无力与共济失调，出现明显的运动障碍，以下肢为重，远端重于近端。常见步态失调、行走困难，严重者可瘫痪。临床、神经电生理、神经活检及动物实验证明为混合性远端感觉运动型（主要为运动）神经病。

OPIDN 具有种属特异性，啮齿类不敏感，成年母鸡敏感，可观察到与人类似的步态异常，甚至瘫痪。现 TOCP 作为经典诱导剂诱导的迟发性神经病母鸡模型已被广泛用于外源性化学物质的迟发性神经毒性评价、发生机制和干预研究中。

（二）迟发性神经毒性动物模型的建立及检测指标

1. 实验对象的选择　选用遗传背景明确、健康、步态正常的母鸡，鸡龄 8～12 个月，体重 1.5～2.0 kg。

2. 动物染毒　一般设计 3 个染毒剂量组，同时设立空白对照组和 TOCP 阳性对照组。

3. 观察指标　动物步态评分、动物神经组织的石蜡切片 H&E 染色、坐骨神经切片髓鞘和轴索的特殊染色，必要时测定脑和脊髓的神经靶酯酶（neuropathy target esterase，NTE）和乙酰胆碱酯酶（acetylcholine esterase，AChE）活性。

（三）按设计方案进行试验，完整记录实验过程和结果

记录染毒组动物和对照组动物的行为学表现，病理检测过程及结果。

（四）根据实验结果，对有机磷化合物的迟发性神经毒性进行评价

分析对照组与染毒组之间的步态评分差异及剂量-效应关系，结合病理观察结果，判定有机磷化合物的迟发性神经毒性。

课题名称三：正己烷神经毒性及机制探讨

（一）查阅文献

通过查阅文献及相关资料了解以下信息：正己烷（n-hexane）是己烷五种同分异构体中的一种，来自石油馏分和天然气分离。分子式为 $CH_3(CH_2)_4CH_3$。作为一种易挥发的有机溶剂，近年来广泛用于粘胶配制、除污、干洗、植物油提取、制鞋、制球、印刷、油漆、制药、家具制造及电子元件制造等行业。正己烷急性毒性较低，大鼠经口 LD_{50} 为 15～30 g/kg，但长期慢性低浓度接触正己烷可导致感觉运动型多发性周围神经病，其代谢产物 2, 5-己二酮（2, 5-hexanedione，2, 5-HD）被认为是正己烷产生毒性的终毒物。我国自 20 世纪 80 年代后期，职业性正己烷中毒事件不断发生，尤其近年来随着石油精练技术的发展，正己烷的生产成本降低，其使用范围与数量大大增加，导致正己烷中毒成为发生人数最多的职业中毒。正己烷中毒的确切机制尚不完全清楚，目前有多种发病学说解释正己烷的神经毒性发生机制，如氧化还原失衡、能量代谢障碍、轴浆转运障碍、神经丝交联等。

（二）正己烷神经毒性动物模型、细胞染毒模型的建立及检测指标

1. 实验对象的选择　①体内试验：6～9 周龄 Wistar、Sprague-Dawley（SD）大鼠，体重200～250 g（同组同一性别动物体重变化不应超过平均体重的 20%），雌性应为未交配过、未妊娠动物。②体外试验体系：根据研究目的，可分离神经组织的特定成分如突触或线粒体进行试验，也可采用原代培养细胞或细胞株制作细胞模型。

2. 染毒　①体内试验：可选用正己烷或终代谢产物 2, 5-己二酮染毒。一般设计低、中、高 3 个染毒剂量组。高剂量一般要能够诱导出神经毒性，递减的剂量水平应该能够反映剂量-反应关系，选用未观察到有害作用剂量作为最低剂量。上一剂量最好为下一剂量的 2～3 倍；如果选择 4 个剂量组，第 3 组和第 4 组的剂量差别要足够大（可以超过 10 倍）。同时设立空白对照组。除受试物外，染毒组与对照组采用同样的处理方式。根据预实验确定动物的染毒剂量、频次及持续时间。每天染毒应在统一时间进行，根据动物体重变化及时调整染毒剂量以保持染毒剂量的恒定水平。②体外细胞染毒：根据体内实验或文献资料设计剂量及作用时间。

3. 观察指标　①检测反映中枢神经系统损伤和周围神经系统损伤的神经行为学指标；②检测神经电生理指标；③试验结束后，部分动物原位灌注固定，制备组织切片进行病理形态学观察；④根据研究目的，分别采用（生物）化学、分子生物学方法检测动物神经组织特定成分的变化。

（三）按设计方案进行试验，完整记录实验过程和结果

记录各染毒组动物和对照组动物的行为学表现，各种检测指标的检测过程及实验结果。

（四）根据实验结果，对正己烷的神经毒性进行评价

分析对照组与染毒组之间检测指标的差异及剂量-效应关系，结合相关的理论知识，判定

正己烷的神经毒性及推测其作用机制。

五、神经系统毒性试验主要方法与技术

（一）实验动物神经行为学

神经行为学方法是反映外源化学物长期低剂量暴露所致神经毒性效应的主要研究方法之一。实验动物一般采用成年大鼠或小鼠，可选择同一性别或两种性别动物进行试验。同组同一性别动物体重变化不超过平均体重的 20%，雌性应为未交配过、未妊娠动物。

实验 1　自主活动度检测（旷场试验）

【目的与原理】

旷场实验（open field test）又称敞箱实验，是根据实验动物在新奇环境之中某些行为的发生频率和持续时间等指标，反映实验动物在陌生环境中的自主行为与探究行为，以尿便次数反映其紧张度。

【器材与试剂】

实验装置由旷场实验箱、数据自动采集和处理系统两部分组成。旷场反应箱内壁涂黑或白，正上方置一数码摄像头，其视野可覆盖整个旷场内部。旷场光照为全人工照明，可人为设定"白天"和"黑夜"，白天由两侧墙壁的 4 只节能灯发出约 200 lux 照度来模拟，夜晚由一侧墙壁的红外光源提供照明。

实验动物：6～9 周龄健康成年 Wistar、SD 大鼠（200～250 g）或 C57BL/6、ICR、C3H、KM 等品系小鼠（18～22 g）。

【操作步骤】

1. 动物分组及处理：动物适应性喂养 5～7 天后，随机分为对照组、低剂量组、中剂量组和高剂量组。根据研究目的确定染毒剂量、染毒时间。

2. 染毒结束后，抓住大鼠或小鼠尾根部 1/3 处，提起动物轻轻放入旷场实验箱正中格，同时进行摄像和计时，一般计时 3～5 分钟。

3. 记录观察时间内大鼠或小鼠在正中格停留时间、穿格次数、直立次数、修饰次数和排便粒数。

4. 清洗实验箱内壁及底面，以免上次动物余留的信息（如动物的大便、小便、气味）影响下次测试结果。

5. 更换动物，继续实验。

【结果分析与评价】

记录小鼠走出第一格的潜伏期、跨越方格总数和周边时间（花在周边 12 个方格总时间）、站立次数（双腿离地）和大便颗粒数。

【注意事项】

1. 保持实验环境安静，实验人员和计算机等设备应位于另一房间以减小对动物的干扰，实验室背景噪声控制在 65 dB 以下。

2. 采用单盲法进行实验。

实验 2 Morris 水迷宫实验

【目的与原理】

Morris 水迷宫是测定动物空间学习能力和记忆水平的经典检测方法。在一圆形水池壁固定位置上标 4 个形状不同的标记将水池平均分为 4 个象限，并将一个圆形平台置于任一象限中央。水池中注水，水面高出平台 1 cm，保持池壁标记位于水面之上。由于大鼠倾向于逃避水环境，所以在被放入水中后会主动寻找平台并待在上面。由于平台没于水下，平台的位置仅与池壁上的标记有关，故大鼠寻找平台的花费时间、游泳路程及运动轨迹可以反映大鼠的空间认知功能。完整的水迷宫试验由定位航行和空间探索两部分组成，分别检测动物的空间学习能力和空间记忆能力。

通过实验了解外源性化学物质对实验动物学习和记忆力的影响，可作为外源化学物质是否能引起大脑功能障碍的客观指标。

【器材与试剂】

Morris 水迷宫：由圆形水池（含一可移动圆形平台）和影像采集记录及数据处理系统组成。圆形水池为黑色，直径 180 cm（小鼠用直径 120 cm），高 60 cm，外围不透明帘布以降低周围环境的影响。

实验动物：6～9 周龄健康成年 Wistar、SD 大鼠（200～250 g）或 C57BL/6、ICR、C3H、KM 等品系小鼠（18～22 g）。

【操作步骤】

1. 动物分组及处理　动物适应性喂养 5～7 天后，随机分为对照组、低剂量组、中剂量组和高剂量组。根据研究目的确定染毒剂量、染毒时间。

2. Morris 水迷宫试验前准备　水池内注水至水面高于圆形平台 1 cm，调整并保持池中水温恒定在 25℃±1℃。

3. 定位航行试验　将实验动物面朝池壁分别从 4 个标记处轻轻丢入水中，直至其找到平台，记录其游泳路线并通过电脑软件进行分析。以上操作重复 5 天，第 1 天为训练时间，其后 4 天为正式试验。一次试验中，大鼠在水中游泳的时间最长为 120 秒（小鼠为 90 秒），120 秒之后实验人员将未找到平台的大鼠引导至平台之上，该次试验逃避潜伏期记为 120 秒。每两次试验之间给予大鼠 30 秒间隔时间（此段时间大鼠均位于平台之上）。大鼠从被放入水中至找到平台所需的时间称为逃避潜伏期（秒），从被放入水中至找到平台所经过的距离为游泳总路程（cm）。定位航行试验中的逃避潜伏期和游泳路程可以反映大鼠的空间学习能力。

4. 空间探索试验　在水迷宫试验的第 6 天进行。移除水下平台，将实验动物按上述操作放入水中，并将每次游泳时间设为 90 秒，记录其游泳路线并通过电脑软件进行分析。大鼠在平台原来所在象限内游泳的时间占总时间的百分比为目标象限时间百分比；规定时间内大鼠经过平台原来所在位置的次数为穿越平台次数，两者可以反映大鼠的空间记忆能力。

【结果分析与评价】

采用重复测量数据对实验数据进行统计学处理分析，方差不齐时采用非参数检验。如果试验组与对照组的某种指标均值差异有统计学意义，可认为环境化学物对对大鼠空间学习能力和空间记忆能力有影响。

【注意事项】

1. 实验过程中保持实验室安静和光线一致。

2. 及时清理水池中动物粪便，保持池水清洁、无味。

3. 实验时，水中可加入无毒、无害、无味的白色或黑色染料。一方面防止动物直接看到水平平台；另一方面使动物和水对比明显，便于追踪。如果是白鼠，水的颜色采用黑色；如果是黑色鼠，采用白色水，同时注意池壁可用白色防水纸覆盖。

实验 3 转棒试验（滚轴试验）

【目的与原理】

观察实验动物在滚轴上保持平衡并连续运动的时间，可以检测实验动物的运动协调性。动物由转动着的滚轴上滑落下来时会相应停止下面的传感平台，并自动记录从滚轴掉下的潜伏期（停留在滚轴的时间）。根据不同处理组动物的潜伏期可判定受试物对动物神经肌肉协调功能的影响。

【器材与试剂】

实验仪器：转棒式疲劳仪。

实验动物：6～9 周龄健康成年 Wistar、SD 大鼠（200～250 g）或 C57BL/6、ICR、C3H、KM 等品系小鼠（18～22 g）。

【操作步骤】

1. 动物分组及处理：动物适应性喂养 5～7 天后，随机分为对照组、低剂量组、中剂量组和高剂量组。根据研究目的确定染毒剂量、染毒时间。

2. 选择恒速或加速度模式，将实验动物置于转棒式疲劳仪上，启动仪器转动，开始计时。

3. 记录小鼠在转棒上停留的时间作为潜伏期（即第一次掉落的时间）和 2 分钟内掉落的次数。

【注意事项】

每次实验间隔应在 30 分钟以上，避免遗留效应。

【结果分析与评价】

若染毒组动物的潜伏期短于对照组，且差异有显著性，表明外源性化学物质对运动神经有损伤作用。

实验 4 后肢撑力实验

【目的与原理】

通过测定大鼠后肢肌力的变化，观察周围神经毒物对大鼠后肢运动神经损伤的情况。

正常情况下，大鼠由一定高度落下时，可通过神经调节使其着地时双侧后肢内收而轻轻地着地。后肢运动神经受损会导致在从一定高度落下时双侧后肢内收不好，着地时双侧后肢爪间滑开的距离增大，严重中毒后肢瘫痪的动物，从高空落下时后肢不能支撑。

【器材与试剂】

实验材料：蓝墨水、棉棒、格尺、白纸。

实验动物：6～9 周龄健康成年 Wistar、SD 大鼠（200～250 g）。

【操作步骤】

1. 动物分组及处理：动物适应性喂养 5～7 天后，随机分为对照组、低剂量组、中剂量组和高剂量组。根据研究目的确定染毒剂量、染毒时间。

2. 测定前，在操作平台上平铺一张白纸，用于显示大鼠双侧后肢爪尖滑开的距离。

3. 用手轻轻抓住大鼠的背部，用棉棒蘸取蓝墨水均匀涂于大鼠的双侧后脚掌，然后使其处于水平方位，距离下方光滑着陆平面约 30 cm。松手让大鼠自由落下，准确量取其着地时双侧后肢爪间滑开的最远距离。

每只大鼠测定 3 次，取其平均值作为记录值，每次间隔 30 分钟以上。

【结果分析与评价】

根据对照组和处理组的平均数进行统计分析。

【注意事项】

1. 每次实验时抓取部位应相同。

2. 每次实验间隔应 30 分钟以上，避免遗留效应。

实验 5 抓 力 测 定

【目的与原理】

用于评价啮齿类动物肌肉力量或神经肌肉接头功能。

【器材与试剂】

实验仪器：大、小鼠抓力测定仪。

实验动物：6～9 周龄健康成年 Wistar、SD 大鼠（200～250 g）或 C57BL/6、ICR、C3H、KM 等品系小鼠（18～22 g）。

【操作步骤】

1. 动物分组及处理：动物适应性喂养 5～7 天后，随机分为对照组、低剂量组、中剂量组和高剂量组。根据研究目的确定染毒剂量、染毒时间。

2. 将大鼠轻轻放在抓力板上，抓住鼠尾轻轻向后牵拉，待大鼠后肢抓牢抓力板后，均匀用力后拉，致使动物松爪，仪器自动记录大鼠的最大抓力，连续测量 2 次，平均值即为该大鼠的抓力值。

【结果分析与评价】

根据对照组和处理组的平均数进行统计分析，判定受试物对实验动物周围神经的损伤作用。

实验 6 感觉神经功能
方法 1. 鼠尾痛觉测定

有些外源化学物可作用于感觉神经导致感觉异常，表现为皮肤痛觉过敏、减退或消失。通过感觉神经功能测试可以观察外源化学物质对周围神经的损害及其程度。

【目的与原理】

将一束红外线光照射到鼠尾上产生集热效应，使鼠尾的局部升温产生疼痛，当超过动物忍耐的痛阈时动物就产生有效的甩尾逃避，以此方法来判断动物痛阈的高低和变化。

【器材与试剂】

实验仪器：鼠尾光照测痛仪。

实验动物：6～9 周龄健康成年 Wistar、SD 大鼠（200～250 g）。

【操作步骤】

（1）动物分组及处理：动物适应性喂养 5～7 天后，随机分为对照组、低剂量组、中剂量组和高剂量组。根据研究目的确定染毒剂量、染毒时间。

（2）将大鼠固定在合适型号的固定器上，鼠尾露出，在大鼠尾部距尾尖 5cm 处作一标记，该标记置于红外线发光处，开启红外线，仪器自动记录大鼠的甩尾时间，连续测量 2 次，平均值即为该大鼠的甩尾时间值。

【结果分析与评价】

根据对照组和处理组的平均数进行统计分析，判定受试物对实验动物周围神经的损伤作用。

方法 2. 智能热板仪法

【目的与原理】

正常鼠在受到高温烫脚爪时，经过一定的时间后可出现舔爪现象；但当具有周围神经毒性的外源化学物给大/小鼠染毒后，可损伤其周围神经，使热感觉传导减慢或热感觉过敏。因此，通过比较正常对照组和染毒组大/小鼠舔爪时间，可以反映神经毒物对周围神经系统损伤的情况。

【器材与试剂】

实验仪器：智能热板仪。

实验动物：6～9 周龄健康成年 Wistar、SD 大鼠（200～250 g）或 C57BL/6、ICR、C3H、KM 等品系小鼠（18～22 g）。

【操作步骤】

（1）动物分组及处理：动物适应性喂养 5～7 天后，随机分为对照组、低剂量组、中剂量组和高剂量组。根据研究目的确定染毒剂量、染毒时间。

（2）启动仪器并设定温度，大鼠测定温度设定为 52℃±0.2℃（小鼠设定为 55℃±0.2℃）。

（3）测量时用右手拿桶盖，左手轻轻抓住动物背部，在将动物放入桶内的同时用脚踏一下开关开始计时，同时用右手盖上桶盖，避免动物因受热而从桶内蹦出。密切观察动物的活动，如果出现动物因脚爪受热而舔爪现象或用力挣扎，立刻用脚踏一下开关并即时开盖取出动物，此时时间显示停止，数据锁定并由打印机中打印输出。

【结果分析与评价】

若染毒组舔爪时间与对照组比较有显著性差异，表明毒物对痛觉功能有影响。

（二）神经病理形态学方法

采用形态学可直接观察外源化学物对神经系统的损伤，评价其神经毒性。

实验 1　神经细胞尼氏体染色

【目的与原理】

正常神经细胞都含有一定数量的尼氏体，主要分布于胞质中，大小不一，形态各异，有的呈三角形，有的呈椭圆形。尼氏体能被大部分的蓝色染料包括焦油紫、亚甲蓝、甲苯胺蓝、硫堇等染色。神经细胞损伤后，胞质内的尼氏体的含量和密度等可减少，严重的可消失，据此可对神经元的结构和功能进行评价。

【器材与试剂】

实验器材：显微镜、石蜡切片机、冷冻切片机、手术器械、防脱玻片、注射器等。

试剂：戊巴比妥钠、无水乙醇、二甲苯、磷酸盐缓冲液、生理盐水、蔗糖等。

实验动物：6~9 周龄健康成年 Wistar、SD 大鼠（200~250 g）或 C57BL/6、ICR、C3H、KM 等品系小鼠（18~22 g）。

【操作步骤】

1. 动物分组及处理 动物适应性喂养 5~7 天后，随机分为对照组、低剂量组、中剂量组和高剂量组。根据研究目的确定染毒剂量、染毒时间。

2. 灌注固定及取材 将实验动物麻醉后，采用 4% 甲醛溶液体内灌注固定组织，取大脑放入 4% 甲醛溶液后固定 48 小时，移入 30% 蔗糖溶液至沉底，常规制作冷冻切片或石蜡切片。

3. 染色步骤 石蜡切片二甲苯中脱蜡 5~10 分钟，共三次，采用无水乙醇（5 分钟）、90% 乙醇（2 分钟）、70% 乙醇（2 分钟）、蒸馏水（2 分钟）梯度脱水。切片浸入焦油紫染液（称取 1g 焦油紫溶于 100 ml 蒸馏水中）染色 30 分钟，蒸馏水洗涤 2 次；70% 乙醇洗涤 2 次，每次 2 分钟；95% 乙醇脱水 2 分钟，换用新鲜的无水乙醇再脱水 2 分钟；二甲苯透明 5 分钟，换用新鲜的二甲苯，再透明 5 分钟。

4. 封片 中性树胶封片。显微镜下观察。

冷冻切片可省略脱蜡和复水步骤，直接染色。

【结果分析与评价】

显微镜下尼氏体呈紫色，细胞核呈淡紫色，胶质细胞呈淡紫色。结构正常、功能完善的神经元中可观察到大量紫色的颗粒，神经元损伤后，细胞质内的尼氏体颗粒淡染、稀疏，甚至完全消失。

实验 2　免疫组化检测 MPTP 诱导的小鼠大脑多巴胺能神经元损伤（SP 法）

【目的与原理】

抗 HT 特异性抗体与神经组织孵育，使抗原抗体结合，然后再与相应辣根过氧化物酶标记二抗结合，经 DAB 显色液显色即可显示多巴胺能神经元。采用免疫组化技术，在具有相应抗体的前提下，可在细胞、亚细胞水平对各种抗原物质（如蛋白质、多肽、酶、激素、病原体及受体等）进行定性、定位、定量检测。

【器材与试剂】

实验器材：显微镜、石蜡切片机、冷冻切片机、手术器械、防脱玻片、注射器、微波炉、吹风机、组化笔、湿盒、烤箱、振荡器、染缸等。

试剂：兔抗或鼠抗 HT 抗体、羊抗兔或抗鼠 IgG、4% 多聚甲醛磷酸缓冲液、PAP 溶液、DAB 显色液、0.01mol/L 枸橼酸缓冲液（2 ml A+7ml B+200ml ddH$_2$O，A：10.5g 枸橼酸加双蒸水至 1000ml；B：29.41g 枸橼酸钠加双蒸水至 1000ml，pH6.0）、细胞通透液（终浓度分别为 0.3% H$_2$O$_2$ 溶液和 0.3% Triton X-100 混合而成）、二甲苯、梯度乙醇（100%、2×95%、80%、70%、50%）、双蒸水、中性树胶、苏木精染液。

实验动物：6~8 周龄健康 C57BL/6 小鼠，体重 18~22 g。

【操作步骤】

1. 动物分组及处理 成年 C57BL/6 小鼠 10 只，随机分为对照组和实验组。实验组动物腹腔注射 20mg/kg 体重的 MPTP，连续 4 次，间隔 2 小时。继续饲喂 7 天。对照组动物腹腔注射等体积生理盐水，其余处理同上。

2. 制片　采用 2% 的戊巴比妥钠经腹腔注射 45 mg/（kg 体重）麻醉动物，体内灌注预冷生理盐水冲洗血液，迅速取出小鼠中脑置于 4% 的多聚甲醛中，制作大脑组织石蜡切片或冷冻切片。

3. 切片脱蜡、水化　60℃ 烤片 ×20 分钟、二甲苯 2×10 分钟、100% 乙醇 2×5 分钟、95% 乙醇溶液 2 分钟、80% 乙醇溶液 2 分钟、70% 乙醇溶液 2 分钟、蒸馏水 5 分钟、PBS 洗 3 次 ×3 分钟。

4. 细胞通透、封闭内源性过氧化物酶　用封闭通透液浸润切片 30 分钟（室温避光），PBS 溶液洗 3 次，每次 3 分钟。

5. 抗原修复暴露抗原决定簇　切片放入 0.01 mol/L 枸橼酸钠缓冲溶液（pH 6.0）后，在微波炉里高火 4 分钟至沸腾后，再加热 4 次，每次约 6 分钟，每次间隔补足液体，防止干片。

6. 封闭非特异性蛋白　PBS 溶液洗 3 次，每次 3 分钟，将切片取出，周围水分用滤纸吸干，用组化笔在组织周围画上圈，在圆圈内组织滴入 5% 羊血清（与二抗来源一致）后放入湿盒中，室温 30 分钟（10～30 分钟）。

7. 一抗（兔抗 HT 抗体）孵育　甩去切片上的羊血清，用滤纸擦干组织周围残留血清，直接加入已稀释的一抗（按照抗体说明书或预试确定抗体稀释比例）后，4℃ 过夜，次日室温下继续孵育 1 小时。

8. 二抗（羊抗兔 IgG）孵育　将一抗倒掉并用 PBS 洗 3 次，每次 5 分钟，用滤纸将圆圈的水吸去，加入已稀释的二抗后放入 37℃ 孵育 30 分钟；用 PBS 洗 3 次，每次 5 分钟。

9. SP 反应　加入 SP 后放入 37℃×30 分钟，用 PBS 洗 3 次，每次 5 分钟。

10. 显色　加入 0.05%DBA 溶液，显色时间控制在约 5 分钟（3～10 分钟），由镜下观察颜色控制时间（1∶20 应用液：5 μl 20×DBA+0.1 μl 30% H_2O_2 溶液 + 95 μl PBS；1% DBA 储备液：50 mg DBA+5 ml 0.05 mol/L PBS 溶液充分溶解，−20℃ 保存）。

11. 复染、脱水、透明、封片　用 PBS 洗 3 次，每次 3 分钟，用双蒸水洗 5 分钟；加一大滴苏木精染液，胞核蛋白染几秒，胞质或胞膜蛋白染 20 秒后自来水冲洗，双蒸水洗 5 分钟，再用 PBS 返蓝 5 分钟；50% 乙醇溶液 1～2 分钟、70% 乙醇溶液 1～2 分钟、95% 乙醇溶液 1～2 分钟、95% 乙醇溶液 1～2 分钟、100% 乙醇 1～2 分钟、100% 乙醇 1～2 分钟脱水，二甲苯 1×（1～2）分钟，更换二甲苯 2×（1～2）分钟透明。

12. 封片　中性树胶封片。显微镜下观察。

冷冻切片依以下程序进行反应：将冷冻切片置于 25% TritonX-100 溶液中孵育 30 分钟；3%（体积分数）牛血清白蛋白封闭 30 分钟；其后按照 7～12 步骤操作。

【结果分析与评价】

本实验反应产物为棕褐色，在显微镜下可清楚地观察到棕褐色的含有 HT 的神经元及其纤维。计数两组动物大脑黑质区 DA 神经元，比较对照组和实验组小鼠 DA 神经元数目的差异，评价 MPTP 的神经毒性。

【注意事项】

1. 抗体浓度需要摸索，一抗孵育最好 4℃ 过夜，以减少非特异性染色。
2. 水化时应注意采用新配制的梯度乙醇。
3. 抗体充分混匀，置于摇床孵育。
4. 石蜡切片在染色过程中出现脱片现象，可适当延长烤片时间或提高烤片温度，使用防脱玻片，洗涤时不要将液体直接冲到组织上。

5. 标本染色过程中注意不能干片。

（三）周围神经传导速度测定

【目的与原理】

利用神经及肌肉的电生理特性，以电流刺激神经并记录其运动和感觉的反应波或用针极记录肌肉的电生理活动，可帮助探测病变的性质（区分神经病变或肌肉病变）、病变位置（神经根、丛或外围神经病变）及严重程度，以协助正确临床诊断、治疗方式选择及评估效果与预后。

【器材与试剂】

实验仪器：多导联神经肌电诱发电位仪。

实验动物：6～9 周龄健康成年 Wistar、SD 大鼠（200～250 g）。

【操作步骤】

1. 动物分组及处理 动物适应性喂养 5～7 天后，随机分为对照组、低剂量组、中剂量组和高剂量组。根据研究目的确定染毒剂量、染毒时间。

2. 50mg/（kg 体重）戊巴比妥钠经腹腔注射麻醉大鼠，俯卧位固定，电磁屏蔽室内测定，室内温度保持 25℃。

3. 温水清洁大鼠尾部皮肤后，95%乙醇脱脂处理。用涂有导电糊的弹簧金属环电极作为刺激电极套在大鼠尾部近端，记录用铂针电极插入鼠尾部远端肌肉中，靠近侧面尾静脉处，参考电极放置于鼠尾远端，距记录电极约 2cm 处，接地电极放置于刺激电极和记录电极之间。

4. 参数选择 刺激脉冲波宽 0.1 ms，刺激频率 2 Hz，灵敏度 0.2 mV/cm，时程 3 ms/cm，滤波带通[30，2000 Hz]。刺激从小开始，逐渐增加刺激强度，记录到最大稳定复合动作电位图形时接收波形，测定刺激电极距记录电极的距离并输入仪器，尾神经传导速度的结果将自动记录并显示。

【结果分析与评价】

根据不同处理组间动物神经的传导速度和波幅变化判断神经毒物对髓鞘或轴突的损伤情况。

（四）HPLC 荧光法测定动物大脑兴奋性神经递质

【目的与原理】

谷氨酸（glutamic acid，Glu）和天冬氨酸（aspartic acid，Asp）是脑内的兴奋性神经递质，一些外源化合物通过影响大脑内兴奋性神经递质的水平呈现神经毒性。用邻苯二甲醛（o-phthalaldehyde，OPA）为柱前衍生剂，选用 C18 柱分离和荧光检测器可准确检测大脑组织中谷氨酸和天冬氨酸含量，根据外源性化学物质对实验动物大脑内兴奋性神经递质含量水平的影响，评价外源性神经毒物的作用模式。

【器材与试剂】

实验仪器：高效液相色谱仪（荧光检测器、色谱柱）。

试剂：L-谷氨酸、L-天冬氨酸、邻苯二甲醛、2-巯基乙醇，甲醇、乙腈（色谱纯），四氢呋喃（tetrahydrofuran，THF）（色谱纯）等。

实验动物：6～9 周龄健康成年 Wistar、SD 大鼠（200～250 g）或 C57BL/6、ICR、C3H、KM 等品系小鼠（18～22 g）。

【操作步骤】

1. 动物分组及处理 动物适应性喂养 5～7 天后，随机分为对照组、低剂量组、中剂量组和高剂量组。根据研究目的确定染毒剂量、染毒时间。

2. 色谱条件 Kmmail C18（250mm×4.6mm×5cm）。流动相 A 为 3%的乙腈的磷酸盐缓冲液（25.0mmol/L，pH6.8）0.1 mol/L 磷酸二氢钾（KH$_2$PO$_4$）（含 0.8% THF pH=5.8）；流动相 B 为 50% 乙腈的 PBS，梯度洗脱，梯度洗脱条件如表 13-1 所示。荧光检测波长 425 nm，激发波长 338 nm。流速为 1ml/min，进样量为 20 μl，柱温为 38℃。

表 13-1 梯度洗脱条件

t/分钟	流动相 B（%）	流动相 A（%）
0.0	15	85
15.0	15	85
16.0	30	70
49.0	30	70
50.0	95	5
60.0	95	5
61.0	15	85
71.0	15	85

3. 标准溶液的配制 分别称取天冬氨酸、谷氨酸 10.8 mg、10.1 mg 分别置于 10 ml 容量瓶中，用蒸馏水溶解并定容至 10ml（1.08mg/ml、1.01mg/ml），将溶液逐次稀释至 1.08 μg/ml、1.01 μg/ml。每 50 μl 的标准溶液中加入 1μl 的三氟乙酸，配成对照溶液。

4. 衍生化试剂的配制及衍生化反应 称取 OPA 10.0 mg，加入甲醛 1.0 ml，0.04 mol/L 硼酸缓冲液（pH=11）9 ml，再加入 2-巯基乙醇 40 μl，混匀后，避光，当日使用。

衍生化方法：取对照品溶液 40 μl，加入 OPA 衍生化溶液 40 μl，混匀避光 2 分钟，取 10 μl 进样。

5. 样品制备 染毒大鼠和对照大鼠处死后，剥离动物大脑，称取 30～50 mg 大脑组织加入生理盐水 250 μl，4℃制备匀浆，加入 10 μl 三氟乙酸，涡旋 2 分钟，匀浆液 12 000 r/min 离心 20 分钟，分离上清液，滤膜过滤，取上清液 40 μl 加入等体积 OPA 衍生液，充分混匀，室温避光反应 2 分钟，进样 10 μl。按外标法以峰面积计算待测氨基酸的含量。

6. 标准曲线及回收率测定 取 6.00 μl/ml、4.00 μl/ml、2.00 μl/ml、1.00 μl/ml、0.75 μl/ml、0.50 μl/ml 的混合对照品溶液，依法衍生后，各取 10 μl，分别进行测定，以对照品浓度（x）为横坐标，以相应的峰面积（y）为纵坐标，进行回归分析。

取已知含量的不同组织样品，分别准确加入标准品，衍生化后进行测定，根据加入量和实际测定数据计算回收率。

【结果分析与评价】

如果试验组与对照组兴奋性神经递质均值差异有统计学意义，可认为毒物对大鼠该种神经递质水平有影响。

（五）大鼠海马组织突触膜谷氨酸受体的放射配体结合分析

【目的与原理】

兴奋性神经递质谷氨酸通过和神经细胞膜上的受体结合后发挥功能，谷氨酸受体包括离子型受体（ionotropic glutamate receptor，iGluR）和代谢型受体（metabotropic glutamate receptors，mGluR）两大类。离子型受体包括 N-甲基-D-天冬氨酸受体（N-methyl-D-aspartate receptor，NMDAR）、海人藻酸受体（kainate receptor，KAR）和 α-氨基-3-羟基-5-甲基-4 异噁唑受体（α-amino-3-hydroxy-5-methyl-4-isoxazole-propionic acid receptor，AMPAR），它们与离子通道偶联，形成受体通道复合物，介导快信号传递；代谢型受体（mGluRs）与膜内 G-蛋白偶联，这些受体被激活后通过 G-蛋白效应酶、脑内第二信使等组成的信号转导系统起作用，产生较缓慢的生理反应。谷氨酸中度激动其受体可兴奋神经元，改善认知功能；过度激动则破坏神经元，引起神经元损伤。

选择或制备含有受体的突触体膜，将放射性标记的配基（谷氨酸）共同在一定温度和时间条件下孵育，在恰当的条件下分离已与受体结合的和未结合的游离标记配基，测定结合和游离的配基浓度，可计算出不同处理条件下各组动物突触前膜谷氨酸和受体结合的速率常数及（或）亲和常数。

【器材与试剂】

实验仪器：液闪计数仪、高速离心机、超速离心机，水浴箱。组织匀浆器、多头细胞收集器、49 型玻璃纤维滤膜。

试剂：匀浆缓冲液[1mmol/L NaHCO₃（pH7.45～7.5）、L-[³H]-谷氨酸（放射性比活度 19.2 TBq/mmol）、L-谷氨酸、结合反应缓冲液（0.05 mmol/L Tris-HCl 缓冲液，pH7.4）、梯度蔗糖（70%、45%、41%、37%，W/V）、闪烁液（萘 75 g、POPOP 0.3 g、PPO 6 g、乙二醇独甲醚 300 ml，加二甲苯至 1000 ml）]。

实验动物：6～9 周龄健康成年 Wistar、SD 大鼠（200～250 g）。

【操作步骤】

1. 动物分组及处理　动物适应性喂养 5～7 天后，随机分为对照组、低剂量组、中剂量组和高剂量组。根据研究目的确定染毒剂量、染毒时间。

2. 突触膜的制备　取实验动物大脑海马组织，称重后尽量剪碎组织，以匀浆器制备组织匀浆。四层纱布过滤匀浆液，滤液用超声波震荡 3 分钟后，12 100 g 离心 20 分钟，取沉淀做蔗糖密度梯度离心。沉淀用少许 Tris-HCl 缓冲液稀释，加入 70%蔗糖充分混匀，使样品液中蔗糖的最终浓度为 48%，随后，在此样品上层依次铺上 45%蔗糖、41%蔗糖和 37%蔗糖，保证各密度梯度的层次分明。78 000 g 离心 2 小时，收集 37%～41%蔗糖界面的膜成分。加入适量匀浆缓冲液适量稀释，27 000 g 离心 20 分钟。将沉淀溶于少量 0.05 mmol/L Tris-HCl 缓冲液，用酚试剂法测定此突触膜受体制剂的蛋白浓度。上述操作均在冰浴下进行，制备的突触膜受体分装后置–80℃储存备用。

3. 配体受体结合反应　将 100 μl 100 nmol/L～100 μmol/L 一系列浓度梯度的 L-谷氨酸、100 μl 50 nmol/L L-[³H]-谷氨酸及蛋白含量为 0.04 mg/100μl 的突触膜受体制剂加入试管中，用结合反应缓冲液补足反应体系至 0.5ml，非特异性管中加入 5 mmol/L L-谷氨酸100μl。混匀，置25℃水浴振荡箱中温育 30 分钟后，即可加入 1 ml 冰冷结合反应缓冲液终止反应。立即用多头细胞收集器将配基-受体复合物收集在滤膜上，并用 Tris-HCl 洗涤 3 次。将滤膜置闪烁瓶中，37℃干燥后，加 5 ml 闪烁液，避光静置 2～3 小时后，在液体闪烁计数仪上测定放射性强度。数据经 RBA 分析软件处理，就可得到 K_d 值和 B_{max} 值。

【结果分析与评价】

通过比较各组动物突触膜的 K_d 值和 B_{max} 值，可以反映受试物对突触膜谷氨酸受体和谷氨酸结合的影响。

（六）神经元体外试验体系

【目的与原理】

制作原代神经元培养体系，可用来研究神经毒物对神经元的影响。

【器材与试剂】

实验仪器：CO_2 培养箱、尖头镊子、小剪刀。

试剂：预冷的 PBS、DMEM（高糖）培养液、75%乙醇、消化液（0.125%胰酶+0.04%EDTA）、抗生素（青霉素+链霉素）、B27。

实验动物：大鼠 E 17～18 天，小鼠 E15～16 天胎鼠。

【操作步骤】

1. 多聚赖氨酸包被培养瓶 培养前晚上将培养瓶（板）用多聚赖氨酸溶液包被 10 分钟，吸除，无菌操作台上 15 分钟自然晾干，置于培养箱中备用。多聚赖氨酸溶液的配制：称取 1.5 mg L-多聚赖氨酸溶于 100 ml PBS，0.22 μm 的微孔滤膜过滤除菌，密封后置于 4℃保存，可长期使用。

2. 原代神经元培养 将胎鼠数只置于 75%乙醇浸泡 1 分钟，用剪刀剪下小鼠头部，小心剥下头皮和颅骨后解剖出完整鼠脑放入预冷 PBS 液，清洗 3 次，仔细去除软膜、血管，取大脑皮质用预冷 PBS 液漂洗 2～3 次。转移至另一装有 PBS 的平皿中，用眼科剪将皮质反复剪切成碎块，吸除液体，加入同体积的消化液，37℃培养箱中消化 30 分钟，期间轻摇数次。加入数滴胎牛血清终止消化，用吸管轻轻吹打细胞数分钟，至液体成米糊状即停止吹打，动作要轻柔，用 200 目网筛过滤，收集细胞悬液移入离心管，以 1000 r/min 离心 5 分钟，倾去上清液，用培养液重悬细胞，轻轻吹打，快速计数细胞。调整细胞终浓度为 $1×10^7$/ml，加入终浓度为 10% 胎牛血清后接种于培养瓶（板）中，置于 37℃、含 5%CO_2 培养箱中培养，12 小时内禁止晃动。培养 24 小时至细胞贴壁后，换全培养液（DMEM/F12+2%B27）培养，第 48 小时加入阿糖胞苷（终浓度 2.5 μg/ml，换半量培养液）以抑制非神经元细胞的过度生长，随后每 3 天半量换液，获得单纯培养的原代神经细胞。

3. 神经元鉴定 4%多聚甲醛固定细胞 30 分钟，PBS 洗涤 3 次；加入无水甲醇、30% 过氧化氢（5∶1）固定 30 分钟，PBS 洗涤 3 次；加入 5%羊血清封闭 20 分钟，弃去多余液体；加入兔抗神经元特异性烯醇化酶（neuron-specific enolase，NSE）（1∶100），培养箱中孵育 2～4 小时，PBS 洗涤 3 次；加入 Cy3-羊抗兔 IgG（1∶50），室温放置 1 小时；加入 DAPI 染液，室温放置 5～10 分钟；PBS 洗涤 3 次。荧光显微镜观察鉴定神经元。

（七）有机磷农药的迟发性神经毒性评价

【目的与原理】

某些有机磷类和氨基甲酸酯类化合物，在动物或人类急性中毒恢复数周后，出现一种不可恢复的神经毒性作用，主要表现为运动性共济失调和瘫痪。病理组织学上神经组织呈现脱髓鞘改变。由于以上神经中枢症状常出现在急性中毒恢复后 8～14 天，故称为迟发型神经毒性作用，动物中，母鸡对迟发性神经毒性敏感，可观察到与人类似的步态异常，甚至瘫痪。

【器材与试剂】

实验仪器：显微镜、切片机、温箱、水浴锅、解剖刀、解剖剪、镊子、骨钳、注射器等。

试剂：TOCP、硫酸阿托品、解磷定、无水乙醇、石蜡、甲醇、二甲苯、H&E 染色及髓鞘染色所需试剂。

实验动物：遗传背景明确、健康、步态正常的母鸡，鸡龄 8～12 个月，体重 1.5～2.0 kg。

【操作步骤】

1. 实验动物及分组　受试物一般设三个不同剂量的实验组，一个阳性对照组和一个空白对照组。必要时设溶剂对照组。受试物的剂量分为一般在 LD_{50} 和 NOAEL 之间设定，应包括人类实际接触量及 100 倍剂量。①高剂量组：根据 LD_{50} 和预实验确定，一般采用 LD_{50} 剂量。观察期结束时可出现实验动物胆碱酯酶活性下降，以及部分动物死亡。②低剂量组：根据实验确定，可能引起或不引起迟发型神经毒性症状，其剂量一般为高剂量的 1/10～1/5。③中剂量组：在高低之间，其症状在Ⅱ级及以上，少部分动物可达Ⅳ级。④阳性对照组：500mg/kg TOCP。⑤空白对照：除不接触试验农药外，其他各种条件与实验组相同。

每剂量组母鸡数量应保证在观察结束时存活至少 6 只。到期处死，如需观察恢复情况，应在开始实验时增加延长观察期的动物数。

2. 染毒途径　通常采用一次经口灌胃染毒途径。经口染毒前 15 分钟内，所有实验母鸡均肌内注射 10 mg/kg 体重硫酸阿托品进行保护处理，以对抗急性副交感神经中毒症状；同时肌内注射 25 mg/kg 体重解磷定以防止对胆碱酯酶的不可逆抑制。

3. 试验期限　急性迟发性神经毒性试验观察期一般为 21 天。如特殊需要，部分动物可延长 2～4 周或更长时间观察恢复情况。

亚急性试验每日一次经口给药，每周 7 天，连续 28 天，末次给药后继续观察 14 天。

4. 临床观察和检查　①一般情况及步态检查：染毒后，每天观察记录实验鸡的外观体征、行为活动，记录有无行为异常、运行性共济失调、瘫痪等症状。每周至少两次将母鸡拿出笼子强迫母鸡运动，如爬楼梯等，以便观察迟发型神经毒性的最小反应。共济失调按 5 级进行记录：0 级为正常步态；Ⅰ级腿软、站立姿势及步态稍有异常；Ⅱ级步态严重异常，行走时不断跌倒；Ⅲ级能勉强站立，以跗站立；Ⅳ级不能站立，通过扇动翅膀移动身体。每周称体重一次。②病理组织学检查：对死亡动物和到期处死动物的病理学组织检查包括延髓、脑桥、大脑皮质、小脑皮质、脊髓（包括上位颈段、胸段中部、腰骶结合部）和周围神经（坐骨神经、胫骨神经等）。对实验动物采用体内灌注固定取出组织，制作常规石蜡组织切片，进行 H&E 染色，坐骨神经切片要做髓鞘和轴索的特殊染色。光镜观察，必要时可做电镜观察检查。必要时进行脑和脊髓的神经靶酯酶（NTE）和乙酰胆碱酯酶（AChE）的测定。

【结果分析与评价】

阳性对照组动物中毒主要表现为运动共济失调及瘫痪，病理学检查可见典型脱髓鞘改变。阴性对照组动物没有上述表现及病理改变。将实验组动物与阴性对照组、阳性对照组动物进行比较，根据每组实验动物数及出现上述损伤或异常反应的动物数，计算出现损伤和异常反应的百分率，采用卡方检验等统计方法分析组间差异的显著性，以评价该受试物是否具有迟发型神经毒性作用。

六、思 考 题

1. 外源化学物神经系统选择毒性的分子基础有哪些？
2. 外源化学物神经毒性的作用靶点和作用特点有哪些？
3. 在设计评价外源化学物潜在神经毒性的实验方案时应注意哪些问题？

（赵秀兰　唐焕文）

实验十四　免疫毒性研究与实验技术

一、教学目的与意义

1. 进一步加深学生对免疫毒理学的基本理论、基本知识的掌握和理解。

2. 要确定一种化学物质是否具有免疫毒性，如何根据物质的性质进行不同的试验组合。

3. 针对具体案例，让学生掌握免疫毒性最基本的试验和评价方法。同时，培养学生进行文献检索和研究设计的能力；培养学生实验实施、数据收集、整理分析，以及研究报告撰写等科研基本能力。

二、背景资料

免疫系统在结构上和功能上都非常复杂，在维持机体正常免疫功能的过程中，涉及多种组织、多种细胞及许多细胞因子的相互作用，因此，目前还没有一种十分完善的免疫毒性检测方案。国家标准化管理委员会发表了化学品免疫毒性试验方法（GB27817—2011），受试对象为农药和有毒物质。指南指出"如果第一阶段的任何一项免疫毒性试验证明受试物具有免疫毒性，则应开展第二阶段的免疫毒性试验。如果第一阶段免疫毒性试验的结果不能够被明确解释或有资料证明受试物或其结构类似物具有免疫毒性时，应开展第二阶段的免疫毒性试验"。因此，评价一个受试物是否具有免疫毒性，以及免疫毒性程度的大小，应进行一系列的试验。

不同的国家、不同的组织对不同种类的外源化学物有不同的要求。比如，我国对农药和化妆品特别强调过敏性试验（皮肤刺激试验）；对中药和天然性药物规定了过敏反应和光变态反应的要求。美国食品药品监督管理局对于新药提出要考虑药物对免疫系统五个方面的影响：免疫抑制、过敏反应、自身免疫、免疫原性和不良免疫刺激。因此，要针对不同的化学物质，采取合适的检测方案。

首先需要根据常规毒性研究的数据，进行免疫毒性的筛选。常规毒性研究中与免疫毒性相关的数据包括：①血液学改变。例如，白细胞减少症/白细胞增多症、粒细胞减少症/粒细胞增多症、淋巴细胞减少症/淋巴细胞增多症。推荐采用白细胞总数和白细胞绝对分类计数来评价免疫毒性。②免疫系统器官重量和组织学改变。例如，胸腺、脾、淋巴结和（或）骨髓的变化。③血清球蛋白的变化。例如，对肝或肾的影响，可能会导致血清免疫球蛋白的变化。④感染概率的增加。⑤肿瘤发生的增加。在缺少合理原因的情况（例如，遗传毒性、激素影响或肝代谢酶诱导）下，肿瘤可以看作是免疫抑制的迹象。

如果受试物是临床用药，除了常规毒性研究的信息外，在决定是否进行附加免疫毒性研究时需要考虑的因素包括：①药理学特性。如果某个受试物的药理学特性表明其具有影响免疫功能的作用（例如，抗炎药），则需要考虑进行附加免疫毒性研究。关于受试物对免疫系统影响能力的非临床药理学研究的结果可以按照其重要性用来决定是否需要进行附加免疫毒性研究。②拟定患者群。如果药物拟定的大部分的目标患者群在疾病状态或者目前治疗状态下是免疫缺陷的，就需要附加免疫毒性研究。③结构相似性。与已知具有免疫抑制作用的化合物具有相似结构的化合物也需要考虑进行附加免疫毒性研究。④药物的体内过程。如果已知化合物和（或）其代谢物会以高浓度在免疫系统细胞中滞留，也要考虑附加免疫毒性试验。⑤临床试验或应用中发现的迹象。使用药物的患者如果发现免疫毒性的迹象，需要进行免疫毒性试验。

三、案例与问题

（一）案例

阿特拉津，化学名称：2-氯-4-二乙胺基-6-异丙氨基-1, 3, 5-三嗪，是目前应用广泛的化学除草剂之一。本品在世界范围内已经使用了近 50 年。我国从 20 世纪 80 年代初开始使用阿特拉津，近年来使用面积不断扩大。研究表明，在所施用的农药中，有 20%～70%会长期残留于土壤中。阿特拉津还容易经降雨或地表水淋滤渗入含水层内，从而引起地下水污染，故其造成污染的形势十分严峻。阿特拉津对生态环境和人体健康造成的影响具有全球性。特别是关于阿特拉津使用地区一些肿瘤发病率增高的现象已经引起人们的广泛关注。但这一问题及其机制并不明确。研究证明阿特拉津对动物的生殖功能有极大的影响，本品被世界野生动物基金会列为内分泌干扰剂的可疑物质，是人类潜在的致癌物。目前，包括德国、法国、瑞典在内的欧洲国家已禁止其使用。

（二）问题

1. 长期接触农药阿特拉津会不会对机体免疫系统产生影响？
2. 如何评价农药阿特拉津的免疫毒性？

四、课题设计与实验指导

课题名称：阿特拉津的免疫毒性检测与评价

（一）试验设计

1. 通过文献查阅重点解决以下问题　阿特拉津的结构及有关理化特性、在动物体内的主要代谢途径、代谢产物。已发现的此化合物的急性毒性及一些与免疫有关的中毒症状等。

2. 确定试验项目　根据理论知识与相关文献选择试验项目组合；在此基础上选择实验动物的种类及数量、染毒途径、染毒剂量、采样时间点等。

3. 免疫毒性指标的选择　包括血液学改变及免疫系统器官重量和组织学改变等基本数据及在此基础上的一些相关免疫学指标。

（二）实验步骤及方法

1. 动物及染毒　选用 1 月龄的 C57BL/6 雄性小鼠。所有小鼠试验前观察 7 天，自由饮水、进食，并记录体重。试验前随机分为五组。每组 6 只，按 0、5 mg/kg、25 mg/kg、125 mg/kg、250 mg/kg 的剂量，用食用油将受试物配成所需要的浓度，动物隔夜禁食后按 1 ml/100g 体重连续灌胃两周。观察小鼠的中毒表现及死亡情况。

2. 样品采集　最后一次灌胃后一天，小鼠称体重、心脏取血、处死小鼠。取小鼠脾脏和胸腺，称重并制作单细胞悬液。

3. 流式细胞仪分析　利用流式细胞仪分析小鼠外周血单个核细胞、脾脏及胸腺细胞数。利用荧光标记的抗体分析一些特殊细胞标志，如 CD3、CD4、CD8、CD19、CD44 等。分析各组中一些细胞标志的异同。

（三）拓展思考

1. 本实验在设计方面有没有不足之处？
2. 本试验是在最后一次染毒后的第一天取样分析。如果再增加一些动物数，在最后一次染毒后两周或四周后再取样分析，你认为一些指标是否会有变化？这可说明什么问题？
3. 如果本试验指标出现异常。特别是发现阿特拉津影响淋巴细胞组成，比如影响到了 CD4

与 CD8 阳性细胞的比值，你应该如何进行下一步试验？

（四）鉴定报告内容的书写

主要包括以下内容：

1. 受试样品名称、理化性状、配制方法、所用浓度、经口染毒需注明染毒体积。

2. 体内试验需注明 实验动物的种属、品系和来源（注明合格证号和动物级别）、性别、体重范围（周龄）、单笼喂养还是群饲；饲养环境，包括饲料来源（如非标准饲料，应注明饲料的配方）、室温、相对湿度，动物实验室和饲料的合格证号；剂量设计和动物分组方法，每组所用动物性别、数量及初始体重范围。

3. 体外试验需注明 使用的菌株或细胞种类、使用的培养基、培养浓度、培养温度、培养时间、是否使用代谢活化系统；剂量水平、对照组设置、阳性物种类和剂量。

4. 主要操作步骤。

5. 各项检测指标的测定方法及主要检测仪器的名称和型号。

6. 检测结果数据统计学处理方法及各项参数的计算方法。

7. 体内试验需描述染毒后动物中毒表现及出现时间和恢复情况、死亡时间、大体解剖和尸检所见，进行病理组织学检查的需描述观察结果。

8. 列表报告各项指标测定结果，并列出经计算所得的毒理学参数。

9. 脾和胸腺的绝对重量和相对重量。

10. 免疫毒性试验的结果及进一步研究的建议。

11. 结论。

（五）实验中的质量控制

为了保证实验的科学性、准确性和可重复性，实验中应有严格的质量控制。

1. 设立对照组 对照组包括空白对照及溶剂对照。必要时设阳性对照。用于检测免疫抑制的阳性对照试剂有环磷酰胺、环孢素 A 和地塞米松等。

2. 严格遵照良好实验室规范 良好实验室规范（Good Laboratory Practice，简称 GLP）即优良实验室的质量管理规范。其目的是为了提高化学品非临床安全性评价研究的质量，确保实验资料的真实性、完整性和可靠性，最大程度排除由于偶然的误差带来的影响，尽早发现和改正这类错误，并在事后纠正和追究其原因。GLP 的基本精神在于怎样减少人为误差，以得到可信性高的实验数据。GLP 的中心是实验室工作人员应受足够的教育和训练，掌握熟练的实验技能和具有一定的实验工作经验。每个实验室应建立标准操作程序，严格遵照所建立的标准操作程序进行实验，不可任意改动。

3. 绘制质量控制图 良好的实验室应有一个质量控制图。此图在临床血液学及化学实验室里是必备的。它是一定时期内，把本实验室做的某一特定项目的所有结果绘成图。某一特定指标有些波动是正常的，但必须在 ±2 个标准差之内。只有这样，本实验室出具的实验结果才是可信的。如果个别结果超出了此范围，就应分析原因，并重复实验。

五、免疫毒性试验主要方法与技术

（一）体液免疫检测

实验 1 溶血空斑实验

溶血空斑试验（plaque forming cell assay，PFC）是 Jerne 于 1963 年设计的用于体外检查和

计数某种抗体形成细胞的一种方法。多检测的抗体形成细胞主要为 IgM 类型。原理：将绵羊红细胞（SRBC）免疫的小鼠，取其脾制成淋巴细胞悬液。与一定浓度的 SRBC 混合后，脾细胞中的抗体形成细胞与 SRBC 结合，抗体形成细胞分泌抗 SRBC 抗体（溶血素），在补体的参与下，使受到抗体分子致敏的 SRBC 溶解，形成了局部的溶血空斑。每一个空斑代表一个抗体形成细胞。空斑的大小代表该脾脏细胞产生抗体的能力。

【材料与试剂】

1. 实验动物 小鼠，体重 18～22 g。

2. 补体 豚鼠新鲜血清：1 ml 压积 SRBC 加 20 ml 豚鼠血清，置 4℃ 20 分钟，离心，取上清液，用 Hanks 液稀释 10 倍）。

3. 主要试剂 琼脂（表层基 0.7%，底层基 1.4%，用 Hanks 配制）、用 Hanks 配制的 20% SRBC、DEAE 葡聚糖溶液[右旋糖酐（10 mg/ml）]。

4. 实验仪器 37℃恒温箱、解剖显微镜、载玻片。

【实验步骤】

1. 小鼠免疫脾细胞悬液的制备 SRBC 免疫小鼠：应用农药阿特拉津染毒第 26 天的 C57BL/6 雄性小鼠，腹腔注射 5%SRBC 0.4 ml 进行小鼠免疫。同时设立不致敏的对照组、免疫抑制剂（如环磷酰胺）染毒的阳性对照组。免疫小鼠 4 天后脱臼处死，迅速取出免疫和对照组小鼠的脾脏。称重后置含冷 Hanks 液的培养皿中，用吸管吹打，使细胞分散均匀。随后将脾细胞悬液过 100 目不锈钢网过滤，然后将细胞收集于刻度离心管中（将试管置冰浴中）。离心去上清液，Hanks 悬浮细胞。细胞计数：应用白细胞计数板进行，并且用台盼蓝进行细胞存活率的检测，按照活细胞的百分率大于90%调整细胞浓度到 5×10^6～1×10^7/ml。

2. 琼脂凝胶板的制备

（1）底层琼脂板的制备：应用 PBS 配制 1.4%琼脂，加热融化后倾注于水平的平皿中，每个平皿 5 ml，凝固后置于 37℃恒温箱中 1 小时，取出平皿，加盖后置于 4℃备用。

（2）顶层琼脂板制备：应用 PBS 配制 0.7%琼脂，融化后置于 42℃水浴中备用。取两支试管置于 42℃水浴中，依次加入 0.7%琼脂 2 ml，2.0×10^9/ml SRBC 悬液 0.2 ml，1.0×10^7/ml 脾细胞悬液 0.2 ml。迅速混匀后倾倒于已经铺好底层琼脂的平皿内，均匀凝固后，静置 15 分钟，放于 37℃温浴 1 小时。

3. 加补体 从温箱中取出平皿，每个平皿加入 1：5 稀释的豚鼠新鲜血清 1.5 ml，继续放于 37℃恒温箱中孵育 30 分钟后取出，观察结果。

4. 结果观察 将平皿置立体显微镜下计数空斑数。一般计算 4 块载玻片上的空斑均数，也可分别计数每块载玻片的空斑数，计算出每组动物每 100 万个脾细胞中含空斑形成细胞的平均值。

【注意事项】

1. 一般选用纯系小鼠。

2. 在加入细胞之前，琼脂平板制备时要使琼脂完全溶解，加入脾细胞时应检查是否充分均匀分布，因一时性的冷激会导致形成小的凝胶灶，造成观察和判断困难。

3. 注意防止琼脂泡沫的出现。

4. 倾注底层琼脂时，一定要将平板放平，洗净。在倾倒琼脂混合物时，一定要混匀。但是不能剧烈震荡，不能有气泡。

实验 2　血清中免疫球蛋白 IgG 和 IgM 的测定

评价受试物是否影响抗体对抗原的反应性。

【器材与试剂】

1. IgM 和 IgG 检测试剂盒（免疫透射比浊法）。
2. 722 分光光度计，37℃恒温箱。

【测定原理】

样本中的 IgG、IgM 与试剂中相应的抗体相遇，立即形成抗原抗体免疫复合物，在特定的缓冲环境中形成浊度，其浊度在合适的抗体浓度存在时与抗原含量成正比，与相同条件下操作的校准品比较，即可求出样品中 IgG、IgM 的含量。

【实验步骤】

1. 在染毒结束前 4～5 天，用一定胸腺依赖性抗原免疫染毒小鼠后，经过适当的时间再次用抗原免疫实验小鼠。应用眶后静脉丛采血，离心后获得血清。
2. 严格按照试剂盒说明书进行血清中 IgG 和 IgM 的滴度的测定。

【注意事项】

1. 测定抗体滴度的时间点应足够多，以便对染毒组和对照组动物的初级抗体反应和次级抗体反应进行比较。
2. 测定抗体时受试物的染毒时间至少为 30 天。试验时，应对如下因素进行考虑：测定血清中 IgG 和 IgM 滴度的方法应足够敏感，以便测得每只动物的 IgG 和 IgM 滴度。

（二）特异性细胞免疫反应

为了评价亚慢性染毒受试物（30 天）对特异性细胞免疫反应的影响，应采用下列三种方法中的一种进行试验。

实验 1　淋巴细胞增殖实验

【原理】

体外培养的淋巴细胞在有丝分裂原的刺激下被活化增殖，加入染料四甲基偶氮唑盐（MTT）后，能够被活细胞代谢产生紫色的甲臜，应用二甲亚砜溶解后，用酶标仪读取 OD 值，可反映甲臜的量，以推断细胞内线粒体氧化酶的活性，间接反映活细胞的数目，即淋巴细胞增殖水平。

【仪器与试剂】

1. MTT 溶液，用 PBS（pH7.2）配制成 5 mg/ml 的应用液，4℃避光保存。
2. 淋巴细胞培养基：RPMI1640 培养液中加入 10%的小牛血清。
3. 致分裂原：ConA。
4. Hanks 液。
5. CO_2 培养箱，酶标仪，振荡器、离心机、96 孔培养板、微量移液器、镊子、剪子、5 ml 注射器、尼龙滤网（60～100 目，600 目）各种型号 Tip 头。

【实验步骤】

1. 染毒小鼠股动脉放血处死，迅速取出脾脏，剔除结缔组织和脂肪。称重后置于预冷 Hanks

液的培养皿中，剪碎、研磨后，将培养皿放冰上，用吸管吹打，使细胞分散均匀。随后将脾细胞悬液过 100 目不锈钢网过滤，并用注射器滤芯轻轻挤压脾脏组织，使脾脏细胞透过滤网，然后将细胞收集于刻度离心管中（将试管置冰浴中）。离心去上清液，低渗处理去除红细胞，再次离心，悬浮细胞。整个过程在无菌操作台中，并且在 4℃进行。细胞计数后，调整细胞浓度为 1×10^7/ml。

2. 取 96 孔培养板，每孔加入 100 μl 脾细胞悬液（1×10^6/ml）。

3. 每孔加入含有 ConA 的 PRMI 1640 培养液 100 μl，置于 5%CO$_2$，37℃培养 44 小时。每个浓度做 6 个平行复孔。

4. 细胞培养 44 小时后每孔加入 MTT 溶液 10 μl，继续培养细胞至 48 小时。

5. 轻轻吸去上清液，每孔加入二甲亚砜 150 μl，轻轻混匀。用酶标仪在 570 nm 处测定吸光度（OD 值），并记录。

【结果分析与评价】

计算对照组和染毒组的不同复孔的 OD 值的均数和标准差，同时以对照组为 100%，计算染毒组/对照组的百分率。应用 t 检验或方差分析对不同组别的结果进行统计分析。

【注意事项】

1. 所有操作步骤在无菌和低温条件下进行，以防止污染同时增加细胞的存活率。

2. 在 MTT 反应结束后，请仔细吸取上清液，不要将反应产物甲臜吸去。

3. 加入二甲亚砜后，要充分混匀。

4. 对照组至少设立 6 份平行样用于证明收获细胞的效益。

5. 对空白对照和溶剂对照同时进行测定。

6. 最好设立阳性对照组，用已知的免疫抑制剂进行染毒。

实验 2　迟发型过敏反应（delayed-type hypersensitivity，DTH）

该方法是一种检测受试物对实验动物诱导性 DTH 影响的体内方法。动物被胸腺依赖性抗原致敏，之后用相同的抗原进行激发，激发后 24～48 小时，比较染毒组和对照组 DTH 反应的差异。

【原理】

二硝基甲苯（DNFB）是一种半抗原，将其稀释液涂抹在小鼠腹壁皮肤后，与皮肤蛋白结合形成全抗原，刺激 T 淋巴细胞增殖成致敏淋巴细胞。4～7 天后再将其涂抹于小鼠耳部或足爪部皮肤，使局部产生 DTH，抗原攻击 24～48 小时后，测定局部的肿胀程度和病理检查，可反映迟发型皮肤变态反应的程度。

【仪器与试剂】

1. DNFB 溶液配制：称取 DNFB50 mg，置于干燥清洁的试剂瓶中，加入预制好的 5 ml 丙酮麻油液，盖上胶塞并封口。溶液应该新鲜配制，应用注射器通过瓶盖取用液体。

2. 手术器械、电子天平、打孔器、显微镜。

【实验步骤】

1. 致敏　染毒小鼠腹部去毛，范围为 3cm×3cm，并将 50 μl DNFB 溶液均匀涂抹。

2. DTH 反应的产生和测定　5 天后，将 10 μl 配制的 DNFB 溶液均匀涂抹于小鼠右耳（两面）进行攻击，攻击 24 小时后，处死小鼠，剪下左耳和右耳，用打孔器取下直径为 8 mm 的耳片，称重，同时取小鼠的胸腺和脾脏称重，计算胸腺和脾脏的体重指数。

【结果分析】

1. 应用统计分析方法比较不同组别的右耳肿胀率的差异是否有统计学意义。

2. 应用统计分析方法比较不同组别胸腺和脾脏的体重指数的差异是否有统计学意义。

【注意事项】

1. 小鼠腹部去毛时，应尽量去除，且避免损伤皮肤。

2. 进行腹部和耳部 DNFB 溶液涂抹时要均匀，且避免实验操作人员的皮肤接触到 DNFB 溶液。

实验 3　细胞毒性 T 淋巴细胞（cytotoxic T lymphocyte，CTL）活性的测定

细胞毒性 T 淋巴细胞活性的测定是了解机体细胞免疫功能的重要方法。证明亚慢性染毒受试物（30 天）对 CTL 生成的影响。

【原理】

$CD3^+$是全部淋巴细胞的标志，而 $CD8^+$是细胞毒性 T 淋巴细胞特异表达的标志。 应用流式细胞仪检测 $CD8^+T$ 淋巴细胞占全部的淋巴细胞的比率。通过与对照组的比较，可以检测受试物染毒对 CTL 生成的影响。

【仪器与试剂】

1. FITC 标记的小鼠 $CD8^+$和 $CD3^+$单克隆抗体。

2. Hanks 液体，小鼠淋巴细胞分离液。

3. 流式细胞仪。

【实验步骤】

1. 血液采集　采用眶后静脉丛采血的方式，具体如上。将采集的血液收到有肝素抗凝的抗凝管中，应用小鼠淋巴细胞分离液进行淋巴细胞分离。

2. Hanks 悬浮细胞中加入 FITC 标记的小鼠 $CD8^+$和 $CD3^+$单克隆抗体，37℃孵育 1 小时；离心去上清后应用 PBS 清洗一次。

3. 应用流式细胞仪进行检测。

【结果分析与评价】

应用统计分析方法比较不同组别的染毒小鼠血液中 CTL 细胞与对照组的差异。如果有统计学意义，表明受试物对染毒小鼠的 CTL 细胞的产生造成了影响。

（三）非特异性细胞免疫反应

通过测定 NK 细胞的功能、巨噬细胞数及其吞噬作用可以评价亚慢性染毒（30 天）受试物对非特异性细胞免疫的影响。

实验 1　NK 细胞活性检测（乳酸脱氢酶释放法）

【原理】

乳酸脱氢酶（LDH）是活细胞胞质内一种稳定的酶。正常情况下，LDH 不能透过细胞膜，当细胞受到 NK 细胞的杀伤后，细胞膜受损，LDH 释放到细胞外。LDH 可使乳酸脱氢，进而

使 NAD 还原成 NADH，后者再经递氢体吩嗪二甲酯硫酸盐（PMS）还原碘硝基氯化四氮唑（INT），INT 接受 H⁺被还原成紫红色甲䐶类化合物。在酶标仪上 490 nm 处有吸收峰，测定吸光度可反映 NK 细胞的活性。

【仪器和材料】

酶标仪、YAC-1 细胞、Hanks 液（pH7.2～7.4）、RPMI 1640 完全培养液、乳酸锂或乳酸钠、硝基氯化四氮唑（INT）、吩嗪二甲酯硫酸盐（PMS）、NAD、0.2 mol/L 的 Tris-HCl 缓冲液（pH8.2）、1%NP40 或 2.5%Triton

【实验步骤】

1. LDH 基质液的配制 乳酸锂 5×10^{-2} mol/L、硝基氯化四氮唑（INT）6.6×10^{-4} mol/L、吩嗪二甲酯硫酸盐（PMS）2.8×10^{-4} mol/L、氧化型辅酶 I（NAD）1.3×10^{-3} mol/L，将上述试剂溶于 0.2 mol/L 的 Tris-HCl 缓冲液中（pH8.2）。

2. 靶细胞的传代（YAC-1 细胞） 实验前 24 小时将靶细胞进行传代培养。应用前以 Hanks 液洗 3 次，用 RPMI 1640 完全培养液调整细胞浓度为 4×10^5 个/ml。

3. 脾细胞悬液的制备（效应细胞） 染毒小鼠和对照组小鼠在实验结束后，脱白处死，无菌取脾，制取单细胞悬液，用 1%冰醋酸稀释后计数（活细胞数应在 95%以上），用台盼蓝染色计数活细胞数（应在 95%以上），最后用 RPMI1640 完全培养液调整细胞浓度为 2×10^7 个/ml。

4. NK 细胞活性检测 取实验小鼠的淋巴细胞和 YAC-1 细胞各 100 μl（效靶比 50∶1），加入到 96 孔培养板中；靶细胞自然释放孔加靶细胞和培养液各 100 μl，靶细胞最大释放孔加靶细胞和 1%NP40 或 2.5%Triton 各 100 μl；上述各项均设 6 个复孔，于 37℃、5%CO₂ 培养箱中培养 4 小时，然后将 96 孔培养板以 1500 r/min 离心 5 分钟，每孔吸取上清 100 μl 置平底 96 孔培养板中，同时加入 LDH 基质液 100 μl，反应 3 分钟，每孔加入 1 mol/L 的 HCl 30 μl，在酶标仪 490 nm 处测定光密度值（OD）。

按下式计算 NK 细胞活性，受试样品组的 NK 细胞活性显著高于对照组的 NK 细胞活性，即可判定该项实验结果阳性。

数据处理及结果判定：

$$NK细胞活性（\%） = \frac{反应孔OD - 自然释放孔OD}{最大释放孔OD - 自然释放孔OD} \times 100\%$$

【注意事项】

1. 靶细胞和效应细胞的存活率应大于 95%。
2. 96 孔板比色时要没有气泡，否则影响实验结果；同时温度要恒定。
3. LDH 基质液应临用前配制。
4. 在一定范围内，NK 细胞活性与效靶比值成正比。一般效靶比值不应超过 100%。

实验 2 巨噬细胞吞噬能力检测

巨噬细胞在机体的非特异性免疫中具有重要作用，其吞噬异物的能力在一定程度上反映了机体免疫水平的高低，通过巨噬细胞吞噬能力的检测可以评价亚慢性染毒（30 天）受试物对巨噬细胞数及其吞噬功能的影响。

【原理】

本实验采用测定小鼠腹腔吞噬鸡红细胞的吞噬百分率和吞噬指数，来评价受试物对机体免疫状态的抑制作用。

【器材与试剂】

1. 2.5%鸡红细胞悬液制备　用已灭菌的注射器，自健康鸡的翼下静脉采血 1 ml，放置于 5 倍体积的 Alsever's 溶液中。4℃条件下可保存 1 周。使用时用灭菌的生理盐水洗涤 3 遍（2000 r/min，每次 5 分钟），然后用生理盐水配成 5% 的浓度。

2. 试剂　Alsever's 溶液、Hanks 液、Giemsa 染液、甲醇、肝素。

3. 仪器　保温箱、显微镜、带盖解剖盘、医用剪刀、镊子、刻度离心管及试管架、载玻片、滴管、乙醇及碘酒棉球、擦镜纸、称量纸及滤纸。

【实验步骤】

1. 实验小鼠染毒结束时，小鼠腹腔注射 5% 鸡红细胞 0.5 ml/只，2～3 小时后脱颈法处死小鼠。

2. 小鼠由腹腔立即注入 1ml 生理盐水。轻揉小鼠腹部约 1 分钟，剪开腹部皮肤，肌肉层上开小口滴管伸入腹腔吸出腹腔液。

3. 将腹腔液体置于滴有肝素钠的离心管中混匀。把腹腔液滴加在洁净的载玻片上。将载玻片置于带盖解剖盘中（盘底部放 2～3 盒湿纱布）37℃培养箱孵育 30 分钟，取出玻片，漂洗去上清液和未黏附在玻片上的细胞，室温下晾干。

4. Giemsa 染液染色 5～10 分钟，冲洗去多余染液，晾干。

5. 高倍镜或油镜下观察吞噬鸡红细胞的巨噬细胞数。

【结果分析与评价】

吞噬百分率=（吞噬鸡红细胞的巨噬细胞数/巨噬细胞数总数）×100%

吞噬指数=巨噬细胞吞噬的鸡红细胞总数/吞噬鸡红细胞的巨噬细胞总数

应用方差分析比较染毒组与对照组的吞噬百分率和吞噬指数的差异。

【注意事项】

1. 小鼠腹腔注射时进针切忌过深，针头方向最好向后，以免伤其内脏。

2. 细胞漂洗标准：在显微镜下检查无重叠细胞层，且水流不要过急以免将贴附在玻片上的巨噬细胞冲掉。

六、思　考　题

1. 免疫毒性的体内试验应考虑哪些问题？

2. 免疫毒性的体外试验应考虑哪些问题？

3. 人群的免疫毒性检测指标有哪些？

（张增利　张艳淑）

实验十五　血液毒性研究与实验技术

一、教学目的与意义

1. 通过实验加深学生对血液毒理学基本理论、基本知识的理解。
2. 针对具体案例，使学生掌握血液毒性研究最基本的实验方法。
3. 通过实验提高学生查阅文献，实验设计，实验操作，收集、整理和分析实验数据，撰写实验报告等基本科研能力。

二、背　景　资　料

　　血液造血系统包括血液、骨髓、脾、淋巴结及分散在全身各处的淋巴和单核/吞噬细胞组织。血液毒理学是研究药物、非治疗类化学物及环境中其他因素对血液及造血组织的毒性作用的学科。血液造血系统易受到外源化学物损害，根据是否直接作用于血液系统，血液毒性（hematotoxicity）可分为原发性和继发性两类。血液毒性研究内容主要包括对骨髓的抑制作用、对红细胞系的毒性、对白细胞系的毒性、对血小板及止血功能的毒性。

　　许多外源化学物可以引起部分或完全的骨髓抑制，根据化学物的种类及暴露程度的不同，骨髓抑制可以是可逆的或永久性的，临床表现为易于感染、出血、贫血等。有些化学物（如环磷酰胺、5-氟尿嘧啶、甲氨蝶呤等抗癌药），任何人接触到足够大的剂量都会发生骨髓损害。有些化学物（如氯霉素、磺胺药、氨基比林等）对骨髓的毒性具有特异质性，即这些化学物对多数个体没有血液毒性，而某些具有特殊体质的人接触小剂量即能发病（包括贫血、血小板减少症、溶血和白细胞减少症等），这可能由免疫介导造成或与其他机制有关。患者或人群危险因素包括：与药物代谢和解毒相关的药物基因改变，导致对药物或其中间产物的清除能力降低；组织相容性抗原；与自身或其他药物的相互作用；造血干细胞对损害的敏感性增加；先前存在的骨髓疾病和使药物倾向于被氧化或其他变化的代谢缺陷。

　　血液毒性研究方法包括体内研究和体外研究。动物模型是评价环境化学物血液毒性的有效方法之一。理想的动物模型其毒效学与人相似，应选择适用于研究和预测人体血液毒性的动物物种，常用的动物包括大鼠、小鼠、犬和猴。采用大鼠和小鼠的优点在于经济实用、易操作性及有关血液系统的广泛信息的易获得性，缺点主要为动物体积小，血液量少，对血液和骨髓标本的频繁采集受到限制。采用犬和猴的优点在于与人的血液相似性、数据的可获得性、其大小可以进行血细胞与骨髓细胞学的系列监测等，缺点为需要相对较多的受试物，实验中也容易引起呕吐。

　　应用实验动物进行血液毒性预测，需要依据临床血液学参数。外周血液学监测，特别是临床前毒理学试验监测，应提供单剂量和多剂量暴露效应的信息，包括红细胞参数（红细胞计数、血红蛋白、血细胞比容、平均红细胞容积、平均血红蛋白浓度）、白细胞参数（白细胞绝对数和分类计数）、血小板计数、筛选性凝血试验（血浆凝血酶原时间、活化部分凝血酶原时间）、外周血细胞形态学、骨髓细胞学和组织学检查。还可用其他试验来检查潜在血液毒性特征，这些试验包括网织红细胞计数、变性珠蛋白小体（即 Heinz 小体）的测定、细胞相关抗体试验（红细胞、血小板、中性粒细胞）、红细胞渗透脆性试验、红细胞动力学/铁循环分析、细胞化学/组织化学染色、电子显微镜、体外造血功能测定、血小板聚集、血浆纤维蛋白原浓度、凝血因子检测、凝血酶时间和出血时间。

描述外源性化学物引起的血液毒性，应包括血细胞计数改变（减少或增多）的程度、出现最严重毒性的时间、持续时间和毒性恢复的时间（可逆的程度）。

用体外方法评价潜在血液毒性比体内试验更快、更经济，提供的数据通常能解释或阐明毒效应机制。外源化学物诱导的骨髓抑制是由它们对特异造血干细胞或对造血微环境的效应所导致的。分别用短期的生成实验和长期的功能试验可以分辨并明确这些效应。前者包括红细胞刺激形成单位（BFU-E）、红细胞集落形成单位（CFU-E）、粒细胞/单核细胞集落形成单位（CFU-GM）、巨核细胞集落形成单位（CFU-MK）和粒细胞、红细胞、巨核细胞、单核细胞集落形成单位（CFU-GEMM）。

进行临床前危险性评价时，体外克隆生成试验最好与体内测试相结合。体外骨髓干细胞实验的其他优点包括能够检测外源化学物及其代谢物对血清及其他细胞成分（如淋巴细胞）的效应。也许最重要的是能在临床前情况下直接测试人类造血干细胞，由此避免外推因素的影响。要阐明可能的代谢活动，可通过细胞培养，利用 S9 混合物或用分离的干细胞或其他表达 CYP450 的细胞类型对代谢系统进行研究。人类细胞的敏感性，可通过各种动物模型与人体血液毒性的相对预计值比较而得到。

三、案例与问题

（一）案例一　环磷酰胺的血液毒性评价

环磷酰胺（cyclophosphamide，$C_7H_{15}Cl_2N_2P$），化学名称为 P-[N, N-双（β-氯乙基）]-1-氧-3-氮-2-磷杂环己烷-P-氧化物，别名环磷氮芥、癌得散、癌得星、安道生、CPM，相对分子质量 279.10。本品为白色结晶或结晶性粉末（失去结晶水即液化），在室温中稳定。溶于水，但溶解度不大，水溶液不稳定，故应在溶解后短期内使用，易溶于乙醇。环磷酰胺为最常用的广谱烷化剂类抗肿瘤药。环磷酰胺在体外无活性，进入体内后被肝脏或肿瘤内存在的过量的磷酰胺酶或磷酸酶水解，变为活化作用型的氯乙基磷酰胺（或称磷酰胺氮芥）而起作用。其作用机制与氮芥相似，与 DNA 发生交叉联结，抑制 DNA 的合成，也可干扰 RNA 的功能，属细胞周期非特异性药物。环磷酰胺最常见的毒副作用就是骨髓抑制。

（二）案例二　苯的血液毒性评价

苯（benzene，C_6H_6）是最简单的芳香族有机化合物，在常温下为一种无色、有甜味的透明液体，并具有强烈的芳香气味。相对分子质量 78.11，密度为 0.88 g/ml，沸点 80.1℃，熔点为 5.5℃，极易挥发，蒸气相对密度为 2.77。燃点为 562.22℃，爆炸极限为 1.4%～8%。苯难溶于水，易溶于有机溶剂，本身也可作为有机溶剂。苯是一种石油化工基本原料，可经呼吸道、皮肤和消化道途径被吸收，在生产环境中苯主要以蒸气形式经呼吸道进入体内。苯毒性较高，为Ⅰ类致癌物。短时间吸入大量苯蒸气可引起急性中毒，主要表现为对中枢神经系统的麻痹作用。长期接触低浓度苯可引起慢性中毒，表现为神经衰弱综合征，造血系统损害，还可损害生殖系统，对免疫系统也有影响。

（三）问题

1. 应怎样着手实验前的准备工作？
2. 常见的血液毒性效应有哪些？主要的检测方法和技术有哪些？
3. 如何设计实验方案？
4. 环磷酰胺/苯的血液毒性作用的特点有哪些？

四、课题设计与实验指导

根据本实验室的具体情况，选定受试物，确定课题名称，要求学生完成下列实验前准备工作与正式实验。

（一）实验前的准备工作

1. 查阅文献 通过查阅文献或相关资料，了解以下信息。

（1）受试物的基本情况和相关毒性资料：了解受试物的名称（中文通用名、英文通用名）、含量或纯度，化学结构、理化性质（性状、颜色、溶解度、挥发性、pH 等）、稳定性、保存和使用条件等。了解受试物的可能暴露情况（对于已上市的药物，应了解临床上的用法用量；对于处在临床前研究的有治疗作用的化学物，应了解其药效学研究资料、临床拟给药途径、剂量及疗程；对于非治疗类化学物或环境污染物，应了解人群暴露途径、暴露剂量、暴露时间、暴露频率等信息）。了解受试物的基础毒性研究资料（如 LD_{50}、毒物在体内的代谢转化情况等）及其毒性作用的临床表现等。

（2）与受试物类型相同或相似的化学物的血液毒性研究资料。

（3）常见的血液毒性效应及其检测方法和技术。

2. 拟定实验方案

（1）研究体系的选择：体内研究最常用的实验动物为大鼠、小鼠和犬（应包括动物种属、品系、性别、数量、年龄或体重等信息）。体外研究可用培养的骨髓或血液细胞。本实验设计中应注意环磷酰胺在体外无活性，进入体内经生物转化后具有细胞毒性作用，苯也需通过生物转化才具有血液毒性。

（2）实验分组和剂量设计：一般至少要设 3 个剂量组（即高剂量组、中剂量组、低剂量组）和 1 个阴性（溶剂）对照组。必要时可另设未处理对照组或阳性对照组。剂量设计应足以反映受试物的剂量-毒性效应关系。一般要求，高剂量组应使动物出现明显的毒性反应，或者已达到染毒的极限剂量（如大鼠或小鼠灌胃或注射的最大容量）；低剂量组应不出现任何可观察到的有害作用（即相当于 NOAEL），如果受试物为有治疗作用的化学物，低剂量原则上应高于同种动物药效学实验的有效剂量或（预期）临床治疗剂量的等效剂量，并且不使动物出现毒性反应；中剂量组介于高剂量组和低剂量组之间，应使动物出现轻微或中等程度的毒性反应。

（3）供试品的配制：根据染毒方式和染毒剂量配制供试品。如果配制后供试品的稳定性较差，则需临用前现配。

（4）染毒方式的选择：原则上采用与人体接触毒物相同的途径。由于实验条件限制或在动物实验中难以实施的染毒方式，可根据受试物的特点选择其他染毒方式，但应尽量相近于人的暴露途径。例如，环磷酰胺临床给药途径是口服或静脉注射，动物实验中可采用灌胃、腹腔注射或静脉注射方式染毒；苯进入人体的主要途径是经呼吸道，动物实验中可采用吸入方式染毒。

（5）染毒频率和染毒持续时间的选择：根据研究目的、受试物的毒性特点及人暴露于受试物的情况等因素进行设计。对于有治疗作用化学物的临床前毒理学研究，应提供单剂量和多剂量暴露效应的信息。

（6）实验观察指标的选择：常用的检测指标包括红细胞参数、白细胞参数、血小板计数、筛选性凝血试验、外周血细胞形态学、骨髓细胞学和组织学检查。还应根据受试物的特点及研究目的选择其他反映潜在血液毒性的指标（参见本实验"二、背景资料"）。

（7）实验方法的选择：参见本实验"五、血液毒性试验主要方法与技术"。

（8）具体实验步骤：包括材料准备、溶液配制、操作步骤、注意事项等。

3. 确定最终实验方案　于正式实验开始前，学生提交实验方案，由教师指导讨论，优化并确定最终的实验方案。

（二）正式实验

1. 按照实验方案进行实验，完整记录实验过程和实验结果。
2. 根据实验结果，对受试物的血液毒性进行评价。
3. 提交实验报告。

五、血液毒性试验主要方法与技术

（一）红细胞毒性检测

实验 1　网织红细胞计数

【目的与原理】

网织红细胞（reticulocyte，Rtc）为晚幼红细胞脱核后，但尚未完全成熟的红细胞。其胞质中尚残存核糖体、核糖核酸等嗜碱性物质，经活体染色后，于胞质中可见蓝绿色网织状或点粒状结构。

【器材与试剂】

1. 显微镜、试管、玻片。
2. 10 g/L 煌焦油蓝生理盐水溶液：煌焦油蓝 1.0 g、枸橼酸钠 0.4 g、氯化钠 0.85 g，溶于 100 ml 双蒸水中，过滤后备用。

【操作步骤】

1. 准备　在清洁干燥玻片的一端加入 10 g/L 煌焦油蓝生理盐水溶液 2 滴，待其挥发后在玻片上形成一层油膜。

2. 染色　取全血 2 滴加入上述油膜上，立即混匀，室温下染色 15～20 分钟。

3. 涂片与计数　用推片将染色后的血滴制成薄血片，干燥后显微镜下计数，在油镜下至少计数 1000 个红细胞中的网织红细胞数。

4. 计算　网织红细胞百分数（%）= 计数的网织红细胞数/1000×100%

网织红细胞绝对数（网织红细胞/L）= 红细胞数/L×网织红细胞百分数

【结果分析与评价】

1. 正常参考值:百分数成人为 0.5%～1.5%,新生儿为 2%～6%。绝对数为(24～84)×10^9/L。
2. 发生各种增生性贫血时网织红细胞增高，造血功能障碍性贫血时网织红细胞减低。
3. 观察贫血治疗的疗效。
4. 可作为肿瘤化疗、骨髓移植后骨髓造血功能受抑或恢复的观察指标。

【注意事项】

1. 血与试剂之比为 1∶1，贫血时适当增加血量。室温较低时，适当延长染色时间。
2. 红细胞在计数池内应均匀分布，白细胞总数在正常范围内时，计数板各大方格内的细胞数不得相差 20 个以上。2 次重复计数误差不超过 5%，否则需重新充池计数。
3. 选择红细胞分布均匀、网织红细胞着色好的部位计数，但由于网织红细胞体积较大，故应兼顾血片边缘和尾部。

4. 应注意网织红细胞与血红蛋白 H（HbH）包涵体的鉴别，前者为蓝绿色网织状或点粒状结构，分布不均，后者为蓝绿色圆形小体，均匀散在整个红细胞内，一般在孵育 10 分钟至 1 小时时出现。

实验 2 红细胞渗透脆性试验

【目的与原理】

红细胞渗透脆性试验（erythrocyte osmotic fragility test）是检测红细胞对不同浓度低渗盐溶液的抵抗力，为简易半定量法。红细胞在低渗盐溶液中，当水渗透其内部达一定程度时，红细胞发生膨胀破裂。根据不同浓度的低渗盐溶液中红细胞溶血的情况，通过计算红细胞表面积与容积的比值，反映其对低渗溶液的抵抗性。比值越小，红细胞抵抗力越小，渗透脆性越大；反之，比值越大，红细胞抵抗力越大，渗透脆性越小。

【器材与试剂】

1. 10 ml 干净试管、试管架、一次性消毒注射器。
2. 低渗氯化钠（NaCl）溶液：精确称取 120℃恒重的 NaCl 1.0 g，加少量蒸馏水溶解，于 100 ml 容量瓶中用蒸馏水定容，配制成 1%（质量分数）的 NaCl 溶液。然后再梯度稀释成 0.2%～0.8%（质量分数）的系列低浓度溶液。

【操作步骤】

1. 准备 配制系列低渗 NaCl 溶液，每管 10 ml。

2. 采血稀释 取受试者全血 1 ml，每管加入全血 1 滴，摇匀。应同时用正常者全血作对照。

3. 溶血记录 室温静置 2 小时，从渗透压高的一侧向低的一侧观察并记录各管血清液出现红色（表示发生溶血）的时间。观察试管底部红细胞完全消失（表示完全溶血）的盐水浓度和发生时间。

【结果分析与评价】

1. 正常参考值：开始溶血 0.42%～0.46% NaCl 溶液；完全溶血 0.28%～0.32% NaCl 溶液。与对照结果相比，两者浓度差别应大于 0.04%（也有认为差值应大于 0.08%）才有临床意义。

2. 红细胞脆性增加见于遗传性球形红细胞增多症、椭圆形红细胞增生症和部分自身免疫性溶血性贫血。

3. 红细胞脆性降低见于珠蛋白生成障碍性贫血、缺铁性贫血、某些肝脏疾病等。

【注意事项】

1. 器材应干燥，避免操作过程造成溶血。
2. 氯化钠低渗溶液的配制必须准确，现配现用。
3. 应每次用正常全血作对照。
4. 如因严重贫血等原因不易观察结果时，可将标本先离心沉淀并用生理盐水（等渗）洗涤红细胞，再用配成的 50%等渗悬液进行试验。

实验 3 高铁血红蛋白测定

【目的与原理】

高铁血红蛋白（methemoglobin，MetHb）在波长 630 nm 处有一特殊吸收峰，当加入氰化物后，高铁血红蛋白即转化为氰化高铁血红蛋白，此吸收峰亦即消失。因此，利用加入氰化物前后在波长 630 nm 处吸光度的变化，即可计算出高铁血红蛋白含量。

【器材与试剂】

1. 1/15 mol/L 磷酸二氢钾溶液：准确称取磷酸二氢钾（KH_2PO_4）9.07 g，溶于蒸馏水，定容至 1000 ml。

2. 1/15 mol/L 磷酸氢二钠溶液：准确称取磷酸氢二钠（$Na_2HPO_4·12H_2O$）23.877 g，用蒸馏水溶解，定容至 1000 ml。

3. pH 6.6 磷酸盐缓冲液：量取 1/15 mol/L 磷酸二氢钾溶液 6.25 ml，1/15 mol/L 磷酸氢二钠溶液 3.75 ml，蒸馏水 30 ml，充分混合（临用前配制）。

4. 10%（质量分数）氰化钠溶液（剧毒！取用时切勿口吸）。

5. 5%（质量分数）高铁氰化钠溶液（储于棕色瓶内，每月配制 1 次）。

6. 12%（体积分数）冰醋酸溶液：取 1.2 ml 冰醋酸，用蒸馏水稀释至 10 ml。

7. 氰化钠中和溶液：取等量的 10%氰化钠溶液和 12%冰醋酸溶液，在临用前混合（在通风橱内操作）。

8. 试管、吸管、40 μl 毛细吸管、分光光度计。

【操作步骤】

1. 在甲、乙两个试管中各加 pH 6.6 磷酸盐缓冲液 4.0 ml 和血样 40 μl，混匀，待红细胞充分溶解；在乙管中加 5%高铁氰化钠溶液 40 μl，混匀，室温放置 5 分钟，在 630 nm 处读取光密度（分别记为 D_1 和 D_3）。

2. 在两试管中各加入氰化钠中和溶液 0.1 ml，混匀，放置 2 分钟，再在 630 nm 处读取光密度（分别记为 D_2 和 D_4）。

3. 计算：高铁血红蛋白百分比（%）=（D_1-D_2）/（D_3-D_4）×100%

【结果分析与评价】

1. 正常红细胞中高铁血红蛋白一般不超过 1%～2%。

2. 一些氧化剂（如磺胺、苯的硝基或氨基化合物、亚硝酸盐等）可使血红蛋白氧化成高铁血红蛋白。当红细胞中高铁血红蛋白含量超过 10%时，常出现缺氧表现（如发绀等）。

【注意事项】

1. 血样采集后应立即分析，如不能立即分析，用缓冲液稀释血样后，置 2～4℃条件下可保存 24 小时。

2. 在测大批样品时，应先测全部甲管的 D_1，再测全部乙管的 D_3，然后测甲、乙管的 D_2 和 D_4，以避免污染。

实验 4　变性珠蛋白小体测定

【目的与原理】

变性珠蛋白小体，即赫恩（Heinz）小体，是某些化学物进入机体后，引起红细胞中珠蛋白变性，在红细胞边缘出现圆形或椭圆形、大小不等的嗜酸性折光小体。用煌焦油蓝与新鲜血液一起孵育做活体染色，变性珠蛋白小体可被染成蓝紫色，即可在油镜下计数含有变性珠蛋白小体的红细胞。

【器材与试剂】

1. 载玻片、盖玻片、采血针、试管、毛细吸管、显微镜。

2. 1%（质量分数）煌焦油蓝染液：煌焦油蓝 1.0 g，柠檬酸钠 0.4 g，氯化钠 0.85 g，加入适量双蒸水碾碎溶解后，定容至 100 ml，移入棕色瓶中保存，临用时先过滤。

【操作步骤】

1. 准备 取 0.3~0.5 ml 的质量分数为 1% 的煌焦油蓝染液置于小试管内。

2. 采血稀释 采取新鲜末梢血，加 2 滴至含 1% 煌焦油蓝染液的试管内，混匀。

3. 孵育制片 加塞后置 37℃ 水浴孵育 2~3 小时，然后取出制成薄的血片。

4. 观察计数 干燥后，在油镜下至少观察 500 个红细胞，计数其中含有变性珠蛋白小体的红细胞数。

【结果分析与评价】

1. 正常红细胞中不含变性珠蛋白小体。当血红蛋白被氧化时，珠蛋白分子中半胱氨酸侧链氧化变性，形成变性珠蛋白小体。

2. 苯的氨基或硝基化合物中毒时，红细胞中可出现变性珠蛋白小体。

3. 葡萄糖-6-磷酸脱氢酶（G-6-PD）缺乏者和不稳定血红蛋白病患者，若在应用磺胺嘧啶、非那西汀等药物后，发生溶血性贫血，红细胞内常可见变性珠蛋白小体。

【注意事项】

1. 煌焦油蓝染液若含有颗粒，易造成假阳性。

2. 制片风干后应及时计数，存放过久变性珠蛋白小体可消失。

3. 制片染色成功的标志是血膜中的网织红细胞可清晰辨认，变性珠蛋白小体呈蓝紫色。

实验 5　碳氧血红蛋白测定

【目的与原理】

碳氧血红蛋白检测是诊断一氧化碳急性中毒的重要依据。受检血液中，可含有氧合血红蛋白、变性血红蛋白和碳氧血红蛋白，加入还原剂低亚硫酸钠（$Na_2S_2O_4$，俗称保险粉）后，氧合血红蛋白和变性血红蛋白立即转变为还原血红蛋白，而碳氧血红蛋白仍留于血液中。碳氧血红蛋白吸收峰在 538 nm，而还原血红蛋白吸收峰在 578 nm，从而测定两波长的吸光度即可求得血中碳氧血红蛋白含量。

【器材与试剂】

1. 分光光度计。

2. 低亚硫酸钠、0.4 mol/L 氢氧化铵。

【操作步骤】

1. 采血 用一大试管取待测新鲜血标本 0.1 ml。

2. 还原 加入 0.4 mol/L 氢氧化铵 20 ml，混合后加入低亚硫酸钠 20 mg，混合。

3. 测定 于 10 分钟内使用分光光度计测定 538 nm 和 578 nm 处吸光度。

4. 计算 按下式计算碳氧血红蛋白含量百分比。

$$HbCO（\%）=\left(2.44\times\frac{538nm吸光度}{578nm吸光度}-2.68\right)\times100\%$$

【结果分析与评价】

1. 正常参考值：健康者 0.2%～0.5%，城市居民可达 0.5%～1.5%。

2. 一氧化碳中毒有体征表现者碳氧血红蛋白高达 20%以上，当碳氧血红蛋白达 50%以上，则可致死。

3. 本实验方法结果较稳定，可为一氧化碳中毒的诊断和中毒程度判断提供依据。

【注意事项】

1. 血液标本要新鲜。

2. 试剂应新鲜有效，保证低亚硫酸钠的还原性。

3. 应同时作正常对照。

实验 6　铁动力学试验

【目的与原理】

骨髓红细胞按照其摄入铁的情况可分为三类：①对红细胞生成因子产生反应的红系定向干细胞（ERC），它来自多能干细胞，有分化能力，但不摄入铁（不合成血红蛋白）；②早幼红细胞和中幼红细胞，具有分化能力并摄入铁；③网织红细胞能摄入铁，但没有分化能力。各阶段的时间大约是 24 小时。根据化学物影响 ^{59}Fe 摄入的时间即可判断毒性作用的红细胞类型。

【器材与试剂】

1. 小剪刀、镊子、10 ml 离心管、滴管、载玻片、离心机、水浴箱、生物显微镜、5ml 注射器。

2. ^{59}Fe-柠檬酸铁、细胞培养液、小鼠数只。

【操作步骤】

1. 动物选择　一般常用的试验动物为大鼠、小鼠，以小鼠使用最为广泛，要求体重 18～20 g，7～12 周龄。每组小鼠 10 只，雌雄各半。

2. 动物染毒　原则上采用与人体接触化学毒物相同的途径。根据研究目的或受试化学毒物性质的不同，可分别选用经口、经皮、经呼吸道及注射等染毒途径。按设计要求在 96 小时、72 小时、48 小时和 24 小时前分别对不同组小鼠（每组 3 只左右）染毒一定时间。

3. ^{59}Fe-柠檬酸铁标记　经过相应时间后在同一天给每只染毒小鼠注入 ^{59}Fe-柠檬酸铁。

4. 血样采集　24 小时后从实验鼠眼眶取血，用依地酸二钠钙溶液洗涤红细胞，离心去掉血浆中的未渗入的 ^{59}Fe，共洗涤 2 次，弃去上清液，保留红细胞。

5. 血样测定　用计数仪测定血样中 ^{59}Fe 的放射活性。

6. 判断　根据 ^{59}Fe 渗入时间的变化来分析毒物毒性作用的红细胞类型。

【结果分析与评价】

不同外源化学物对 ^{59}Fe 摄入的时间影响不同，将处理组 ^{59}Fe 摄入的时间与对照组比较，即可以判断外源化学毒物毒性作用的红细胞类型。

（二）白细胞和血小板毒性检测

实验 1　白细胞墨汁吞噬试验

【目的与原理】

血液中的中性粒细胞及单核细胞对细菌、异物等具有吞噬作用。在一定量的肝素抗凝血中，加入一定量的墨汁，经温育染色涂片后，在显微镜下观察吞噬细胞对墨汁的吞噬情况，并计算吞噬率及吞噬指数。

【器材与试剂】

1. 恒温孵箱、显微镜。

2. 肝素抗凝剂：配成 6 U/ml 水溶液。

3. 墨汁制备：普通砚台上加生理盐水 5 ml，以优质中国块墨或印度墨，按 100 r/min 转速研磨 3 分钟。所得墨汁经普通滤纸过滤 3 次备用。

【操作步骤】

1. 血样采集　取小试管 1 支，加肝素 20 μl，加外周血 100 μl 于试管中，混匀。

2. 加墨　加入过滤墨汁 10 μl，混匀，加塞。

3. 孵育制片　置 37℃孵育 4 小时，取出，推成血片，待干后进行瑞氏染色，镜检。

4. 计数　镜下计数幼稚细胞或中性成熟粒细胞 100 个，单核细胞 20 个。

5. 计算

$$吞噬率（\%）= \frac{吞噬墨粒的细胞数}{细胞数} \times 100\%$$

$$吞噬指数 = \frac{细胞吞噬的墨粒总数}{细胞数}$$

6. 结果判断　根据细胞吞噬墨粒多少及大小，可定为下列程度：（－）细胞内未吞噬墨粒；（＋）细胞内含有小墨粒 1～5 个；（＋＋）细胞内含有大小不同墨粒 10 个左右；（＋＋＋）细胞内含有大墨粒 10 个左右，小墨粒较多；（＋＋＋＋）细胞内含有多数大颗墨粒，并有块状、球状，小墨粒很多，但细胞核清楚。

【结果分析与评价】

1. 正常参考值：成熟中性粒细胞吞噬率 74%±15%，吞噬指数 1.26±0.60；成熟单核细胞吞噬率 95%±5%，吞噬指数 3.13±0.86。

2. 粒细胞的吞噬功能仅限于成熟阶段，单核细胞幼稚型和成熟型都具有吞噬能力。

【注意事项】

肝素剂量对白细胞的吞噬功能有影响，肝素用量过大，细胞形态异常，吞噬率和吞噬指数降低。肝素用量过小，影响抗凝效果，则肝素用量以每 100 μl 血用 0.3 U 为适宜。

实验 2　血小板黏附试验

【目的与原理】

血小板黏附试验（platelet adhesion test）是当血液通过一定量玻璃珠柱后，由于血小板黏附在玻璃珠上，形成的血小板聚集体被滞留在玻璃珠柱内，通过玻璃珠柱后的血液中血小板数减低，则比较通过玻璃珠柱前、后血液中血小板之差，即可计算出血小板黏附程度。

【器材与试剂】

1. 血小板黏附管（玻璃珠柱）：内径 3 mm，长 9.4 cm 塑料管，内装直径为 0.3～0.5 mm 玻璃珠 1.5 g，塑料管两端封以孔径 0.05 mm 尼龙布。含有玻璃珠段的塑料管上有 3 条标线，将此段分作四等分。两端塑料接头，一端连接注射器，另一端连接注射针头。每支玻璃珠柱只能使用 1 次。

2. 5 ml 注射器及 7 号注射针头、刻度吸管、试管、血细胞计数板、计时秒表、显微镜。

3. 血小板稀释液。

【操作步骤】

1. 准备　将玻璃珠柱两端分别与注射针头和注射器连接。

2. 采血　将止血带缚于被检者上臂，行前肘静脉穿刺。

3. 玻璃珠柱吸附　当血液接触玻璃珠时立即开动秒表，掌握好血液通过玻璃珠柱的速度，使血液在通过四等分的玻璃珠柱时，每段的时间为 5 秒，共计 20 秒。

4. 抽吸　然后以同样的速度再抽血 6~7 秒，使血液进入与注射器连接端的塑料接头中。

5. 血液采集　分别采集玻璃珠柱前、后端塑料接头内的血液。

6. 血小板计数　柱前、柱后均做 2 次血小板计数，取平均值计算。

7. 计算　血小板黏附率（%）= $\dfrac{柱前血小板数-柱后血小板数}{柱前血小板数}\times100\%$

【结果分析与评价】

1. 正常参考值：62.5%±5.6%（45.34%~79.78%）。

2. 血小板黏附率增高，见于高凝状态和血栓性疾病。

3. 血小板黏附率减低见于血管性血友病、巨大血小板综合征、血小板无力症及肝硬化、尿毒症、骨髓增生异常综合征、服用血小板抑制药物后。

【注意事项】

1. 器材要标准化，使用的试管应硅化。

2. 严格控制血液通过玻璃珠柱的速度，流速太快，黏附率降低，流速太慢，黏附率增高。

3. 采血静脉不宜太粗，不然血流速度难以控制，影响试验结果。

4. 玻璃珠柱一次使用后即弃去，用前应放置在干燥器中储存，受潮后黏附率下降。

（三）凝血功能毒性检测

实验 1　血浆凝血酶原时间测定

【目的与原理】

血浆凝血酶原时间（prothrombin time，PT）是体外满足外源性凝血全部条件后的血浆凝固所需的时间。在受检血浆中加入足量的凝血活酶和钙离子，使凝血酶原转变为凝血酶，后者使纤维蛋白原转变为纤维蛋白。测定从加入试剂到血浆凝固所需的时间，即为血浆凝血酶原时间。本试验是外源性凝血系统较为灵敏和最为常用的筛检试验。

【器材与试剂】

1. 水浴箱、灭菌注射器、硅化试管或塑料试管、离心机、秒表。

2. 25 mmol/L 氯化钙凝血活酶溶液。

3. 109 mmol/L 柠檬酸钠溶液：32 g 柠檬酸钠溶于 1000 ml 蒸馏水。

4. 正常人冻干混合血浆：用 25 个以上正常人血液经 109 mmol/L 柠檬酸钠抗凝（血液与抗凝剂比例为 9：1），以 3000 r/min 离心 10 分钟后，分离血浆（乏血小板血浆），混合后分装（每瓶 1 ml），经低温冷冻干燥后保存于冰箱中。

【操作步骤】

1. 采血　取空腹静脉血 1.8 ml 加入含有 0.2 ml 109 mmol/L 柠檬酸钠的塑料或硅化试管中

混匀备用。

2. 分离血浆 抗凝血以 3000 r/min 离心 10 分钟，分离血浆（乏血小板血浆）于塑料试管中备用。

3. 溶解试剂 溶解钙凝血活酶和正常人混合冻干血浆，置室温 15 分钟后使用。

4. 预温 将钙凝血活酶试剂、正常人混合血浆、待测血浆于 37℃ 预热 5 分钟。

5. 测定 将正常人混合血浆 0.1 ml 与钙凝血活酶试剂 0.2 ml 混匀，观察混合物凝固的终点并记录正常人混合血浆的 PT 秒数。

6. 测定 同样方法测定待测血浆的凝血酶原时间（重复测定 4～5 次，取平均值）。

7. 计算

（1）PT 秒数（PT）：直接测定的秒数。

（2）PT 比值（PTR）：为待检血浆与正常人混合冻干血浆 PT 时间的比值。例如，待检血浆为 24 秒，正常人混合球干血浆为 12 秒，PTR 则为 2。

（3）国际标准化比值（INR）：由公式 $INR = PTR^{ISI}$ 计算得到。ISI（international sensitivity index）为所用钙凝血活酶试剂的国际敏感指数。例如，ISI 为 1.2，待测血浆 PT 为 24 秒，正常人混合冻干血浆 PT 为 12 秒，PTR 则为 2，INR 则为 2.3。INR 参考值依 ISI 不同而异。

【结果分析与评价】

1. 正常参考值：目前 PT 报告方式有三种。①以直接测定的 PT 报告，为 11～13 秒（超过正常对照 3 秒有意义）；②以 PTR 报告，为 0.85～1.5；③以 INR 报告，为 0.8～1.5（ISI 为氯化钙凝血活酶试剂国际敏感指数）。

2. PT 延长超过正常 3 秒或 PTR 超过正常范围即为 PT 延长，见于先天性或获得性凝血因子缺乏，如肝脏弥散性血管内凝血、维生素 K 缺乏、原发性纤溶亢进、血液循环中抗凝物质增多等。

3. PT 延长见于先天性因子 V 增多、弥散性血管内凝血早期（高凝状态）、口服避孕药。

【注意事项】

1. 应使用对凝血因子无激活作用的塑料制品或硅化玻璃器皿采血。

2. 采血要顺利，抗凝要充分，采血后应仔细检查标本有无溶血、黄疸和凝血块，任何微小的凝块都会影响测定结果，必须重新采血。

3. 采血应"一针见血"，抗凝剂与血液比例（1∶9）应准确。取血后 4 小时内完成测定。

4. 由于每次使用的氯化钙凝血活酶活性不尽相同，测定的条件也有变动，故每次测定均需有正常对照。氯化钙凝血活酶必须注明 ISI，ISI 越接近于 1.0 越敏感。

5. 标本测定前应先测定正常人混合血浆，其 PT 值在允许范围内才能测定样本。

6. 水浴温度要控制在 37～38℃，温度过高或过低都可影响测定结果。

7. 红细胞比容（Hct）小于 0.2 或大于 0.5 时，抗凝剂的用量应做适当调整。抗凝剂（ml）=（100–Hct）×血液（ml）×0.00185。

实验 2 活化部分凝血活酶时间测定

【目的与原理】

活化部分凝血活酶时间（activated partial thromboplastin time，APTT）测定，用白陶土（激活剂）激活凝血因子 XI、XII，用脑磷脂（部分凝血活酶）代替血小板第 3 因子，测定缺乏血小板血浆加入 Ca^{2+} 后凝固所需的时间即为 APTT。APTT 是内源凝血系统较为灵敏和最为常用的筛选试验。

【器材与试剂】

1. 血凝仪、水浴箱、灭菌注射器、硅化玻璃试管或塑料管、离心机、秒表。

2. 109 mmol/L 柠檬酸钠溶液、APTT 试剂（含白陶土或鞣酸及脑磷脂）、25 mmol/L 氯化钙溶液、健康人混合冻干血浆。

【操作步骤】

1. 采静脉血 1.8 ml，加入含有 0.2ml 109 mmol/L 柠檬酸钠溶液的试管中，充分混匀，3000r/min 离心 10 分钟，分离血浆。

2. 试管中加入预温的健康人冻干血浆和 APTT 试剂各 0.1 ml，混匀，37℃水浴中预温 3 分钟并轻轻振摇。

3. 于上述试管中加入预温的 25 mmol/L 氯化钙溶液 0.1 ml，混匀，并立即计时，置水浴中不断振摇。20 秒后，不时地缓慢倾斜试管，观察试管内液体的流动状态，当液体凝固时停止计时，记录时间。

4. 用同样方法测定待检血浆的 APTT 秒数。

【结果分析与评价】

1. 正常参考值为（37±3.3）秒。待检标本 APTT 时间比健康人混合血浆延长 10 秒以上有意义。

2. APTT 延长见于：①内源性凝血途径有关因子缺陷，如血友病；②病理或生理性抗凝物增多，如Ⅷ抗体、纤维蛋白降解产物、狼疮抗凝物、类肝素类物质增多；③严重的纤维蛋白原、凝血酶原、凝血因子Ⅴ、凝血因子Ⅹ缺乏等。

3. APTT 缩短见于弥散性血管内凝血、血栓前状态及血栓性疾病。

4. 肝素治疗监测：APTT 对血浆肝素的浓度较敏感，是目前广泛应用的实验室监测指标，一般在肝素治疗期间，APTT 维持在正常对照的 1.5～3.0 倍为宜。

【注意事项】

1. 采血要顺利，血液与抗凝剂充分混匀，避免产生微小凝块。

2. 采血后应尽快检测，最迟不应超过 2 小时，否则凝固时间有缩短的倾向。

3. 血液离心速度要达到 3000 r/min，时间为 10 分钟，尽可能除去血小板，离心后血小板计数应小于 $20×10^9/L$。

4. 血浆加 APTT 试剂后预温时间不应少于 3 分钟。

5. 待检标本检测前应先测定健康人混合血浆，如果其 APTT 在允许范围内，方能测检标本，否则，应重新配制 APTT 试剂。

（四）骨髓毒性检测

实验 1　骨髓细胞学检查

【目的与原理】

骨髓是机体最大的造血器官，其细胞形态学主要研究血细胞质与量的变化，骨髓细胞学检查是评价外源化学物血液毒性的主要方法，在临床上可用于诊断与造血系统有关的疾病。

【器材与试剂】

1. 手术刀、手术剪、无齿镊、小型弯止血钳、干净纱布、带橡皮头吸管、台式离心机、刻度离心管、晾片架、电吹风机、玻璃蜡笔、染色架、2 ml 注射器及针头、载玻片及推片、定时钟、带油镜头显微镜、细胞计数器。

2. 小牛血清、甲醇、瑞氏染料粉、吉姆萨染料粉。

3. 染液配制：取瑞氏染料粉 1.0 g，吉姆萨染料粉 0.3 g，甲醇 500 ml。将全部染料放入研钵中，加少量甲醇，慢慢研磨片刻，吸出上层染液，再加入少量甲醇，继续研磨后吸出上层染液。如此反复几次，使染料全部溶解于 500 ml 甲醇中。存放 1 周后即可使用。

4. 磷酸盐缓冲液（pH 6.4～6.8）：取磷酸二氢钾（KH_2PO_4）6.64 g，磷酸氢二钠（Na_2HPO_4）2.56 g，加少量蒸馏水溶解，用磷酸盐溶液调整 pH，加水至 1000 ml。

【操作步骤】

1. 骨髓采集　采集 0.2 ml 骨髓液。目前骨髓穿刺部位有胸骨、腰椎棘突、髂骨等处，以髂骨前上棘、后上棘穿刺术最常见。2 岁以下小儿主张胫骨穿刺。

大鼠、小鼠因骨髓少，不易活体穿刺采集，一般处死后采集胸骨或股骨的骨髓。以颈椎脱臼法处死实验大鼠或小鼠；剥离出胸骨或股骨，将肌肉组织剔干净后剪去两端的干骺端，用注射器吸取少量的小牛血清，将针头插入骨髓腔，冲洗出胸骨或股骨中的全部骨髓液，并收集至刻度离心管（如骨髓液过稀，可离心弃上清液）；用吸管反复吹打收集的骨髓液，使细胞分散开，分布均匀，用于涂片。

2. 骨髓涂片制备　用推片蘸取含骨髓渣的骨髓液少许，尽量将骨髓渣蘸上，放于载玻片右侧（1/3 处），将骨髓液迅速沿玻片与推片接触面扩散成一均匀的骨髓液粗线。然后将玻片与推片呈 30°～60°角，自右向左，用力均匀地向前推片（骨髓液较浓时，角度要小，推的速度要慢；反之，角度应大些，推的速度应快些，骨髓有核细胞较多，推薄些更符合细胞分类计数要求）。立即将涂好的骨髓片在空气中来回摇动，使之快干，以免细胞皱缩而形态变异。

3. 涂片染色　将待染涂片（血膜面朝上）平放于染色架上；滴加适量染色液覆盖整个涂片，静置 1 分钟；滴加染色液 1～1.5 倍的磷酸盐缓冲液，使两液混匀，染色 10～15 分钟；冲洗涂片上的染液，冲洗后竖置于片架上自然干燥或用洁净吸水纸将水吸干。

4. 低倍镜下观察骨髓涂片

（1）观察标本制备是否满意：好的涂片应该厚薄适宜，长短适中，头体尾分明，尾部呈弧形，细胞分布均匀，有核细胞着色良好，无染料沉渣。

（2）判断骨髓增生程度：根据骨髓片中成熟红细胞与有核细胞之比，可粗略地将骨髓增生程度分为五级（表 15-1）。

表 15-1　骨髓有核细胞增生程度分级

增生程度	成熟红细胞：有核细胞	常见原因
增生极度活跃	1：1～2：1	各类型白血病
增生明显活跃	5：1～10：1	各类型白血病、增生性贫血
增生活跃	30：1	正常骨髓或某些贫血
增生降低	100：1	再生障碍性贫血
增生极度降低	200：1	再生障碍性贫血

（3）巨核细胞计数：低倍镜下计数全片的巨核细胞数目（巨核细胞多分布在涂片的边缘和尾部）。

5. 油镜下观察骨髓涂片

（1）有核细胞分类：在涂片体尾交界或分布均匀处，用油镜分类计数 200～500 个有核细胞，并注意其形态变化。

（2）计算粒红比值及各种细胞的相对含量。

【结果分析与评价】

1. 巨核细胞正常参考值为 7～35 个。其中原始型：0～0.02%；幼稚型：0～0.10%；颗粒型：0.10%～0.30%；产板型：0.50%～0.80%；裸核：0～0.30%。

2. 巨核细胞增多常见于原发性血小板减少性紫癜，急性以幼稚型巨核细胞增多为主，慢性以成熟无血小板形成型居多，并伴有形态学改变。巨核细胞白血病以原始型和幼稚型增多为主。慢性粒细胞白血病早期以幼稚和成熟产板型增多为主。急性失血、溶血以成熟产板型居多。

3. 巨核细胞减少常见于急、慢性再生障碍性贫血，各种急性白血病等。

4. 粒红比值（M：E）正常为（2～5）：1。

5. 粒红比值增加常见于粒细胞白血病、粒细胞类白血病反应、纯红细胞再生障碍等。

6. 粒红比值降低常见于急、慢性失血、溶血性贫血、巨幼红细胞性贫血、红血病、粒细胞减少症等。

【注意事项】

1. 载玻片、推片要洁净，手指不能触及片面，推片要光滑。

2. 骨髓涂片要有头、体、尾之分，头部应留出贴标签的空间。尾部对骨髓检查最为重要，常常大的异常细胞被推至尾部，因此观察尾部有利于发现骨髓涂片中为数不多的异常细胞。骨髓涂片上、下两侧要留有空隙，因为有一些胞体大的异常细胞也常分布在血膜的上、下边缘，观察血膜上、下边缘有利于发现异常细胞。

3. 新鲜涂片应立即染色，未染的涂片保存一般不超过 1 周，否则将影响染色质量。

4. 新配染料染色效果较差，放置时间越长，染色效果越好，但须盖严试剂瓶，以免甲醇挥发或氧化成甲酸。

实验2 外源性脾结节测定

【目的与原理】

脾结节是造血干细胞增殖和分化的结果，每个脾结节包含一个造血干细胞及其增殖和分化的大量幼稚骨髓细胞和成熟红细胞。同时，受体小鼠脾脏上生成的脾结节与移植的骨髓或脾脏细胞数之间成正比关系。脾结节测定方法为研究多向造血干细胞及化学毒物或电离辐射等对造血干细胞损伤效应的定量研究方法。

【器材与试剂】

1. 小剪刀、镊子、10 ml 离心管、滴管、注射器、载玻片、离心机、水浴箱、生物显微镜、5 ml 注射器、X 射线照射仪。

2. 苦味酸、甲醛、细胞培养液、小鼠数只。

【操作步骤】

1. 受体小鼠准备 一般采用 8～8.5 Gy X 射线照射 1 次，每组小鼠 10～12 只。

2. 供体小鼠准备 一般每组 3 只，用颈椎脱臼法处死后，将小鼠股骨剥离，用细胞培养液冲出其全部骨髓细胞，混匀，进行细胞计数。

3. 尾静脉注射 每只受体小鼠注入 0.2 ml 一定浓度的细胞悬液，使每只受体小鼠的脾脏在注射后第 9 天生成 10 个左右结节，以便计数分析。

4. 固定和计数　注射骨髓细胞后的小鼠，在正常条件下饲养到第 9 天处死，取脾脏，用苦味酸-甲醛固定。1 天后解剖，于显微镜下，计数脾脏上生成的脾结节数。

【结果分析与评价】

1. 正常小鼠供体的每根股骨中含有（15～20）×10^6 个骨髓有核细胞，每 $3×10^4$ 个骨髓有核细胞可以在受体小鼠脾脏上生成 8～10 个脾结节，所以每根股骨的骨髓有核细胞可生成 3000～5000 个脾结节。

2. 脾结节数不同反映了多向造血干细胞情况和化学毒物或电离辐射等对造血干细胞的损伤效应情况。

实验 3　体内扩散盒琼脂培养技术

【目的与原理】

造血细胞在适当刺激因子作用下，可以在琼脂培养条件下逐步生成由粒细胞或单核/巨噬细胞组成的细胞团（即脾结节）。实际上脾结节存在于正常动物体内。体内扩散盒琼脂培养法是将体外琼脂培养技术与体内扩散培养法结合起来的一种方法，该法的优点是：造血细胞在比较接近于体内的条件下生成，生成的细胞团可在显微镜下直接计数，避免在体外琼脂培养中必须加入刺激因子。

【器材与试剂】

1. 手术刀、手术剪、无齿镊、小型弯止血钳、干净纱布。
2. 费氏培养液、小鼠数只。

【操作步骤】

1. 骨髓细胞收集　以 20 ml 费氏培养液从 3 只小鼠的股骨中冲出骨髓细胞，混匀，计数有核细胞的浓度。

2. 培养液制备　将 10 ml 费氏培养液、4.5 ml 马血清、1 ml 骨髓细胞悬液混合，37℃预热，加入到 1 ml 熔融的 5%（质量分数）琼脂培养液中。

3. 培养盒种埋　每个扩散盒中注入 0.15～0.2 ml 上述含琼脂的培养物，用石蜡封口，将扩散盒埋入受过 7.50 Gy X 射线照射的受体小鼠腹腔中。

4. 结果观察　经 5～6 天后取出扩散盒，揭去扩散盒一面的微孔薄膜，在低倍镜下计数扩散盒生产的细胞团数，细胞团生成的量与种入扩散盒中的骨髓有核细胞数之间呈线性关系。

【结果分析与评价】

1. 每 10^5 个有核细胞约可生成 100～200 个细胞团。

2. 在毒理学研究中，可以将各种染毒动物的骨髓细胞按上法进行培养，根据扩散盒生成的细胞团数可以判断外源化学物对细胞团的影响。

实验 4　骨髓微循环观察

【目的与原理】

骨髓微循环是骨髓完成造血功能、输送血细胞不可缺少的条件。观察骨髓微循环可判断骨髓造血功能及其在外源化学物影响下的变化情况。骨髓微循环活体观察方法较常用的是刮薄骨皮质。

【器材与试剂】

1. 手术刀、手术剪、无齿镊、小型弯止血钳、光学显微镜、干净纱布。

2. 2% 戊巴比妥钠麻醉剂。

3. 小鼠或兔数只。

【操作步骤】

1. 动物麻醉　使用 2% 戊巴比妥钠将实验动物麻醉。

2. 薄骨皮质制备　暴露尺骨（小鼠）或腓骨（兔），然后将尺骨或腓骨的两侧用小刀片细心刮薄，直到剩下很薄的一层骨皮质及骨内膜。

3. 镜下观察　将薄骨皮质置于有透射光的显微镜下，用低倍镜进行观察。

4. 结果记录　以骨髓静脉窦形态、静脉窦数量、血管直径及血液流速等表示结果。

【结果分析与评价】

不同外源化学物对骨髓微循环影响不同，将处理组骨髓微循环结果与对照组比较，即可判断外源化学物对骨髓微循环的损伤程度。

六、思　考　题

1. 进行短期的外源化学物体内血液毒性试验研究，在反映对红系细胞的造血抑制或溶血方面，红细胞计数和网织红细胞计数哪一个指标更灵敏？为什么？

2. 如何检测和评价外源化学物的血液毒性？

（王　莹　范广勤）

实验十六　皮肤毒性研究与实验技术

一、教学目的与意义

1. 进一步掌握外源化学物对皮肤毒性作用的类型，熟悉皮肤毒理学研究和评价方法。

2. 掌握几种常见的皮肤毒性试验的实验方法和技术。

3. 通过文献查阅、综合设计、试验方法的选择、试验结果的分析等，培养学生解决实际问题的能力。

二、背 景 资 料

皮肤毒理学是研究外源化学、物理和生物因素对皮肤或经皮肤吸收致局部和全身毒性作用与机制，以及中毒的诊断、治疗和预防的科学。皮肤是防御外来因素侵袭的第一道防线，但也最容易受到外来因素损伤，成为毒物的靶器官。环境中的外来因素包括化学物（如环境污染物、工业毒物和粉尘、药物、农药、食品添加剂、化妆品、生活洗涤用品）、物理性因素（机械性刺激、日光、过分干燥、电离与非电离辐射和环境温度等）与生物性因素（真菌、花粉、动物皮毛等）都可作用于皮肤。一旦有害作用超出皮肤的防护能力，就会导致各种各样的皮肤损伤或全身中毒，引起接触性皮炎、光毒性作用、痤疮、色素异常、肉芽肿、荨麻疹、中毒性表皮溶解坏死、皮肤肿瘤等。

为及时掌握外源化学物对皮肤的毒性作用，防止皮肤毒害作用的发生，我国在对主要外源化学物的安全性评价中，均将对皮肤的毒性试验列入安全性评价的试验中。例如，《化学品毒性鉴定管理规范》（国卫疾控发〔2015〕69 号）、《化学品毒性鉴定技术规范》（卫监督发〔2005〕272 号）中第一阶段试验和《化学品毒理学评价程序和试验方法》（GBZ/T240—2011）中第 5～7 部分，《农药安全性毒理学评价程序》（1991 年 6 月）、《农药登记毒理学试验方法》（GB 15670—1995）、《消毒技术规范》（2008 版）第一阶段试验均包括了急性眼刺激性/腐蚀性试验、急性皮肤刺激性/腐蚀性试验、皮肤变态反应（致敏）试验。《消毒技术规范》（2008版）中还包涵了阴道黏膜刺激试验。

化妆品是日常生活中接触最多的化学物质之一。化妆品是指以涂擦、喷洒或者其他类似方法，施用于人体表面（皮肤、毛发、指甲、口唇等）、牙齿和口腔黏膜，以清洁、保护、美化、修饰及保持其处于良好状态为目的的产品。随着经济社会和化妆品产业的快速发展，化妆品消费需求迅速增长，新原料、新技术层出不穷，而由于化妆品使用不当而引起的皮肤损伤中毒事件也越来越多。2015 年，为了满足我国化妆品监管实际的需要，结合行业发展和科学认识的提高，国家食品药品监督管理总局组织完成了对原卫生部印发的《化妆品卫生规范》（2007 版）的修订工作，编制了《化妆品安全技术规范》（2015 年版）（以下简称《规范》），自 2016 年12 月 1 日起施行。《规范》中第六章为毒理学试验方法，收载了 16 个方法，规定了化妆品原料及其产品安全性评价的毒理学检测要求。化妆品的新原料，一般需进行下列毒理学试验：①急性经口和急性经皮毒性试验；②皮肤和急性眼刺激性/腐蚀性试验；③皮肤变态反应试验；④皮肤光毒性和光敏感试验（原料具有紫外线吸收特性需做该项试验）；⑤致突变试验（至少应包括一项基因突变试验和一项染色体畸变试验）；⑥亚慢性经口和经皮毒性试验；⑦致畸试验；⑧慢性毒性/致癌性结合试验；⑨毒物代谢及动力学试验；⑩根据原料的特性和用途，还可考虑其他必要的试验。如果该新原料与已用于化妆品的原料化学结构及特性相似，则可考虑减少某些试验。关于化妆品产品的检测，规范中规定，在一般情况下，新开发的化妆品产品在投放市场前，应根据产品的用途和类别进行相应的试验，以评价其安全性。由于化妆品种类繁多，在选择试验检测项目时一般根据被测化妆品的实际情况确定。每天使用的化妆品需进行多次皮肤刺激性试验；进行多次皮肤刺激性试验者不再进行急性皮肤刺激性试验；间隔数日使用的和用后冲洗的化妆品进行急性皮肤刺激性试验；与眼接触可能性小的产品不需进行急性眼刺激性试验。《规范》第七章为人体安全性检验方法，包括人体皮肤斑贴试验和人体试用试验安全性评价。基本原则包括：化妆品人体检验应符合国际《赫尔辛基宣言》的基本原则，要求受试者签署知情同意书并采取必要的医学防护措施，最大程度地保护受试者的利益；选择适当的受试人群，并具有一定例数；化妆品人体检验之前应先完成必要的毒理学检验并出具书面证明，毒理学试验不合格的样品不再进行人体检验；化妆品人体斑贴试验适用于检验防晒类、祛斑类、除臭类及其他需要类似检验的化妆品；化妆品人体试用试验适用于检验健美类、美乳类、育发类、脱毛类、驻留类产品卫生安全性检验结果 pH≤3.5 或企业标准中设定 pH≤3.5 的产品及其他需要类似检验的化妆品。人体斑贴试验包括皮肤封闭型斑贴试验及皮肤重复性开放型涂抹试验，一般情况下采用皮肤封闭型斑贴试验，祛斑类化妆品和粉状（如粉饼、粉底等）防晒类化妆品进行人体皮肤斑贴试验出现刺激性结果或结果难以判断时，应当增加皮肤重复性开放型涂抹试验。

三、案例与问题

（一）案例

海娜（henna）学名散沫花，俗称指甲花。海娜粉是散沫花干燥叶子粉末。海娜粉在印度、埃及等国家和我国的维吾尔族用于文身、彩绘及染发、染指甲等已有数千年历史。海娜粉染发原理是散沫花的植物色素，在 60℃以上高温和 100%以上相对湿度的条件下，慢慢地从基粉中游离出来（尤其在酸性环境的条件下，更能加速它的游离速度），与头发中的角质蛋白（主要成分是氨基酸）结合生成一种新的呈色物质，这种呈色物质遇空气后颜色会明显加深，在日光下根据发质和底色的不同头发形成红棕、褐色、咖啡等颜色。因此当海娜粉染发剂打着"绿色纯天然植物萃取，安全无刺激，甚至可以食用"的口号横空出世时，立即受到了消费者青睐。但也有不少消费者反映使用之后，头皮出现红肿、瘙痒等症状。那么，海娜粉染发剂是否真的"天然无害"呢？

关于海娜粉的安全性主要争论焦点为其中含有的着色成分 2-羟基-1,4-萘醌（指甲花醌）有明确的致突变性，但在花的不同部位指甲花醌含量不一，因此海娜的致突变性还有待研究。欧盟消费品科学委员会（SCCP）对行业提交的海娜 Henna（*Lawsonia Inermis*，C169）的相关资料进行评估时，由于资料中缺乏该原料的规格及基因毒理学数据，未对其安全性做出结论，即目前认为尚不足以评估该物质是否可作为染发剂安全使用。美国食品药品监督管理局（FDA）有毒植物数据库资料显示，海娜可能会引起变态反应性接触性皮炎，故 FDA 仅允许海娜在染发剂中使用。我国卫生部卫监督函 [2007] 204 号"卫生部关于指甲花不能作为染发剂成分使用的批复"规定，指甲花不得作为染发剂成分使用。到目前为止，实际上海娜花在我国化妆品中是禁止使用的。然而海娜花是否有害一直处于争论之中，一些网店上还在热销海娜花及其相关产品。鉴于此，急需对海娜花作为染发剂的一种新的原料进行安全性评价。

（二）问题

1. 为什么海娜花染发剂会引起争议？争议的焦点是什么？
2. 海娜粉作为染发剂是否必须进行安全性评价？应该从哪些方面进行安全性评价？

四、课题设计与实验指导

课题名称：海娜粉皮肤毒理学安全性评价

（一）受试物一般资料的了解

市场销售的某品牌海娜粉是一种灰绿色粉末，为海娜花干燥叶子磨粉而成，作为化妆品中的一种天然色素来使用，主要用于染发。其最主要的活性成分是指甲花醌（lawsone），为黄色色素，其结构中含有酚性羟基，能溶于碱性水溶液，着色性较强，叶子、果皮和种子中含量分别为 0.55%～0.95%、0.25% 和 0.03%。其染发程序是先用热水（70℃左右，有些加入红茶和咖啡可以更好地辅助上色）调和成糊状（有些待温度稍冷后加鸡蛋清、橄榄油、蜂蜜、食盐），放置 30 分钟以上，用刷子将糊状物均匀刷在头发上，停留 2～4 小时（或用电热帽包头加热 25～30 分钟，停留 1 小时），根据要求颜色深浅可延长停留时间至 6 小时甚至过夜。温水冲洗吹干。前期毒理学研究结果显示，海娜粉 SD 大鼠、小鼠急性经口 LD_{50} >2000 mg/kg；对 Wistar 孕鼠的急性经口 LD_{50} 为 894 mg/kg。

（二）试验项目的选择

按照《化妆品安全技术规范》（2015 年版），化妆品新原料应提供以下皮肤毒理学试验数据，来了解受试样品对皮肤、黏膜的刺激性及致敏性，包括皮肤刺激性/腐蚀性试验，急性眼刺激性/腐蚀性试验，皮肤变态反应试验和皮肤光毒性试验。由于尚没有资料显示海娜粉具有紫外线吸收特性，所以暂不要求进行皮肤光毒性试验。

（三）皮肤毒理学试验设计

1. 皮肤刺激性/腐蚀性试验

（1）动物选择：多种哺乳动物均可被选为实验动物，首选白色家兔。应使用成年、健康、皮肤无损伤的动物，雌性和雄性均可，但雌性动物应是未孕和未曾产仔的。实验动物至少要用 4 只。实验动物应单笼饲养，试验前动物要在实验动物房环境中至少适应 3 天时间。

（2）受试物处理：受试物为细粉状，根据人实际使用方法，用热水调和成糊状，以保证受试物与皮肤有良好的接触。

（3）试验基本原则：将受试物一次涂敷于受试动物的皮肤上（海娜粉属于用后冲洗的化妆品，故采用 2 小时敷用试验），于清除受试物后的 1 小时、24 小时、48 小时和 72 小时，观察动物皮肤局部刺激作用的程度并进行评分。采用自身对照，以评价受试物对皮肤的刺激作用。急性皮肤刺激性试验观察期限应足以评价该作用的可逆性或不可逆性（一般不超过 14 天）。动物如果在试验的任何阶段出现严重抑郁、痛苦的表现，则应当给予人道地处死。根据皮肤刺激反应评定标准和指标的最高分值判断受试物的皮肤刺激作用的有无或刺激的强弱。

2. 急性眼刺激性/腐蚀性试验

（1）动物选择：首选健康成年白色家兔，至少 3 只，试验前动物要在实验动物房环境中至少适应 3 天时间。在试验开始前 24 小时内要对试验动物的两只眼睛进行检查（包括使用荧光素钠检查）。有眼睛刺激症状、角膜缺陷和结膜损伤的动物不能用于试验。急性眼刺激性/腐蚀性试验可与皮肤刺激性/腐蚀性试验用同一批动物同时进行试验。

（2）受试物处理：同上，染毒量 100 mg。

（3）试验基本原则：受试物以一次剂量涂入每只实验动物的一侧眼睛结膜囊内，以未作处理的另一侧眼睛作为自身对照。使上、下眼睑被动闭合1秒，至4秒时用足量、流速较快但又不会引起动物眼损伤的水流冲洗30秒。在涂入受试物后1小时、24小时、48小时、72小时、第4天、第7天对动物眼睛进行检查。如果72小时未出现刺激反应，即可终止试验。观察对动物眼睛的刺激和腐蚀作用程度并评分，以此评价受试物对眼睛的刺激作用。观察期限应能足以评价刺激效应的可逆性或不可逆性（如果7天内不恢复，继续观察，一般不超过21天）。动物如果在试验的任何阶段出现严重抑郁、痛苦的表现，应当给予人道地处死，依据试验情况对受试物进行适当评价。动物出现角膜穿孔、角膜溃疡、角膜4分超过48小时、缺乏光反射超过72小时、结膜溃疡、坏疽、腐烂等情况，通常为不可逆损伤的症状，也应当给予人道地处死。

化妆品原料以给受试物后动物角膜、虹膜或结膜各自在24小时、48小时和72小时观察时点的刺激反应积分的均值和恢复时间评价。化妆品产品以给受试物后动物角膜、虹膜或结膜各自在24小时、48小时或72小时观察时点的刺激反应的最高积分均值和恢复时间评价。

3. 皮肤变态反应试验

（1）动物选择：一般选用健康、成年雄性或雌性豚鼠，雌性动物应选用未孕或未曾产仔的。将动物随机分为受试物组和对照组。局部封闭涂皮试验试验组至少20只，对照组至少10只。豚鼠最大值试验试验组至少用10只，对照组至少5只。如果试验结果难以确定受试物的致敏性，应增加动物数，试验组20只，对照组10只。试验前动物要在实验动物房环境中至少适应3～5天时间。按所选用的试验方法，选择适当部位给动物去毛，避免损伤皮肤。

（2）受试物处理：同皮肤刺激性/腐蚀性试验。

（3）试验基本原则：实验动物通过多次皮肤涂抹（诱导接触）或皮内注射受试物10～14天（诱导阶段）后，给予激发剂量的受试物，观察实验动物并与对照动物比较对激发接触受试物的皮肤反应强度。阳性物一般采用2,4-二硝基氯代苯、肉桂醛、2-巯基苯并噻唑或对氨基苯酸乙酯。诱导接触受试物浓度为能引起皮肤轻度刺激反应的最高浓度，激发接触受试物浓度为不能引起皮肤刺激反应的最高浓度。试验浓度水平可以通过少量动物（2～3只）的预试验获得。激发接触后24小时、48小时、72小时观察皮肤反应，按变态反应试验皮肤反应评分表评分，按致敏率判断致敏强度。

（四）毒性评价报告的撰写

评价报告至少应包括以下内容：

1. 试验名称、试验单位名称、联系方式和报告编号。

2. 试验委托单位名称和联系方式、样品受理日期和封样情况。

3. 试验开始和结束日期、试验项目负责人、试验单位技术负责人、签发日期。

4. 试验摘要。

5. 受试物和对照品名称、纯度（或含量）、剂型、生产日期（批号）、外观性状、配置所用溶剂和方法。

6. 实验动物种属、品系、级别、数量、体重、性别、来源、检疫、适应情况，实验动物饲养环境，包括温度、相对湿度、饲料、单笼饲养或群饲、实验动物设施使用许可证号。

7. 剂量和组别，包括选择剂量的依据、剂量和组别、动物分组方式和每组每种性别动物数。

8. 试验条件和方法，包括主要仪器设备、染毒途径、染毒方案、试验周期、观察指标等。

9. 试验结果以文字描述和表格逐项进行汇总。

10. 试验给出明确结论，必要时对有关问题进行讨论。

（五）结果评价

急性皮肤刺激试验、急性眼刺激性试验和皮肤变态反应试验结果从动物外推到人的可靠性很有限。在许多情况下，白色家兔和豚鼠对有刺激性或腐蚀性的物质较人类敏感。引起豚鼠强烈反应的物质在人群中也可能引起一定程度的变态反应，而引起豚鼠较弱反应的物质在人群中也许不能引起变态反应。这些结果只能在很有限的范围内外推到人类。若用其他品系动物进行试验时也得到类似结果，则会增加从动物外推到人的可靠性。

由于人群受到诸多因素如化学物的使用浓度、接触频数、持续时间及接触时原皮肤的健康状况等的影响，试验所得阳性结果应结合人群斑贴试验和流行病学调查进行综合性分析和评价。

五、皮肤毒性试验主要方法与技术

（一）皮肤刺激性/腐蚀性试验

【目的与原理】

皮肤刺激性/腐蚀性试验（dermal irritation/corrosion test）适用于检测和评价化学物对哺乳动物皮肤局部是否有刺激作用或腐蚀作用及其程度。皮肤刺激性（dermal irritation）是指皮肤涂敷受试物后局部产生的可逆性炎性变化。皮肤腐蚀性（dermal corrosion）是指皮肤涂敷受试物后局部引起的不可逆性组织损伤。

【动物与试剂】

1. 受试物 液体受试物一般不需稀释，可直接使用原液。若受试物为固体，应将其研磨成细粉状（受试样品为不溶性或难溶固体或颗粒状，受试样品需经研磨粉碎，过 100 目筛），并用水或其他无刺激性溶剂充分湿润，如凡士林、阿拉伯树胶、乙醇和水、羧甲基纤维素、聚乙二醇、甘油、植物油和矿物油等按一定比例调制，以保证受试物与皮肤有良好的接触。使用其他溶剂，应考虑到该溶剂对受试物皮肤刺激性的影响，使用的介质既不能改变受试样品的吸收、分布、代谢、蓄积或化学性质，也不能增强、减弱或改变它的毒性特征。需稀释后使用的产品，先进行产品原型的皮肤刺激性/腐蚀性试验，如果试验结果显示中度以上的刺激性，可按使用浓度为受试物再进行皮肤刺激性/腐蚀性试验。

受试物为强酸或强碱（pH≤2 或≥11.5），可以不再进行皮肤刺激试验。此外，若已知受试物有很强的经皮吸收毒性，经皮 LD$_{50}$ 小于 200 mg/kg 体重或在急性经皮毒性试验中受试物剂量为 2000 mg/kg 体重仍未出现皮肤刺激性作用，也无需进行急性皮肤刺激性试验。在充分并公认的体外试验结果中确定可能产生腐蚀或刺激作用的物质不必进行本试验；如果从受试样品的结构-活性关系可以预见潜在的腐蚀毒性，则不必做本试验。

2. 实验动物和饲养环境 多种哺乳动物可被选为实验动物。首选健康成年皮肤无损伤白色家兔，其次为白色豚鼠。雌雄性均可，但雌性动物应是未孕和未曾产仔的。实验动物至少需要用 4 只，如要澄清某些可疑的反应则需增加实验动物数。实验动物应单笼饲养，试验前动物要在试验环境中至少适应 3 天。实验动物和动物实验室应符合国家相应规定。选用常规饲料，饮水不限制。动物如果在试验的任何阶段出现严重抑郁、痛苦的表现，则应当给予人道地处死。

3. 剂量设计 受试样品 0.5 ml（g）均匀涂布于受试部位。如受试样品难以获得，或易产生全身毒性等原因，用量可适当减少。但为了试验的一致性，涂布面积应力求相等。

【试验步骤】

1. 急性皮肤刺激性/腐蚀性试验

（1）试验前约 24 小时，将实验动物背部脊柱两侧毛剪掉，不可损伤表皮，去毛范围左、右各约 3 cm×3 cm。选择皮肤健康完整无损的动物进行试验。不应在长有浓密岛状毛的部位进行受试样品试验。

（2）取受试物约 0.5 ml（g）直接涂在皮肤上，然后用两层纱布（2.5 cm×2.5 cm）和一层玻璃纸或类似物覆盖，再用无刺激性胶布和绷带加以固定。另一侧皮肤作为对照。采用封闭试验，敷用时间为 4 小时。对化妆品产品而言，可根据人的实际使用和产品类型，延长或缩短敷用时间。对用后冲洗的化妆品产品，仅采用 2 小时敷用试验。试验结束后用温水或无刺激性溶剂清除残留受试物。

如怀疑受试物可能引起严重刺激或腐蚀作用，可采取分段试验，将三个涂布受试物的纱布块同时或先后敷贴在一只家兔背部脱毛区皮肤上，分别于涂敷后 3 分钟、60 分钟和 4 小时取下一块纱布，皮肤涂敷部位在任一时间点出现腐蚀作用，即可停止试验。

（3）于清除受试物后的 1 小时、24 小时、48 小时和 72 小时观察涂抹部位皮肤反应，按表 16-1 进行皮肤反应评分，以受试动物积分的平均值进行综合评价，根据 24 小时、48 小时和 72 小时各观察时点最高积分均值，按表 16-2 判定皮肤刺激强度。

表 16-1　皮肤刺激反应评分

皮肤反应	积分
红斑和焦痂形成	
无红斑	0
轻微红斑（勉强可见）	1
明显红斑	2
中度程度到重度程度红斑	3
严重红斑（紫红色）至焦痂形成	4
水肿形成	
无水肿	0
轻微水肿（勉强可见）	1
轻度水肿（皮肤隆起轮廓清楚）	2
中度水肿（皮肤隆起约 1mm）	3
重度水肿（皮肤隆起超过 1mm，超出染毒部位）	4
最高积分	8

（4）观察时间的确定应足以观察到可逆或不可逆刺激作用的全过程，一般不超过 14 天。

2. 多次皮肤刺激性试验步骤

（1）试验前将实验动物背部脊柱两侧被毛剪掉，去毛范围各为 3cm×3cm，涂抹面积 2.5 cm×2.5 cm。

（2）取受试物约 0.5 ml（g）涂抹在一侧皮肤上，当受试物使用无刺激性溶剂配制时，另一侧涂溶剂作为对照，每天涂抹 1 次，连续涂抹 14 天。从第二天开始，每次涂抹前应剪毛，用水或无刺激性溶剂清除残留受试物。1 小时后观察结果，按表 16-1 评分，对照区和试验区同样处理。

（3）结果评价：按下列公式计算每天每只动物平均积分，以表 16-2 判定皮肤刺激强度。每天每只动物平均积分=（红斑和水肿积分总和/受试动物数）/14。

表 16-2　皮肤刺激强度分级标准

积分均值	刺激强度
0～	无刺激性
0.5～	轻刺激性
2.0～	中刺激性
6.0～	强刺激性

注：积分均值指观察时点的最高积分均值

【结果分析与评价】

皮肤刺激评价除根据表 16-2 的评分外，还应结合刺激作用的性质、恢复程度等进行化学品刺激作用的综合评价。单独的积分值不能作为受试样品的刺激性质的最后评判，可以作为参考值。

急性皮肤刺激试验结果从动物外推到人的可靠性很有限。白色家兔在大多数情况下对有刺激性或腐蚀性的物质较人类敏感。若用其他品系动物进行试验时也得到类似结果，则会增加从动物外推到人的可靠性。试验中使用封闭式接触是一种超常的实验室条件下的试验，在人类实际使用化妆品过程中很少存在这种接触方式。

（二）急性眼刺激性/腐蚀性试验

【目的与原理】

急性眼刺激性/腐蚀性试验（acute eye irritation/corrosion test）确定和评价化学物对哺乳动物的眼睛是否有刺激作用或腐蚀作用及其程度。眼睛刺激性（eye irritation）是指眼球表面接触受试物后所产生的可逆性炎性变化。眼睛腐蚀性（eye corrosion）是指眼球表面接触受试物后引起的不可逆性组织损伤。

【动物与试剂】

1. 受试物 液体受试物一般不需稀释，可直接使用原液，染毒量为 0.1 ml。若受试物为固体或颗粒状，应将其研磨成细粉状，染毒量应为体积 0.1 ml 或重量不大于 100 mg。受试物为强酸或强碱（pH≤2 或≥11.5），或已证实对皮肤有腐蚀性或强刺激性时，可以不再进行眼刺激性试验。气溶胶产品需喷至容器中，收集其液体再使用。

2. 实验动物和饲养环境 首选健康成年白色家兔，至少 3 只，试验前动物要在实验动物房环境中至少适应 3 天时间。在试验开始前的 24 小时内要对试验动物的两只眼睛进行检查（包括使用荧光素钠检查）。有眼睛刺激症状、角膜缺陷和结膜损伤的动物不能用于试验。实验动物及实验动物房应符合国家相应规定。选用标准配料饲料，饮水不限制。动物如果在试验的任何阶段出现严重抑郁、痛苦的表现，应当给予人道地处死，依据试验情况对受试物进行适当评价。动物出现角膜穿孔、角膜溃疡超过 48 小时、缺乏光反射超过 72 小时、结膜溃疡、坏疽、腐烂等情况，通常为不可逆损伤的症状，也应当给予人道地处死。

【试验步骤】

1. 轻轻拉开家兔一侧眼睛的下眼睑，将受试物 0.1 ml（100 mg）滴入（或涂入）结膜囊中，使上、下眼睑被动闭合 1 秒，以防止受试物丢失。另一侧眼睛不处理作自身对照。滴入受试物后 24 小时内不冲洗眼睛。若认为必要，在 24 小时时可进行冲洗。

2. 若上述试验结果显示受试物有刺激性，需另选用 3 只家兔进行冲洗效果试验，即给家兔眼滴入受试物后 30 秒，用足量、流速较快但又不会引起动物眼损伤的水流冲洗至少 30 秒。

3. 在滴入受试物后 1 小时、24 小时、48 小时、72 小时及第 4 天和第 7 天对动物眼睛进行检查。如果 72 小时未出现刺激反应，即可终止试验。如果发现累及角膜或有其他眼刺激作用，7 天内不恢复者，为确定该损害的可逆性或不可逆性需延长观察时间，一般不超过 21 天，并提供 7 天、14 天和 21 天的观察报告。除了对角膜、虹膜、结膜进行观察外，其他损害效应均应当记录并报告。在每次检查中均应按表 16-3 眼损害的评分标准记录眼刺激反应的积分。

可使用放大镜、手持裂隙灯、生物显微镜或其他适用的仪器设备进行眼刺激反应检查。在 24 小时观察和记录结束之后，对所有动物的眼睛应用荧光素钠做进一步检查。

4. 对用后冲洗的产品（如洗面奶、发用品、育发冲洗类）只做 30 秒冲洗试验，即滴入受试物后，眼闭合 1 秒，至第 30 秒时用足量、流速较快但又不会引起动物眼损伤的水流冲洗 30 秒，然后按步骤 3 进行检查和评分。对染发剂类产品，只做 4 秒冲洗试验，即滴入受试物后，眼闭合 1 秒，至第 4 秒时用足量、流速较快但又不会引起动物眼损伤的水流冲洗 30 秒，然后按步骤 3 进行检查和评分。

5. 化学物按表 16-4 眼刺激强度评价标准推断受试物对眼的刺激强度。化妆品原料以给受试物后动物角膜、虹膜或结膜各自在 24 小时、48 小时和 72 小时观察时点的刺激反应积分的均值和恢复时间评价。化妆品产品以给受试物后动物角膜、虹膜或结膜各自在 24 小时、48 小时或 72 小时观察时点的刺激反应的最高积分均值和恢复时间评价，按表 16-5 眼刺激反应分级判定受试物对眼的刺激强度。

表 16-3　眼损害的评分标准

眼损害	分值
角膜：	
O 浑浊（以最致密部位为准）	
无浑浊	**0**
散在或弥漫性浑浊，虹膜清晰可见	**1**
半透明区易分辨，虹膜模糊不清	**2**
出现灰白色半透明区，虹膜细节不清，瞳孔大小勉强可见	**3**
角膜浑浊，虹膜无法辨认	**4**
A 受损范围（出现任何浑浊的总面积）	
<1/4	**1**
1/4～1/2	**2**
1/2～3/4	**3**
3/4～1	**4**
角膜损伤加权积分=*O*×*A*×5　最高积分为 80	
虹膜：	
I 损伤	
正常	**0**
皱褶明显加深，充血、肿胀、角膜周围有中度充血，瞳孔对光仍有反应	**1**
出血、肉眼可见破坏，对光无反应（或出现其中之一反应）	**2**
虹膜损伤加权积分=*I*×5　最高积分为 20	
角膜：	
R 充血（指睑结膜、球结膜部位）	
血管正常	**0**
弥漫性充血呈紫红色	
血管充血呈鲜红色	**1**
血管充血呈深红色，血管不易分辨	**2**
弥漫性充血呈紫红色	**3**
S 水肿	
无	**0**
轻微水肿伴部分眼睑外翻（包括瞬膜）	**1**
明显水肿，伴有部分眼睑外翻	**2**
水肿至眼睑近半闭合	**3**

续表

眼损害	分值
水肿至眼睑大半闭合	4
D 分泌物	
无	0
少量分泌物（不包括动物内眦少量分泌物）	1
分泌物使眼睑和睫毛潮湿或黏着	2
分泌物使整个眼区潮湿或黏着	3

结膜损伤加权积分=（*R*+*S*+*D*）×2　最高积分为 20

角膜、虹膜和结膜反应累加最高积分为 110

表 16-4　化学品眼刺激强度评价标准

染毒后 4 天内 最高总积分平均值	刺激反应持续时间 （总积分平均值）	刺激强度
0～	第 1 天≥0	无刺激性
2.5～	第 2 天≥0	轻刺激性
15～	第 4 天=0	无刺激性
	第 4 天>0	中度刺激性
25～	第 7 天≤20，半数以上动物第 7 天≤10	中度刺激性
	第 7 天≤20，半数以上动物第 7 天>10，但是无任何一只动物 7 天>30	中度刺激性
	第 7 天≤20，半数以上动物第 7 天>10，而且有一只动物 7 天>30	重度刺激性
	第 7 天>20	重度刺激性
50～		重度刺激性

表 16-5　化妆品眼刺激性反应分级

原料	可逆眼损伤	2A 级（轻刺激性）	
		2/3 动物的刺激反应积分均值：角膜浑浊≥1；虹膜≥1；结膜充血≥2；结膜水肿≥2 和上述刺激反应积分在≤7 天完全恢复	
		2B 级（刺激性）	
		2/3 动物的刺激反应积分均值：角膜浑浊≥1；虹膜≥1；结膜充血≥2；结膜水肿≥2 和上述刺激反应积分在<21 天完全恢复	
	不可逆眼损伤	任 1 只动物的角膜、虹膜和（或）结膜刺激反应积分在 21 天的观察期间没有完全恢复；	
		2/3 动物的刺激反应积分均值：角膜浑浊≥3 和（或）虹膜>1.5	
		注：当角膜、虹膜、结膜积分为 0 时，可判为无刺激性，界于无刺激性和轻刺激性之间的为微刺激性	
产品	可逆眼损伤	微刺激性	动物的角膜、虹膜积分=0；结膜充血和（或）结膜水肿积分≤2，且积分在<7 天内降至 0
		轻刺激性	动物的角膜、虹膜、结膜积分在≤7 天降至 0
		刺激性	动物的角膜、虹膜、结膜积分在 8～21 天内降至 0
	不可逆眼损伤	腐蚀性	动物的角膜、虹膜和（或）结膜积分在第 21 天时>0
			2/3 动物的眼刺激反应积分：角膜浑浊≥3 和（或）虹膜=2
			注：当角膜、虹膜、结膜积分为 0 时，可判为无刺激性

注：当角膜，虹膜，结膜积分为 0 时，可判为无刺激性

【结果评价与分析】

急性眼刺激性试验结果从动物外推到人的可靠性很有限。白色家兔在大多数情况下对有刺

激性或腐蚀性的物质较人类敏感。若用其他品系动物进行试验时也得到类似结果，则会增加从动物外推到人的可靠性。

（三）皮肤变态反应试验

【目的与原理】

皮肤变态反应试验又称皮肤致敏试验，确定重复接触化妆品及其原料对哺乳动物是否可引起变态反应及其程度。皮肤变态反应（过敏性接触性皮炎，skin sensitization，allergic contact dermatitis）是皮肤对一种物质产生的免疫源性皮肤反应。致敏原是一些小分子的化学物质（半抗原），这些物质与皮肤长期反复接触，能通过与表皮细胞角蛋白或胶质结合，形成完全抗原。抗原提呈细胞（antigen presenting cell，APC），表皮中主要是朗格汉斯细胞摄取抗原并进入淋巴结，使T细胞致敏。致敏T细胞由淋巴循环进入血流，并分布于全身皮肤。当与同一致敏原再次接触时，即可引起变态性接触性皮炎，属Ⅳ型（即延迟型）变态反应。一般是24小时后发生皮炎，48~96小时达高峰，在人类的反应可能是瘙痒、红斑、丘疹、小水疱或大水疱，动物仅见皮肤红斑和水肿。诱导接触（induction exposure）指机体通过接触受试物而诱导出过敏状态的试验性暴露。诱导阶段（induction period）指机体通过接触受试物而诱导出过敏状态所需的时间，一般至少1周。激发接触（challenge exposure）机体接受诱导暴露后，再次接触受试物的试验性暴露，以确定皮肤是否会出现过敏反应。

【动物与剂量】

1. 实验动物和饲养环境　首选健康、成年的白色豚鼠，体重250~300 g。如选择其他种属，试验者需提供选择的依据。雄雌均可，雌性动物应选用未孕或未曾产仔的。实验动物及实验动物室应符合国家相应规定。动物自由饮食和饮水。需提供富含维生素C的食物。

2. 动物试验前准备　试验前动物要在实验动物房中至少适应3~5天。将动物随机分为受试物组和对照组，按所选用的试验方法，选择适当部位给动物备皮（去毛），避免损伤皮肤。试验开始和结束时应记录动物体重。

3. 记录　无论在诱导阶段或激发阶段均应对动物进行全面观察包括全身反应和局部反应，并作完整记录。

4. 试验方法可靠性的检查　使用已知的能引起轻度/中度致敏的阳性物每隔半年检查一次。局部封闭涂皮法至少有30%动物出现皮肤过敏反应；皮内注射法至少有60%动物出现皮肤过敏反应。阳性物一般采用己苯乙烯醛（hexylcinnamaldehyde，己基肉桂醛）、巯基苯并噻唑（2-mercaptobenzothiazole）、对氨基苯甲酸乙酯（ethyl-4-aminobenzoate）、二硝基氯苯（2, 4-dinitrochlorobenzene）或DER 331环氧树脂（DER 331 epoxy resins）。

5. 剂量设计　试验剂量水平可以通过少量动物（2~3只）的预试验获得。诱导剂量为能足以引起皮肤轻度刺激反应的浓度，激发剂量为不能引起皮肤刺激作用的最高剂量。水溶性受试物可用水或无刺激性表面活性剂作为介质，其他受试物可用80%乙醇（诱导接触）或丙酮（激发接触）作为介质。在试验中设阴性对照组，在诱导接触时该组仅涂以溶剂作为对照，在激发接触时该组涂以受试样品。对照组动物应与受试样品组动物为同一批。在实验室开展致敏反应试验初期、或使用新的动物种属或品系时，需同时设阳性对照组。

【试验步骤】

1. 局部封闭涂皮试验（buehler test，BT）

（1）动物数：试验组至少20只，对照组至少10只。

（2）试验前约24小时，将豚鼠背部左侧去毛，去毛范围为4~6 cm²。

（3）诱导接触：将新配制的受试物 0.2～0.4 ml（g）（最小刺激浓度）涂在实验动物去毛区皮肤上，以 2 层纱布和 1 层玻璃纸覆盖，再用无刺激胶布封闭固定 6 小时。第 7 天和第 14 天以同样方法重复一次。

（4）激发接触：末次诱导后 14～28 天，将约 0.2 ml 的受试物涂于豚鼠背部右侧 2 cm×2 cm 去毛区（接触前 24 小时脱毛），然后用 2 层纱布和 1 层玻璃纸覆盖，再用无刺激胶布固定 6 小时，移去敷贴物，用水或无刺激性溶剂清除残留受试物。

（5）结果观察：激发接触后 24 小时和 48 小时，用盲法观察试验组合对照皮肤反应，按表 16-6 评分。

（6）结果评价：当受试物组动物出现皮肤反应积分≥2 时，判为该动物出现皮肤致敏反应阳性，并计算致敏率，按表 16-7 判定受试物的致敏强度。如激发接触所得结果仍不能确定，应于第一次激发后 1 周，给予第二次激发，对照组做同步处理，或按表 16-6 的方法进行评价。

2. 豚鼠最大值试验（guinea pig maximinatim test，GPMT） 采用完全福氏佐剂（Freund complete adjvant，FCA）皮内注射方法检测致敏的可能性。

（1）动物数：试验组至少用 10 只，对照组至少 5 只。如果试验结果难以确定受试物的致敏性，应增加动物数，试验组 20 只，对照组 10 只。

表 16-6 皮肤致敏反应试验评分标准

皮肤反应	评分
红斑和焦痂形成	
无红斑	0
轻微红斑（勉强可见）	1
明显红斑（散在或小块红斑）	2
中度～重度红斑	3
严重红斑（紫红色）至轻微焦痂形成	4
水肿形成	
无水肿	0
轻微水肿（勉强可见）	1
中度水肿（皮肤隆起轮廓清楚）	2
重度水肿（皮肤隆起约 1mm 或超过 1mm）	3
最高积分	7

表 16-7 皮肤致敏反应试验分级标准

致敏率（%）	致敏强度
0～8	弱
9～28	轻
29～64	中
65～80	强
81～100	极强

注：当致敏率为 0 时，可判为未见皮肤变态反应

（2）诱导接触（第 0 天）：按如下步骤操作。

1）试物组：在颈背部去毛区（2 cm×4 cm）中线两侧划定三个对称点，每点皮内注射 0.1ml 下述溶液。

第 1 点：1∶1（*V/V*）FCA/水或生理盐水的混合物。

第 2 点：耐受浓度的受试物。

第 3 点：用 1∶1（*V/V*）FCA/水或生理盐水配制的受试物，浓度与第 2 点相同。

2）对照组：注射部位同受试物组。

第 1 点：1∶1（*V/V*）FCA/水或生理盐水的混合物。

第 2 点：未稀释的介质。

第 3 点：用 1·1（*V/V*）FCA/水或生理盐水配制的浓度为 50%（*W/V*）的介质。

（3）诱导接触（第 7 天）：将涂有 0.5 g（ml）受试物的 2 cm×4 cm 滤纸敷贴在上述再次去毛的注射部位，然后用 2 层纱布与 1 层玻璃纸覆盖，用无刺激胶布封闭固定 48 小时。对无皮肤刺激作用的受试物，可加强致敏，于第二次诱导接触前 24 小时在注射部位涂抹 10%十二烷基硫酸钠（SLS）0.5 ml。对照组仅用介质作诱导处理。

（4）激发接触（第 21 天）：将豚鼠躯干部去毛，用涂有 0.5 g（ml）受试物的 2 cm×2 cm 滤纸片敷贴在去毛区，然后用 2 层纱布与 1 层玻璃纸覆盖，用无刺激胶布封闭固定 24 小时。对照组动物做同样处理。如激发接触所得结果不能确定，可在第一次激发接触 1 周后进行第二次激发接触。对照组做同步处理。

（5）激发接触结束，除去涂有受试物的滤纸后 24 小时、48 小时和 72 小时，观察皮肤反应（如需要清除受试残留物可用水或选用不改变皮肤已有反应和不损伤皮肤的溶剂），按表 16-8 评分。

（6）结果评价：当受试物组动物皮肤反应积分≥1 时，应判为致敏反应阳性，按表 16-7 对受试物进行致敏强度分级。

表 16-8 皮肤致敏反应试验评分标准

皮肤反应	评分
未见皮肤反应	0
散在或小块红斑	1
中度红斑和融合红斑	2
中度红斑和水肿	3

【结果评价与分析】

试验结果应能得出受试物的致敏能力和强度。这些结果只能在很有限的范围内外推到人类。引起豚鼠强烈反应的物质在人群中也可能引起一定程度的致敏反应，而引起豚鼠较弱反应的物质在人群中也许不能引起致敏反应。

（四）小鼠耳肿胀试验（mouse ear swelling test，MEST）

【目的与原理】

化学物涂抹小鼠腹部皮肤后，经皮肤角质层转移至皮下，与皮肤蛋白结合成完全抗原，刺激 T 细胞增殖成致敏淋巴细胞。4～7 天后再将其涂抹于小鼠耳部皮肤，使局部产生迟发型超敏反应，于抗原攻击后 24～28 小时，测定耳部肿胀度，以反映迟发型皮肤超敏反应的强度。

【动物与试剂】

1. 试验动物　选用 6～8 周龄的小鼠（BALB/C、CF-1、SW、昆明种等）。试验前，用富含维生素 A 的饲料喂养 4 周。实验动物和饲养环境设施符合国家相关规定。

2. 试剂和材料　注射器、天平、胶布、打孔器。溶剂（赋型剂）可选用丙酮、丁酮、70%～95%乙醇溶液。阳性对照二硝基氟苯溶液（DNFB）。1%的 DNFB 溶液应新鲜配制（称取 DNFB 50 mg，置于清洁干燥的青霉素小瓶中，将预先配制好的 5 ml 丙酮麻油溶液倒入小瓶，盖好并用胶布密封，混匀后，用 250 μl 注射器通过瓶盖取用）。

3. 剂量和分组　取体重 18～22 g 小鼠 50 只，随机分为 5 组，每组 10 只，雌雄各半。分别设阴性对照组、阳性对照组及染毒组（低、中、高剂量组）。剂量范围选择最高剂量组可有轻微的皮肤刺激作用，最低剂量组对皮肤无任何刺激作用。阳性对照组用二硝基氟苯。

【试验步骤】

1. 实验前 24 小时，用电动剃须刀或脱毛剂将各组小鼠腹部去毛，范围 2 cm×2 cm。小心勿伤及皮肤。

2. 按组分别在每只小鼠腹部去毛处均匀涂布 100 μl 受试物、阳性物或赋型剂。每天涂抹 1 次，连续 2～3 天。

3. 于第 6 天在小鼠左耳双面均匀涂布 40 μl 受试物。右耳作为自身对照涂敷溶剂（赋型剂）。

4. 激发后 24～48 小时测定耳肿胀度。耳肿胀度的常用测量方法有两种，一是耳厚度差。乙醚轻度麻醉小鼠，使用微测量卡尺测定小鼠耳中部的厚度，计算左右耳厚度差；另一种方法是耳重量差。将小鼠颈椎脱臼处死，剪下双耳，耳尖对齐后，在相同部位用打孔器取下直径 8 mm 的耳片，用电子天平称重，计算左右耳重差。一般认为后一指标敏感、精确。耳肿胀度用耳厚度差或耳重差表示。

【结果分析与评价】

将受试物组、阳性组小鼠耳肿胀度与对照组比较，进行统计学分析。

（五）皮肤光毒性试验

【目的与原理】

皮肤光毒性试验（skin phototoxicity test）用来评价化学物引起皮肤光毒性的可能性。光毒性（phototoxicity）是指皮肤一次接触化学物质后，继而暴露于紫外线照射下所引发的一种皮肤毒性反应，或者全身应用化学物质后，暴露于紫外线照射下发生的类似反应。

【动物与材料】

1. 受试物　液体受试物一般不用稀释，可直接使用原液。若受试物为固体，应将其研磨成细粉状并用水或其他溶剂充分湿润，在使用溶剂时，应考虑到溶剂对受试动物皮肤刺激性的影响。阳性对照物选用 8-甲氧基补骨脂（8-methoxypsoralen，8-Mop）。

2. 实验动物和饲养条件　选用成年白色家兔或白色豚鼠，尽可能雌雄各半。选用 6 只动物进行正式试验。试验前动物要在实验动物室环境中至少适应 3～5 天。实验动物及实验动物室应符合国家相应规定。选用常规饲料，饮水不限制，需注意补充适量维生素 C。

3. 紫外线光源

（1）紫外线（ultraviolet，UV）光源：波长为 320～400 nm 的 ultraviolet A（UVA），如含有 ultraviolet B（UVB），其剂量不得超过 0.1 J/cm^2。

（2）强度的测定：用前需用辐射计量仪在实验动物背部照射区设 6 个点测定光强度（mW/cm²），以平均值计。

（3）照射时间的计算：照射剂量为 10 J/cm²，按下式计算照射时间。

$$照射时间（s）=\frac{照射剂量（10\,000mJ/cm^2）}{光强度[mJ/(cm^2 \cdot s)]}$$

注：$1\ mW/cm^2 = 1\ mJ/(cm^2 \cdot s)$

【试验步骤】

1 进行正式光毒试验前 18～24 小时，将动物脊柱两侧皮肤去毛，试验部位皮肤需完好，无损伤及异常。备 4 块去毛区（图 16-1），每块去毛面积约为 2 cm×2 cm。

2. 将动物固定，按表 16-9 所示，在动物 1 和动物 2 去毛区涂敷 0.2 ml（g）受试物。所用受试物浓度不能引起皮肤刺激反应（可通过预试验确定），30 分钟后，左侧（1 和 3 去毛区）用铝箔覆盖，胶带固定，右侧（2 和 4 去毛区）用 UVA 进行照射。

3. 结束后分别于 1 小时、24 小时、48 小时和 72 小时观察皮肤反应，根据皮肤刺激反应评分标准判定每只动物皮肤反应评分。

4. 为保证试验方法的可靠性，至少每半年用阳性对照物检查一次。即在去毛区 1 和 2 涂阳性对照物，方法同 2。

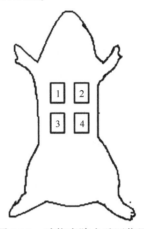

图 16-1　动物皮肤去毛区位置示意图

【结果分析与评价】

单纯涂受试物而未经照射区域未出现皮肤反应，而涂受试物后经照射的区域出现皮肤反应分值之和为 2 或 2 以上的动物数为 1 只或 1 只以上时，判为受试物具有光毒性。

表 16-9　动物去毛区的试验安排

去毛区编号	试验处理
1	涂受试物，不照射
2	涂受试物，照射
3	不涂受试物，不照射
4	不涂受试物，照射

（六）皮肤光变态反应试验

【目的与原理】

皮肤光变态反应试验（skin photo-allergy test）用于检测化学物质产生皮肤光变态反应的可能性。皮肤光变态反应是指某些化学物质在光能参与下所产生的皮肤抗原抗体反应。

【动物与材料】

1. 受试物　使用原液或人类实际使用浓度。激发接触浓度可采用适当的稀释浓度。采用无光感作用的丙酮或乙醇作稀释剂。阳性对照常用阳性光感物四氯水杨酰替苯胺。如已经证明受试物具有光毒性，可以不做光变态反应试验。

2. 试验动物　首选白色豚鼠或白色家兔，每组动物 8～10 只。饲养环境和条件同光毒性试验。

3. 光源　UV光源波长为280～320 nm范围的中波紫外线或波长为320～400 nm的长波紫外线。一般采用治疗用汞石英灯、水冷式石英灯作光源。中波紫外线的照射剂量一般为6.6 J/cm^2，长波紫外线的照射剂量一般为10 J/cm^2。

【试验步骤】

1. 诱导阶段：用脱毛剂将实验动物颈部脱毛，范围2 cm×4 cm，于脱毛区四角皮内注射福氏完全佐剂（FCA）各0.1 ml。

2. 于脱毛区涂20%十二烷基硫酸钠（SLS）溶液，再将受试物0.1 ml（g）涂在该脱毛部位。

3. 用紫外线灯照射涂药部位，距离和时间以产生明显红斑为准。

4. 隔日重复2及3步骤，共5次。

5. 激发阶段：于诱导操作后两周，将实验动物背部脊柱两侧分四块脱毛区（位置参见图16-1），每块范围1.5 cm×1.5 cm。

6. 第1块涂受试物0.1 ml，30分钟后用长波紫外线照射；第2块涂受试物后用黑纸遮盖不照射；第3块不涂受试物，仅用长波紫外线照射；第4块仅用黑纸遮盖。

7. 照射后24小时、48小时和72小时，观察皮肤反应，按表16-1进行皮肤反应强度评分。

【结果分析与评价】

凡化学物质单独与皮肤接触无作用，经过激发接触和特定波长光照射后，局部皮肤出现红斑、水肿、甚至全身反应，而未照射部位无此反应者，可以认为该受试物是光敏感物质。

（七）人体斑贴试验

【目的与原理】

人体斑贴试验（human patch test）主要用于检测受试物引起人体皮肤不良反应或过敏反应的可能性。将受试物敷贴于人体皮肤上，根据皮肤对接触物的反应判断受试物是否对人体皮肤产生不良反应。受试物若为致敏原，经皮肤或黏膜进入机体后由抗原呈递细胞将抗原呈递给T淋巴细胞，使特异性T淋巴细胞活化，诱发炎症反应。该试验多用于检测化妆品终产品及其原料对人体皮肤潜在的不良反应。

【基本原则】

1. 选择合格的志愿者作为试验对象。

2. 应用特制的斑试材料进行人体斑贴试验。

3. 根据化学物的性质，可选原物或将其稀释成不同浓度作为受试物。

4. 对新化学物应首先进行动物皮肤试验。要求先完成动物多次皮肤刺激试验并出具书面证明，在保证对人体安全的情况下，或受试物系统毒性低，造成的轻微损伤短期可以恢复，方可安排人体斑贴试验。

【受试者的选择】

1. 选择18～60岁符合试验要求的志愿者作为受试对象。

2. 有下列情况之一者不能被选择作为受试者：近1周使用抗组胺药或近1个月内使用免疫抑制剂者；近2个月内受试部位应用任何抗炎药物者；受试者患有炎症性皮肤病临床未愈者；胰岛素依赖性糖尿病患者；正在接受治疗的哮喘或其他慢性呼吸系统疾病患者；在近6个月内接受抗癌化疗者；免疫缺陷或自身免疫性疾病患者；哺乳期或妊娠妇女；双侧乳房切除及双侧

腋下淋巴结切除者；在皮肤待试部位由于瘢痕、色素、萎缩、鲜红斑痣或其他瑕疵而影响试验结果的判定者；参加其他的临床试验研究者；体质高度敏感者；非志愿参加者或不能按试验要求完成规定内容者。

3. 受试人员人数不少于 30 例。

【试验步骤】

皮肤斑贴试验可分为皮肤封闭型斑贴试验和皮肤开放型斑贴试验。皮肤封闭型斑贴试验适用于大部分化学品（化妆品）原物和少部分需要试验前处理的化学品（化妆品）。皮肤开放型斑贴试验适用于不可直接用化学品（化妆品）原物进行试验的产品和验证皮肤封闭型斑贴试验的皮肤反应结果。

1. 皮肤封闭型斑贴试验

（1）将受试物放入斑试器内，用量为 0.020～0.025 g（固体或半固体）或 0.020～0.025 ml（液体，可滴加在斑试器所附的滤纸片上置于斑试器内）。受试物为终产品原物时，对照孔为空白对照，受试物为稀释后的化学品（化妆品）时，对照孔内使用该化学品（化妆品）的稀释剂。

（2）将加有受试物的斑试器用无刺激胶带贴敷于受试者的背部或前臂曲侧，用手掌轻压使之均匀地贴敷于皮肤上，持续 24 小时。

（3）去除受试物斑试器后 30 分钟，待压痕消失后观察皮肤反应。如结果为阴性，于斑贴试验后 24 小时和 48 小时分别再观察一次。按表 16-10（皮肤不良反应分级标准）记录反应结果。

表 16-10　皮肤不良反应分级标准

皮肤不良反应	反应强度	评分等级
阴性反应	－	0
可疑反应；仅有微弱红斑	±	1
弱阳性反应（红斑反应）；红斑、浸润、水肿、可有丘疹	+	2
强阳性反应（疱疹反应）；红斑、浸润、水肿、丘疹、疱疹；反应可超出受试区	++	3
极强阳性反应（融合性疱疹反应）；明显红斑、严重浸润、水肿、融合性疱疹；反应超出受试区	+++	4

2. 皮肤开放型斑贴试验

（1）以前臂屈侧、乳突部或使用部位作为受试部位，面积 25 cm^2，受试部位应保持干燥，避免接触其他外用制剂。

（2）受试物的浓度应按实际使用浓度和方法而定，如受试物进行稀释，应将稀释剂或赋型剂涂于受试部位对侧为对照。

（3）将受试物 0.3～0.5 g（ml）每天 2 次均匀地涂于受试部位，连续 7 天，同时观察皮肤反应，在此过程中如出现皮肤反应，应根据具体情况决定是否继续试验。

（4）皮肤反应按表 16-11 开放型斑贴试验皮肤反应评判标准判定。

表 16-11　开放型斑贴试验皮肤反应评判标准

皮肤不良反应	反应强度	评分等级
阴性反应	－	0
微弱红斑、皮肤干燥、皱褶	±	1
红斑、水肿、丘疹、风团、脱屑、裂隙	+	2
明显红斑、水肿、水疱	++	3
重度红斑、水肿、大疱、糜烂、色素沉着或色素减退、痤疮样改变	+++	4

【结果分析与评价】

1. 皮肤封闭型斑贴试验　30例受试者中出现1级皮肤不良反应的人数多于5例，或2级皮肤不良反应的人数多于2例（除臭产品斑贴试验2级反应的人数多于5例），或出现任何1例3级或3级以上皮肤不良反应时，判定受试物对人体有皮肤不良反应。

2. 皮肤开放型斑贴试验　在30例受试者中若有1级皮肤不良反应5例（含5例）以上，2级皮肤不良反应2例（含2例）以上，或出现任何1例3级或3级以上皮肤不良反应（含1例）以上，判定受试物对人体有明显不良反应。

（八）人体皮肤试用试验

【目的与原理】

人体皮肤试用试验（human using test）用于检测受试物引起人体皮肤不良反应的潜在可能性。

【基本原则】

1. 选择合格的志愿者作为试用对象。

2. 根据化学物的类型和性质，让受试者按照产品说明书介绍方法实际使用受试品，以评价受试物对人体的安全性和功效性。

3. 要求受试者签署知情同意书并采取必要的医学防护措施，最大程度地保护受试者的利益。

【受试者的选择】

受试者的选择范围和原则同人体斑贴试验。

【试验步骤】

1. 化学物人体皮肤试用试验

（1）按受试者的选择标准选择志愿者200人。

（2）志愿者按日常使用方法或选用前臂屈侧面积5 cm×5 cm皮肤进行受试物试用试验。

（3）每天使用受试物1~2次，连续试用30天以上。

（4）每周至少观察一次，记录受试者主诉，如痒、热、刺痛感觉等或局部皮肤反应，如皮肤脱屑、皲裂、红斑、水肿、丘疹、水疱、痤疮或色素沉着等体征。

（5）按表16-12人体试用试验皮肤不良反应分级标准记录结果。

2. 特殊用途化妆品人体皮肤试用试验

（1）育发类产品：按受试者入选标准选择脱发患者30例以上，按照化妆品产品标签注明的使用特点和方法让受试者直接使用受试产品。每周1次观察或电话随访受试者皮肤反应，按表16-12皮肤不良反应分级标准记录结果，试用时间不得少于4周。

（2）健美类产品：按受试者入选标准选择单纯性肥胖者30例以上，按照化妆品产品标签注明的使用特点和方法让受试者直接使用受试产品。每周1次观察或电话随访受试者有无全身性不良反应如厌食、腹泻或乏力等，观察涂抹样品部位皮肤反应，按表16-12皮肤不良反应分级标准记录结果，试用时间不得少于4周。

（3）美乳类产品：按受试者入选标准选择正常女性受试者30例以上，按照化妆品产品标签注明的使用特点和方法让受试者直接使用受试产品。每周1次观察或电话随访受试者有无全身性不良反应如恶心、乏力、月经紊乱及其他不适等，观察涂抹样品部位皮肤反应，按表16-12皮肤不良反应分级标准记录结果。试用时间不得少于4周。

（4）脱毛类产品：按受试者入选标准选择符合要求的志愿受试者30例以上，按照化妆品产品标签注明的使用特点和方法让受试者直接使用受试产品。试用后由负责医生观察局部皮肤反应，按表 16-12 皮肤不良反应分级标准记录结果。

（5）驻留类产品卫生安全性检验结果 pH≤3.5 或企业标准中设定 pH≤3.5 的产品：按受试者入选标准选择自愿受试者至少 30 例，按照化妆品产品标签注明的使用特点和方法让受试者直接使用受试产品。每周 1 次观察或电话随访受试者有无皮肤反应，按表 16-12 皮肤反应分级标准记录结果。试用时间不得少于 4 周。

表 16-12　人体试用试验皮肤不良反应分级标准

皮肤不良反应	分级
无反应	0
微弱红斑	1
红斑、浸润，丘疹	2
红斑、水肿、丘疹、水疱	3
红斑、水肿、大疱	4

【结果分析与评价】

1. 化学物人体皮肤试用试验　200 名受试者中有 1 人出现上述主诉和体征，均可认为该受试物有皮肤刺激或致敏作用。结合受试物的试用情况及动物试验结果，作出是否安全的评价。

2. 特殊用途化妆品人体皮肤试用试验　育发类、健美类、美乳类产品 30 例受试者中出现 1 级皮肤不良反应的人数多于 2 例（不含 2 例），或 2 级皮肤不良反应的人数多于 1 例（不含 1 例），或出现任何 1 例 3 级或 3 级以上皮肤不良反应时，判定受试物对人体有皮肤不良反应；脱毛类产品 30 例受试者中出现 3 例以上（不含 3 例）1 级皮肤不良反应、或 2 级皮肤不良反应的人数多于 2 例（不含 2 例），或出现任何 1 例 3 级及 3 级以上皮肤不良反应时，判定受试物对人体有明显不良反应。

六、思　考　题

1. 如果某海娜花仅用于染发剂，皮肤毒性评价结果显示安全，是否可以批准进入市场？
2. 海娜花还可以用于彩绘类、文身类化妆品，如何设计对此类产品的皮肤毒性安全性评价？
3. 目前哪些替代试验有望用于皮肤毒性评价？

（郑金平　裴秋玲）

实验十七　毒理学替代法的应用与实验技术

一、教学目的与意义

1. 了解毒理学替代法的产生和发展趋势。
2. 掌握几种常见的毒理学替代试验的实验方法和技术。
3. 通过文献查阅、综合设计、试验方法的选择、试验结果的分析等，培养学生解决实际问题的能力。

二、背　景　资　料

随着科技的不断发展，越来越多新的化学物不断涌入我们的生产和生活环境中，其中常用的就有7万多种。以往每年全世界对这些外源化学物进行安全性评价和危险度评价所需的实验动物数以千万计，传统的毒理学评价方法面临巨大的挑战，同时也面临来自动物保护主义的压力。20世纪80年代以来，"替代法（alternatives）"应运而生。随着实验动物使用3R原则（Refinement—优化；Reduction—减少；Replacement—替代）的倡导与实施，生物医学的研究模式逐渐发生了改变，毒理学替代试验已成为毒理学研究的发展方向。"优化"是指试验过程中任何能减少或消除动物疼痛和痛苦的方法；"减少"是指在科学研究中使用较少的动物获得相同的信息或者使用同等数量的动物获得更多的信息；"替代"是指不利用实验动物进行检测或试验，同样可以达成特定目的的试验方法。

"替代法"涵盖了3R原则的所有方面，在生物医学研究、教育或检测中凡是能替代实验动物、减少所需实验动物数量或使动物实验程序得以优化而减少动物痛苦的任何一种方法和程序都被认定为替代法。毒理学研究中以 $3R_S$ 原则为导向设计的实验方法被定义为毒理学替代法（alternative toxicological methods）。在毒理学安全性评价领域，替代法包括两种，一种是测试方法的替代，如动物试验动物数量的减少和优化及利用体外试验代替整体动物试验；另外一种是非测试方法，利用已有数据或同类化学物进行参比等。

毒理学替代法的研究已有近50年的历史，美国和欧洲一些国家还成立了实验动物替代中心和相应的研究机构，毒理学替代法逐步受到许多发达国家政府和科学界的高度重视，目前体外试验研究和体外筛选试验体系日益增多。例如，对于急性毒性试验，经济合作与发展组织（Organization for Economic Co-operation and Development，OECD）已经发布了固定剂量法、急性毒性分级法、上下法等。遗传毒性和致突变检测的几种体外试验，皮肤和眼睛局部毒性的体外试验均已列入OECD测试指导原则，并已取代部分整体动物试验。以下主要对近些年的主要研究进展做一概述。

1. 急性毒性替代试验　研究显示体外细胞毒性和体内急性毒性之间存在正相关关系，因此可以利用体外试验方法对化学物质潜在的急性毒性进行定量预测。此外，经典的急性毒性试验以死亡为终点，使用动物多而逐步被替代试验所取代，除OECD发布的固定剂量法、急性毒性分级法、上下法等急性毒性替代试验外，还有累计剂量设计法、近似致死剂量法和限量试验。

2. 皮肤腐蚀性及刺激性评价　两种皮肤刺激性检测的方法，人重组皮肤模型EPISKIN和EpiDerm方法已完成验证。透皮电阻试验、人体皮肤模型试验及膜屏障测试试验等用于检测皮肤腐蚀性检测的替代试验已经被OECD接受并用于化学物质的管理。此外，一项以物质理化性质和结构特征为依据，判定物质有无皮肤刺激和腐蚀作用的预测工具（skin irritation corrosion rule estimation tool，SICRET）已经构建，并对 1833 种物质进行验证研究，其预测率大于 95%。

3. 眼刺激性和腐蚀性评价　有四种体外替代试验方法，鸡胚绒毛膜尿囊试验、牛角膜浑浊和通透性试验、离体鸡眼试验和离体兔眼试验已被欧盟部分成员国的管理机构接受，用于严重眼刺激物的鉴定和分类。但对轻度眼刺激物的检测目前还未能找到一种试验方法或多种体外试验方法的组合以替代整体动物试验。另外，一些非测试方法即利用物质的理化性质和结构特征预测化学物质的眼刺激性和腐蚀性的方法也已经建立。

4. 皮肤过敏性作用评价　局部淋巴结试验（LLNA），是一种皮肤致敏检测的体内替代方法，已于 2002 年载入 OECD 指南。皮肤中分化的树突状细胞在 T 淋巴细胞免疫反应过程及半抗原识别上发挥关键作用，因此有人推荐利用人源血液树突状细胞检测化学物质的致敏性。基于化学物的功能基团和作用模式所建立的专家系统和定量结构-活性关系（quantitative structure activity relationship，QSAR）模型也可以用于预测皮肤的致敏作用。

5. 亚急性和（亚）慢性毒性研究　已有多种反映重复剂量毒性主要靶器官的体外试验，如肝脏、肾脏、肺脏、中枢神经系统及造血系统的体外评价模型已取得较好的成果，但还没有一种实验或是实验组合能够准确预测重复毒性效应中所有的靶器官毒性。目前可能还没有任何体外实验或其他的替代方法取代常规的亚急性、亚慢性和慢性毒性的整体动物实验，但可以通过体外实验减少体内实验，比如利用特定的器官组织培养模型，排除某些特殊毒性的物质，避免开展相应的体内实验。未来的目标是通过短期低剂量的体外试验预测体内重复剂量毒性。近年来，应用基因组学技术研究基因模式改变以预测毒性效应。应用动物短期染毒，利用基因组学预测特异性毒性终点，从而优化和减少实验动物。

6. 生殖和发育毒性研究　生殖和发育毒性评价需要大量的实验动物，所以开发由于评价生殖和发育毒性的替代方法是毒理学替代方法发展的重要方向。已有的三种体外的模型，如胚胎干细胞试验（embryonic stem cell test，EST）、微团检测法（micromass test，MM）和全胚胎培养试验（whole embryo culture test，WEC）已正式通过验证，并推荐为发育毒性的筛检方法。这三个试验分别反映不同的评价终点，EST 代表特异的细胞分化途径（主要是心肌细胞的分化），MM 试验侧重肢芽细胞分化成软骨细胞，WEC 试验代表了胚胎至胎儿发育很短的一段时间复杂的发育过程。这些方法主要用于区别强、弱或无的胚胎毒性物质，用于发育毒性的筛选。

7. 遗传毒性和致突变性研究　在各种毒理学的检测终点中，用于化学物诱变和遗传毒性检测的体外试验方法最多，其中细菌回复突变试验、酵母基因突变试验、哺乳动物细胞基因突变试验、微核试验、姐妹染色单体互换试验、DNA 损伤修复试验、非程序 DNA 合成试验等试验已经被 OECD 所接受。

近年来，国际上动物实验替代方法的研究和验证工作发展很快，特别是在药品和化妆品等的安全性评价领域，许多替代方法已经通过验证或正在验证中。我国也十分重视替代方法的相关研究，并在食品、药品和化妆品等健康相关产品的安全性评价的替代试验方面取得了很大进展。

三、案例与问题

（一）案例

背景介绍：果酸主要成分是 α-羟基酸，它是一种具有美白作用的化妆品的原料。其主要是通过渗透至皮肤角质层，促进老化角质层中细胞间的键合力减弱，加速细胞更新速度和促进死亡细胞脱离等来达到改善皮肤状态的目的，广泛应用于皮肤护理产品中，但其安全性问题尚未定性。化妆品上市前必须经过严格的安全性评价以保证消费者在正常和可预见的安全使用条件下应用。化妆品的安全性评价包括原料的评价和成品的评价两个部分。原料的安全性评价与一般化学品的评价一样，需要对急性毒性、亚慢性和慢性毒性、刺激性和致敏性、致突变性、致癌性等进行评价。对成品的安全性评价主要是皮肤和眼的刺激性和皮肤致敏实验。欧盟化妆品规程第 7 次修正案（2003/15/EC）明确规定逐步禁止化妆品成品动物试验，2009 年起禁止化妆品原料进行动物实验，2013 年后将禁止用动物实验检测的化妆品原料及成品进入欧盟市场，并列入 WTO 双边协议的条款。

（二）问题

1. 有哪些用于评价一般毒性和特殊毒性的替代试验方法可供选择？
2. 试验前需要做哪些准备工作？

四、课题设计与试验指导

课题名称：用毒理学替代试验对化妆品原料——果酸的一般毒性和特殊毒性进行筛选和检测

（一）试验前准备工作

1. 查阅文献或相关研究资料，收集受试物的基本情况和相关毒性资料　了解受试物化学结构、理化性质（性状、颜色、溶解度、挥发性、pH 等）、稳定性、保存和使用条件等。

2. 查阅文献，明确一般毒性和特殊毒性评价的替代试验方法

（1）急性毒性评价的替代方法：目前有三种通过验证用于评价急性经口毒性的 3R 备选试验方法即固定剂量法、急性毒性分级法和上下法。这三种方法都是符合减少原则和优化原则的改良动物实验方法，而不是完全的替代方法。但对于经皮和经呼吸道急性毒性评价而言，目前还没有合适的 3R 试验方法出现，而后两者对化妆品原料评价也是重要的。

（2）皮肤刺激和腐蚀性评价的替代方法：对于评价皮肤腐蚀性而言，大鼠皮肤经皮电阻试验及重建人造皮肤模型方法是已经通过验证的替代方法。对于皮肤刺激性评价而言，EpiSkinTM 模型试验通过了欧洲替代方法验证中心（ESAC）的验证，可以替代动物皮肤刺激实验，用于区分皮肤刺激性和非皮肤刺激性物。

（3）生殖发育评价的替代试验方法：已有的替代实验包括全胚胎培养物试验（WEC）、微团试验（MM）和胚胎干细胞毒性试验（EST）。这 3 种方法都还没有在常规检测中使用，尚需进一步研究。

（二）拟选定的试验方案

1. 急性毒性替代试验　急性经口毒性分级法。参见具体的试验方法和技术。
2. 皮肤腐蚀性替代法　人重组皮肤模型试验。参见具体的试验方法和技术。
3. 遗传毒性评价　可选用细菌回复突变试验、酵母基因突变试验、哺乳动物细胞基因突变试验、微核试验等。
4. 发育毒性替代试验　微团培养试验。参见具体的试验方法和技术。

五、毒理学替代试验主要方法与技术

（一）急性经口毒性替代试验——急性毒性分级法

【目的与原理】

急性毒性分级法（acute toxic class method，ATC）是 OECD 于 1996 年 3 月推荐的急性经

口毒性的替代试验。该试验是分阶段进行的，原则是每一阶段用最少的动物获得急性毒性资料并进行急性毒性分级。固定剂量的受试物经口给予实验动物，每一阶段选用 3 只单一性别动物，根据动物的死亡和（或）垂死状态决定下一阶段实验：无需做进一步试验；以相同剂量再染毒 3 只动物；以更高或更低剂量再染毒 3 只动物，平均经过 2～4 个阶段即可判断受试物的急性经口毒性。此方法具有可重复性，使用动物数量较少，对化学物的分类结果与其他急性毒性试验方法（固定剂量和上下法）类似。原则上，该方法不能计算精确的 LD_{50}，但死亡仍然是该试验的主要观察终点，所以可以确定致死剂量范围。至少两个染毒剂量引起的死亡率高于 0 或低于100%时，才能确定 LD_{50}。

【试验方法】

1. 动物　啮齿类动物，首选大鼠，常用雌性动物。根据传统的 LD_{50} 试验文献报道，对受试化学物的敏感性上性别差异不明显，即是存在性别差异，雌性大鼠比雄性大鼠敏感。如果与受试化学物结构相关的化学物的毒理学或毒代动力学特性提示雄性动物可能更为敏感时，应该选择使用雄性动物。选择实验室常用品系，健康，8～12 周的成年动物，雌性应该是未产未孕的。每个剂量开始时，个体的体重范围应该是动物平均体重±20%。

2. 受试物　一般受试物采用等容量稀释法给予动物。但是有的液态受试物或者混合物在检测时，使用未稀释的物质以相同的浓度染毒评价该受试物的危险性更合理。最大染毒容积不能超过最大灌胃量。啮齿类动物一般灌胃量不能超过 1 ml/100 g 体重，如果是水溶液灌胃量可达2 ml/100 g 体重。受试物的染毒剂型尽可能选择水溶液/混悬液/乳状液，其次选择油（如玉米油）溶液/混悬液/乳状液，再次选择其他溶剂的溶液。当使用水以外的其他溶剂时，应该了解溶剂的毒理学特征。若不能证明配制物在整个试验期间稳定，则应现用现配。

3. 方法步骤

（1）染毒：通常受试物经口一次灌胃给予动物，在一次灌胃不能达到染毒剂量的情况下，可以 24 小时内多次给予。染毒前动物需要禁食，大鼠隔夜禁食，小鼠禁食 3～4 小时，禁食期间自由饮水。给予受试物后大鼠继续禁食 3～4 小时，小鼠 1～2 小时。如果试验期间多次给予受试物，可根据实验时间的长短，必要时给予动物饲料和饮水。

（2）剂量分组和动物数量：每个阶段 3 只动物。从 5 mg/kg 体重、50 mg/kg 体重、300 mg/kg体重和 2000 mg/kg 体重 4 个固定剂量中选择 1 个剂量作为起始剂量。该剂量应是最可能引起染毒动物出现部分死亡的剂量。图 17-1 描述了各个起始剂量的试验流程。没有相关毒性资料时，建议使用 300 mg/kg 体重作为起始剂量。

根据动物出现毒性症状的开始时间、持续时间和严重程度，确定各处理组染毒的时间间隔。在确定前一个剂量组动物存活后才能进行下一个剂量动物的染毒。只有在特殊的管理需要时，才考虑采用高于 5000 mg/kg 体重的剂量水平。

（3）限量试验：如果有文献报道最高起始剂量（2000 mg/kg 体重）也不会引起动物死亡或者文献表明受试物可能无毒的情况时可以采用限量试验，也就是说监管限制剂量之上才能出现毒性作用。受试物的毒性信息可以从结构相似的化学物或者混合物或产品的资料获取。如果没有该受试物的相关毒性资料或估计受试物可能有毒时，则需要进行正式试验。

限量试验起始剂量是 2000 mg/kg 体重，需要用 6 只动物完成（每阶段 3 只动物）。如果出现与受试物相关的死亡，则需要进行较低剂量的下一阶段实验。特殊情况下，限量试验可以是5000 mg/kg 体重作为起始剂量，只需要 3 只动物一个阶段完成。如果第一只动物死亡，根据2000 mg/kg 体重作为起始剂量的实验流程进行。如果第一只动物存活，其余两只动物继续染毒。如果 3 只动物只有 1 只死亡，估计 LD_{50} 值大于 5000 mg/kg 体重。如果两只都死亡，以 2000 mg/kg

体重作为起始剂量继续进行试验。

（4）观察

1）体征：每只动物染毒后 30 分钟内至少观察一次，尤其注意观察染毒后 4 小时内动物的表现，24 小时内应定时进行观察，以后每天观察，持续 14 天。观察期限的长短应该根据毒性反应、中毒症状开始的时间和恢复期的长短来确定，如有必要可以延长。毒性体征出现和消失的时间是重要的信息，尤其是具有迟发型毒性反应倾向时。应该对每只动物都进行系统观察，

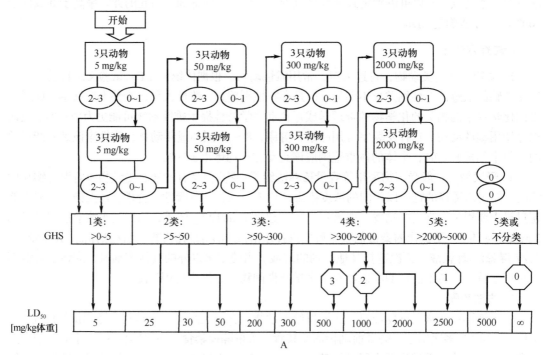

A

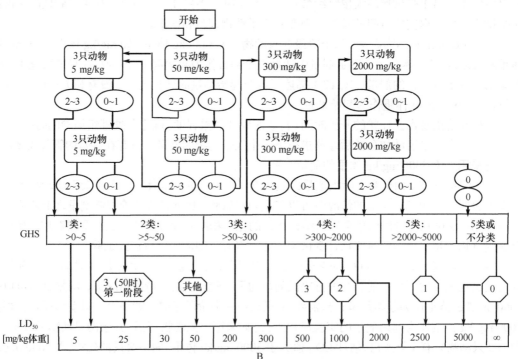

B

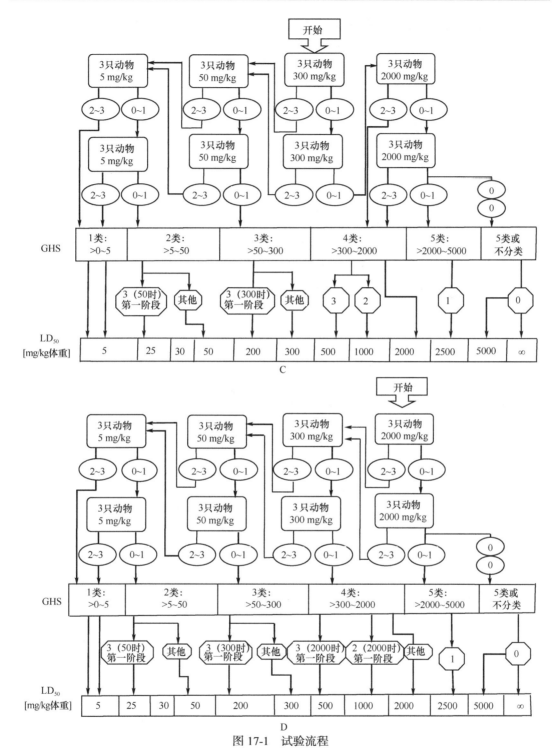

图 17-1　试验流程

备注:
●每一阶段使用单一性别 3 只动物（一般为雌性）
◆0、1、2、3：代表每阶段濒死或死亡动物数量
◆GHS：全球化学品统一分类和标签制度（mg/kg 体重）
◆∞：不分类
A. 以 5 mg/kg 体重为起始剂量；B. 以 50 mg/kg 体重为起始剂量；C. 以 300 mg/kg 体重为起始剂量；D. 以 2000 mg/kg 体重为起始剂量
此图参考 ANNEX2 流程图，摘自 OECD Guideline for Testing of Chemicals. 2001. Acute Oral Toxicity-Acute Toxic Class Method.

详细记录。如果动物毒性反应持续出现，还需要增加观察项目。观察应该包括皮肤和被毛、眼睛和黏膜、呼吸、循环、自主和中枢神经系统、肢体活动和行为方式的变化。要注意观察震颤、抽搐、流涎、腹泻、昏睡、嗜睡或者昏迷这些现象的发生。人道处死濒死、明显疼痛及痛苦异常的动物。尽可能记录处死动物或发现动物死亡的时间。

2）体重：给予受试物前、观察期间、试验结束时称量每只动物体重，观察期间至少每周称量体重一次。计算并记录体重的改变。

3）病理组织学观察：所有的试验动物（包括试验期间死亡或被人道处死的动物）都应该进行尸体解剖，肉眼观察。详细记录肉眼所见的每只动物的病理改变。染毒结束后，存活 24 小时及以上的动物的脏器如果出现肉眼可见的病理改变，需要进行病理组织学检查，以获取更多的毒理学特征信息。

4. 结果　要提供每只动物的实验数据。所有数据整理成表格，包括每组实验动物的数量、出现毒性反应的动物数量、试验期间死亡或被人道处死的动物数量、每只动物的死亡时间、毒性效应和可逆性描述及其时间过程、尸检结果。

（二）皮肤腐蚀性替代试验——人重组皮肤模型试验

【目的与原理】

人重组皮肤模型试验是 2004 年 OECD 推荐使用的皮肤腐蚀性试验之一，能够区分皮肤腐蚀剂和非皮肤腐蚀化学物或混合物。人重组皮肤模型（reconstructed human epidermis, RhE）来源于正常皮肤的表皮角朊细胞，培养形成多层的高度分化的人表皮模型，在组织学、形态学、生化和生理方面与人表皮相似。此模型包括基底层、棘层、颗粒层和含细胞间层状脂质层的多层角质层。

RhE 试验设计原理是基于腐蚀性的受试化学物局部应用在三维人类皮肤（RhE）模型后，化学物能够通过扩散或者侵蚀穿过角质层，并对下层的细胞层产生细胞毒性作用。通过活性染料 MTT [3-（4, 5-二甲基噻唑-2）-2, 5-二苯基四氮唑溴盐] 在活细胞线粒体中的琥珀酸脱氢酶作用下还原为不溶于水的蓝紫色结晶甲臜并沉积在细胞中，定量检测甲臜含量从而反映细胞存活率。将受试物局部涂抹在人皮肤模型上，通过观察受试物在特定暴露时间，确定阈值水平下减少细胞活力的强弱来判断是否具有腐蚀性。基于 RhE 模型的皮肤腐蚀性试验能够代替家兔的皮肤腐蚀性试验。

【试验方法】

1. 人重组皮肤模型

（1）RhE 模型：可以直接购买商业化的产品，如 EpiSkin™（SM）、EpiDerm™（EPI-200）、SkinEthic™ RHE 和 epiCS®模型。

（2）一般条件：非转化的人角朊细胞用于构建人上皮组织，在有功能的角质层下应该有多层活的上皮细胞（基底层、棘层、颗粒层）。角质层应该是含有必需脂质成分的多层组织，以形成功能屏障抵抗标志性细胞毒性化学物（如十二烷基硫酸钠 SDS 或 Trion X-100）快速穿透角质层。评价屏障功能方法包括：确定在一定的暴露时间后标志性化学毒物使组织的活力减少 50% 的浓度，即 IC_{50}；或者确定在特定的暴露浓度下，细胞活力减少 50% 的暴露时间（ET_{50}）。皮肤模型无细菌、病毒、支原体和真菌污染。

（3）功能性条件

1）细胞活力：MTT 法用于组织活力的定量检测。RhE 组织中的活细胞将活性染料 MTT 转化成蓝色的甲臜沉淀物，然后用异丙醇或相似的溶剂提取甲臜沉淀物。提取溶剂本身的 OD

值要非常小，即 OD<0.1。MTT 甲臢提取物可以通过标准吸光度（OD）测量法（standard absorbance measurement），也可以通过高效液相色谱/超高效液相色谱（HPLC/UPLC）分光光度测定法定量分析。RhE 模型应该确保每一批都要满足作为阴性对照的标准。供应商应该提供 RhE 模型作为阴性对照的 OD 值可接受范围（上限和下限值）。四种经验证的 RhE 模型作为阴性对照 OD 值的可接受范围见表 17-1。在染毒期间作为阴性对照的组织在培养基中应该是稳定的。

表 17-1　用于批质量控制的阴性对照 OD 值的可接受范围

皮肤模型	可接受的下限	可接受的上限
EpiSkin™（SM）	≥0.6	≤1.5
EpiDerm™ SCT（EPI-200）	≥0.8	≤2.8
SkinEthic™ RHE	≥0.8	≤3.0
epiCS®	≥0.8	≤2.8

2）屏障功能：根据 IC_{50} 或 ET_{50} 值估计角质层及其脂质成分应该足以抵抗某些细胞毒性化学物（即 SDS 或 TritonX-100）穿透角质层（表 17-2）。由供应商提供每一批 RhE 模型的屏障功能鉴定结果。

表 17-2　公布的批次质量控制标准

皮肤模型	可接受的下限	可接受的上限
EpiSkin™（SM）（SDS 处理 18 小时）	IC_{50} = 1.0 mg/ml	IC_{50} = 3.0 mg/ml
EpiDerm™ SCT（EPI-200）（1%Triton X-100）	ET_{50} = 4.0 小时	ET_{50} = 8.7 小时
SkinEthic™ RhE（1%Triton X-100）	ET_{50} = 4.0 小时	ET_{50} = 10.0 小时
epiCS®（1%Triton X-100）	ET_{50} = 2.0 小时	ET_{50} = 7.0 小时

3）形态学：RhE 模型的组织学检查应该是多层的类人上皮结构，含有基底层、棘层、颗粒层和角质层，呈现与人表皮相似的脂质结构。供应商应该提供每批 RhE 模型的组织学鉴定结果。

4）可重复性：检测方法应该具有可重现性，可通过一定时间内阴性和阳性对照的重现性证实。而且只有供应商提供了腐蚀性和非腐蚀性化学物的重现性结果，才能使用此检测方法。

5）质量控制：只有供应商证实每批 RhE 模型都满足产品公布标准，才能使用该模型。只有质量控制合格的批次获得的结果才能用于预测腐蚀性试验（表 17-3）。

2. 受试化学物和对照物质的应用　每个处理时间点每一个受试物和对照至少有两个平行样。对于液体和固体化学物，需要将足够量的受试物均匀地涂抹在皮肤表面，最小使用量 70 $\mu l/cm^2$ 或者 30 mg/cm^2。涂抹固体化学物之前，应该用去离子水或蒸馏水润湿皮肤以便使受试物与皮肤表面更好接触。对于固体化学物尽可能制成微细粉末。在暴露结束时，应该用水性缓冲液或者 0.9% NaCl 将受试物清洗干净。根据采用的四个验证 RhE 检测模型，每个受试物染毒 2 个或 3 个时间点（所有的四个验证 RhE 模型：3 分钟和 1 小时；EpiSkin™ 需要增加一个 4 小时的暴露时间点）。根据所采用的 RhE 检测模型和暴露时间，接触受试物的温度在室温和 37℃ 之间都可以。

每次试验需要设立阴性和阳性对照（PC）验证该组织的活力（通过阴性对照）、屏障功能和组织敏感性（通过阳性对照）在可接受水平范围内。推荐使用的阳性对照化学物是冰醋酸或 8 mol/L KOH。推荐的阴性对照化学物为 0.9% NaCl 或者水。

3. 可接受水平　对于所用的每一种验证 RhE 模型，阴性对照组织的 OD 值反映该模型组织的质量，如表 17-1 所示，不应该低于下限。用阳性对照如冰醋酸或 8 mol/L KOH 处理的组织反映该组织在测试条件下对腐蚀性化学物的反应。如果阴性对照或阳性对照的活力不在可接受范围内，需要重复试验。

4. 试验步骤

（1）涂抹固体化学物之前应该用去离子水或蒸馏水润湿皮肤以便使受试物与皮肤表面更好接触。将受试物均匀地涂抹在皮肤表面。在暴露结束时，用水性缓冲液或者 0.9% NaCl 将受试物清洗干净。

（2）将处理后的皮肤模型样品放在合适的 MTT 溶液中（0.3 mg/ml 或 1 mg/ml）孵育 3 小时，然后用异丙醇或酸化异丙醇等溶剂收集 MTT 形成的甲膪沉淀物，在 570 nm 波长下检测 OD 值，或者通过 HPLC/UPLC 分光光度测定法检测。

【结果计算和评价】

1. 存活率计算　将测定得到的吸光度值与阴性对照相比计算存活率。

$$存活率=（测试样品 OD/阴性对照 OD）×100\%$$

2. 腐蚀物评判标准

（1）EpiSkin™ 预测模型

1）腐蚀性（亚类 1A）：暴露 3 分钟后，存活率＜35%。

2）腐蚀性（亚类 1B 和 1C）：暴露 3 分钟后，存活率≥35%，并且暴露 60 分钟后，存活率＜35%；或者暴露 60 分钟后，存活率≥35%并且暴露 240 分钟后，存活率＜35%。

3）非腐蚀性：暴露 240 分钟后，存活率≥35%。

（2）EpiDerm™ SCT、SkinEthic™ RhE 和 epiCS® 预测模型

1）腐蚀性（亚类 1A）：暴露 3 分钟后，存活率＜50%。

2）腐蚀性（亚类 1B 和 1C）：暴露 3 分钟后，存活率≥50%并且暴露 60 分钟后，存活率＜15%。

3）非腐蚀性：暴露 3 分钟后，存活率≥50%并且暴露 1 小时后，存活率≥15%。

3 种 RhE 模型皮肤腐蚀性实验比较见表 17-3。

（三）发育毒性替代试验——微团培养试验（the micromass test，MM Test）

【目的与原理】

大鼠肢芽细胞微团培养是 Flilnt 等于 1984 年提出和建立的，是一项介于单细胞培养和器官培养的体外实验技术。该方法对化学物质的致畸性评价预测能力较好，而且具有操作简单、花费少、周期短、准确性高等优点，因此是一种被用于预筛检化学物质的致畸性比较实用的短期体外实验系统。有两个检测终点：细胞毒性半数致死浓度（LC_{50}）和软骨的 50%分化抑制剂量（ID_{50}）。其原理是采用正在分化的肢芽母细胞原代细胞高密度培养，均匀分散的细胞形成细胞团集落。具有致畸作用的化学毒物可以抑制细胞的增殖和分化，从而减少微团细胞的数目和细胞集落的数量。因此，可以根据细胞数量和集落数目减少程度评价化学物质的致畸性。

【仪器与试剂】

1. 仪器　CO_2 培养箱、超净工作台、37℃水浴箱、立体显微镜、倒置相差显微镜、酶标仪、细胞计数板、移液器。

2. 器材　一次性滤器、平底 96 孔板、平皿、10 ml 圆底带盖离心管，10 μl、200 μl、1 ml、5 ml 枪头，200 目细胞筛、滤纸、青霉素小瓶、眼科剪、眼科镊子、显微镊子、手术剪刀、镊子。

表 17-3 RhE 模型皮肤腐蚀性实验

项目	EpiSkin™	EpiDerm™ SCT	SkinEthic™ RHE	epiCS®
模型表面积	0.38 cm²	0.63 cm²	0.5 cm²	0.6 cm²
组织平行样数量	每个暴露时间点至少 2 个	每个暴露时间点 2~3 个	每个暴露时间点至少 2 个	每个暴露时间点至少 2 个
受试物剂量和使用	水性和黏性液体: 50 µl ±3 µl (131.6 µl/cm²) 固体:20 mg ±2 mg(52.6 mg/cm²)+100 µl ± 5µl NaCL 溶液（9 g/L） 蜡状或凝胶状:50±2 mg (131.6 mg/cm²) 用尼龙网	液体: 50 µl (79.4 µl/cm²) 用或不用尼龙网的相容性 预先测试受试物与尼龙网的相容性 半固体: 50 µl (79.4 µl/cm²) 固体: 25 mg H₂O（如果必要可增加）+ 25 mg (39.7 mg/cm²) 蜡状: 用 15 µl H₂O 润湿组织，然后抹受试物成直径 8 mm 扁平圆盘状	水性和黏性液体: 40 µl ± 3 µl（80 µl/cm²）使用尼龙网 预先测试受试物与尼龙网的相容性 固体: (20 µl ± 2 µl) H₂O + (20 mg ± 3 mg) (40 mg/cm²) 蜡状或凝胶状: 20 mg + 3 mg (40 mg/cm²) 使用尼龙网	液体: 50 µl (83.3 µl/cm²) 使用尼龙网 预先测试受试物与尼龙网的相容性 半固体: 50 µl (83.3 µl/cm²) 固体:25 mg (41.7 mg/cm²)+25 µl H₂O（如必要可增加） 蜡状: 用 15 µl H₂O 润湿组织，然后涂抹受试物成直径 8 mm 扁平圆盘状
暴露时间和温度	3 分钟、60 分钟（±5分钟）和240分钟（±10 分钟） 通风橱内，室温（RT, 18~28℃）	室温 3 分钟 37℃、5%CO₂、95%相对湿度（RH）60 分钟	室温 3 分钟 37℃、5%CO₂、95%RH 60 分钟	室温 3 分钟 37℃、5%CO₂、95%相对湿度（RH）60 分钟
冲洗	25 ml 1×PBS	1×PBS 恒定水流轻轻冲洗 20 次	1×PBS 恒定水流轻轻冲洗 20 次	1×PBS 恒定水流轻轻冲洗 20 次
阴性对照	50 µl NaCl 溶液（9 g/L）	50 µl H₂O	40 µl H₂O	50 µl H₂O
阳性对照	50 µl 冰醋酸 4 小时	50 µl 8mol/L KOH	40 µl 8 mol/L KOH 1 小时	50 µl 8 mol/L KOH
MTT 溶液	2 ml 0.3 mg/ml	300 µl 1 mg/ml	300 µl 1 mg/ml	330 µl 1 mg/ml
MTT 孵育时间和温度	180 分钟（±15分钟）、37℃、5%CO₂、95%RH	180 分钟（±15 分钟）、37℃、5%CO₂、95%RH	180 分钟（±15 分钟）、37℃、5%CO₂、95%RH	130 分钟、37℃、5%CO₂、95%RH
提取甲䐶溶剂	500 µl 酸化异丙醇（异丙醇中加入 0.04 mol/L HCl）	2 ml 异丙醇	1.5 ml 异丙醇	2 ml 异丙醇
提取时间和温度	避光至室温过夜	室温不震荡过夜或者室温震荡 120 分钟（~120 r/min）	室温不震荡过夜或者室温震荡 120 分钟（~120 r/min）	室温不震荡过夜或者室温震荡 120 分钟（~120r/min）
读取 OD 值	570 nm（545~595 nm）	570 nm（或 540 nm）	570 nm（540~600 nm）	540~570 nm

续表

项目	EpiSkin™	EpiDerm™ SCT	SkinEthic™ RHE	epiCS®
组织质量控制	SDS 处理 18 小时 1.0 mg/ml≤IC_{50}在3.0 mg/ml	1%TritonX-100 处理 4.08 小时≤ET_{50}≤8.7 小时	1%TritonX-100 处理 4.0 小时 ET_{50}≤10.0 小时	1%TritonX-100 处理 2.0 小时≤ET_{50}≤7.0 小时
可接受标准	1. 0.6≤阴性对照（NaCL）处理的组织平行样平行样 OD 均值≤1.5 2. 阳性对照（冰醋酸）处理 4 小时存活率均值 ≤20% 3. 存活率应该在 20%~100%范围内，ODs≥0.3，两组织平行样之间的存活力之间相差不超过 30%	1. 0.8≤阴性对照（H_2O）处理的组织平行样 OD 均值≤2.8 2. 阳性对照（8 mol/L KOH）处理 1 小时存活率均值 ＜15% 3. 存活率应该在 20%~100%，两组织平行样之间的变异系数应该≤30%	1. 0.8≤阴性对照（H_2O）处理的组织平行样 OD 均值≤3.0 2. 阳性对照（8 mol/L KOH）处理 1 小时（如果必要增加处理 4 小时）存活率均值 ＜15% 3. 存活率应该在 20%~100%，ODs≥0.3，两组织平行样之间的存活力之间相差不超过 30%	1. 0.8≤阴性对照（H_2O）处理的组织平行样 OD 均值≤2.8 2. 阳性对照（8 mol/L KOH）处理 1 小时存活率均值 ＜20% 3. 存活率应该在 20%~100%, ODs≥0.3，两组织平行样之间的存活力之间相差不超过 30%

3. 试剂

（1）pH 7.4 Hank's 液：$Na_2HPO_4 \cdot 12H_2O$ 0.13 g，KH_2PO_4 0.06 g，KCl 0.40 g，无水 $CaCl_2$ 0.14 g，NaCl 8.00 g，$MgSO_4 \cdot 7H_2O$ 0.20 g，$NaHCO_3$ 0.35 g，葡萄糖 1.00 g，溶于 1L 三蒸水中，0.22 μm 滤膜过滤除菌，分装，4℃保存。

（2）无钙镁磷酸盐缓冲液（PBS，pH7.4）：KH_2PO_4 0.1 g，$Na_2HPO_4 \cdot 12H_2O$ 1.45 g，KCl 0.1 g，NaCl 4.0 g，溶于 500 ml 三蒸水中，0.22 μm 滤膜过滤除菌，分装，4℃保存。

（3）胰蛋白酶消化液：0.125 g 胰蛋白酶粉末溶于 100 ml PBS 中，混匀后 4℃过夜，0.22 μm 滤膜过滤除菌后分装，–20℃保存。

（4）双抗溶液：青霉素 100 万单位，链霉素 1 g，分别用用 100 ml 灭菌 Hanks 液溶解，储备液浓度为青霉素 10 000 U/ml 和链霉素 10 000 μg/ml。使用时工作浓度为 100 U/ml 青霉素和 100 μg/ml 链霉素，因此 100 ml 培养基内分别加 1 ml 上述储备液。

（5）谷氨酰胺溶液：由于谷氨酰胺容易降解，所以使用前添加。将 2.922 g 谷氨酰胺溶于 100 ml 无菌三蒸水中，即配成 200 mol/L 的储备液。使用时 100 ml 培养液中加入 1 ml 谷氨酰胺浓缩液。

（6）Ham's F12 完全培养液：直接购买液体培养基或自己配制。Ham's F12 培养基粉一包（1 L 规格用），$NaHCO_3$ 2 g 溶于 900 ml 超纯水中，调节 pH 为 7.2～7.4，定容至 1000 ml，0.22 μm 滤膜过滤除菌后分装，–20℃保存。临用前加入 1%（体积比）青霉素和 1%链霉素溶液，1%谷氨酰胺溶液，10%的灭活胎牛血清。4℃保存。

（7）中性红溶液：0.04 g 中性红溶解于 10 ml 无菌三蒸水中，4℃保存 2 个月。

（8）阿利新蓝染液：0.5%或 1%阿利新蓝溶解于 0.1 mol/L 盐酸中。

（9）甲醛钙溶液：37%甲醛 1 ml 与 0.1 g/ml 二水氯化钙 10 ml 混合，无菌三蒸水定容到 100 ml，4℃保存 2 个月。

【试验方法】

1. 肢芽分离　健康成年未育的大鼠（体重 220～350 g），适应性饲养 1 周。雄、雌大鼠按 1：1 或 1：2 合笼交配，以查见阴栓当日定为妊娠第 0 天，在妊娠第 13 天 CO_2 麻醉或颈椎脱臼后处死孕鼠。四肢展开并固定于平板上，在无菌室内，常规皮肤消毒，无菌条件下依次打开腹部皮肤和肌肉，取出子宫置于培养皿中，用 Hanks 液冲洗 2～3 次，沿纵轴向对侧剪开子宫，分离出胚胎和外膜，用眼科镊小心撕脱胚胎外的蜕膜、Reichert 膜和卵黄囊膜，将全部分离好的胚胎收集到另一干净无菌培养皿中（皿中预先加入 37℃或温热的 Hank's 液或 PBS 液）。选择 34～36 体节数的胚胎，在立体显微镜下用眼科剪和显微镊子分离前肢芽和后肢芽，放入离心管中。

2. 制备肢芽细胞悬液　37℃ PBS 冲洗分离得到的组织块，用无菌眼科剪剪碎，每一个肢芽加入 0.125%胰蛋白酶 25 μl，于 37℃孵育 10～30 分钟。胰蛋白酶消化结束后加入约 2 ml Ham's F12 培养液（含胎牛血清）终止消化，离心，去上清，再加入新的培养液洗 3 次。然后加入新的培养液，用吸管反复吹打组织块，完全吹散后，200～300 目细胞筛过滤细胞制备单细胞悬液，1000 r/min 离心 5～10 分钟，Ham's F12 完全培养液悬浮细胞。取 0.2 ml 细胞悬液、0.3 ml Hanks 平衡盐溶液和 0.5 ml 0.4%台盼蓝溶液，混匀后滴加到细胞计数板上，显微镜下分别计数活细胞和死细胞，死细胞被染成蓝色，计算细胞存活率，存活率需在 90%以上，然后调整细胞密度调整为（2～2.5）$\times 10^7$ 个/ml。

3. 细胞毒性试验

（1）接种细胞：为避免"周围效应"，96 孔板细胞周围的孔 PBS 填充，中间 6 排 10 列加入上述制备的细胞悬液 5μl 或 10 μl（细胞量为 2×10^5/孔），在培养箱中孵育 2～3 小时使细胞贴壁。从左到右依次为溶剂对照组、培养基对照组和不同浓度的受试物组。

（2）分组：待细胞贴壁后每孔加入 0.2～0.3 ml 含不同浓度受试物（一般 6～8 个浓度）或溶剂对照的细胞培养液。于37℃，5% CO_2 和100%相对湿度的培养箱中连续培养 5 天。设培养液对照和溶剂对照。青霉素可作为阴性对照。环磷酰胺、全反式维 A 酸和丙戊酸可做阳性对照。前者需要细胞色素 P450 代谢系统，后两者分别是 ECVAM 验证研究中确认的强和弱胚胎毒性化学物。5-氟尿嘧啶也可做阳性对照。推荐溶解受试物的溶剂依次为：培养基、Hank's 平衡盐溶液或磷酸盐缓冲液[1%（V/V）]、二甲基亚砜[最适合体积比是≤0.125%，最大不超过 0.5%（V/V）]、乙醇[最大不超过 0.2%（V/V）]。

（3）细胞增殖或细胞毒性检测：采用中性红摄取法测定。细胞培养到 5 天，弃去每个孔的培养液后，加入 200 μl 新鲜配制的 0.005%中性红，37℃孵育 2～3 小时。弃去中性红溶液，用 200 μl 甲醛钙溶液，室温孵育 1 分钟，然后弃去甲醛钙溶液，加入预热的 PBS 洗涤后，每孔加入 200 μl 酸性乙醇（体积比，乙酸：乙醇：蒸馏水=1%：50%：49%或者纯乙醇：0.1 mol/L 柠檬酸盐缓冲剂=1：1，pH4.2）溶解活细胞中的中性红。1～2 小时后于酶标仪上 540 nm 处进行比色测量吸光度值。活细胞与洗脱液的吸光度值直接相关。吸光度值的大小反映受试物对肢芽细胞毒性作用的强弱。绘制剂量-效应曲线，确定 50%增殖（或存活）抑制浓度（IC_{50}-P）。

4. 肢芽细胞分化检测 细胞培养第 5 天弃去培养液，无钙镁 PBS 洗涤 3 次，于每孔中加入 10%甲醛溶液（含 1%氯化十六烷基氨基吡啶）室温固定 20 分钟，PBS 洗涤，200 μl 0.5%～1%阿利新蓝染色 2 小时以上或常温过夜。可以通过两种方法检测分化。

（1）由于作为分化标志的软骨细胞能够产生硫化蛋白多醣，可以被阿利新蓝染色，集落中的软骨细胞可以被染成天蓝色。倒置显微镜计数每孔中的全部软骨细胞集落数，根据受试物的不同浓度和每孔中的全部集落数，绘制出剂量-效应曲线，确定 50%分化抑制剂量（ID_{50}-D）或浓度（IC_{50}-D）。

（2）新鲜配制的 6 mol/L 的盐酸胍提取 2 小时后，用酶标仪在 620 nm 波长下测量吸光度值。根据受试物的不同浓度和吸光度值绘制剂量-效应曲线，确定 50%分化抑制剂量（ID_{50}-D）或浓度（IC_{50}-D）。

5. 代谢活化系统 许多外源性化学物需要经过代谢活化后形成代谢产物才具有致畸作用，影响胚胎的存活、生长和分化。目前体外细胞培养中常用的代谢活化系统是 S9 混合液。但因其具有一定的毒性作用，因此浓度有一定上限。通常，肢芽细胞 2 小时对 S9 混合液的耐受量是 50 μl。

【结果分析与评价】

根据半数增殖或抑制浓度 IC_{50}-P 和细胞分化的半数抑制浓度 IC_{50}-D 评价发育毒性，有以下几种评价方法。

1. Flint 和 Orton 根据 IC_{50}-D 值进行评价见表 17-4。

表 17-4　根据 IC_{50}-D 值进行评价

致畸物分级	IC_{50}-D 值
强致畸物	<10 μg/ml
阳性致畸物	10～50 μg/ml 或 75 μg/ml
弱致畸物	50～100 μg/ml
非致畸物	>100 μg/ml

2. 根据 IC_{50}-P/IC_{50}-D 比值进行评价也称为"2 倍"法。如果 IC_{50}-P/IC_{50}-D 的比值大于 2，表明化学物的致畸作用是特异的，即在非细胞毒性的剂量下产生了致畸作用。

3. 计算出的受试物的 IC50-D 分别代入下列三个算式

$$6.65 \times \log(IC_{50}\text{-}D) - 9.49 \tag{1}$$

$$6.16 \times \log(IC_{50}\text{-}D) - 8.29 \tag{2}$$

$$-1.31 \times \log(IC_{50}\text{-}D) - 1.42 \tag{3}$$

结果分级：

非致畸物：代入算式（1）的值大于代入算式（2）和（3）的值；

弱致畸物：代入算式（2）的值大于代入算式（1）和（3）的值；

强致畸物：代入算式（3）的值大于代入算式（1）和（2）的值。

六、思　考　题

1. 经过验证的毒理学替代试验的方法主要有哪些?

2. 对化妆品进行安全性评价时，可以选择的毒理学替代试验主要有哪些?

（仇玉兰　刘晋宇）

实验十八　毒理学与公共卫生安全和管理实例分析

随着全球化、工业化进程加快，在社会与经济快速发展过程中，各种公共卫生问题不断发生，对人类健康构成了严重威胁。如何应对公共卫生安全新挑战已成为各国共同关心的重大课题。本实验以水俣病公害事件和环境砷污染为例，通过案例分析与讨论说明毒理学在公共卫生安全与管理尤其在保护人类健康中的重要作用。

一、教学目的与意义

1. 培养学生综合运用毒理学、流行病学知识的能力，有助于学生了解我国及全球毒理学领域相关公共卫生问题的历史和现状。
2. 帮助学生系统复习描述毒理学、机制毒理学、管理毒理学的基础知识。
3. 帮助学生了解毒理学在现代医学尤其公共卫生与预防医学中的作用和地位。
4. 训练学生查阅资料、分析并综合运用资料的思路与技能，锻炼学生思维与语言表达能力。

二、背　景　资　料

公共卫生安全（public health security）是目前全世界所关注的重要议题之一，2007 年《世界卫生报告》即以《构建安全未来——21 世纪全球公共卫生安全》为题。公共卫生安全与我们通常所说的公共卫生在含义上既有所重叠，又有所区别。一方面威胁公共卫生安全的事件，往往就是公共卫生事件，如重大环境污染事故、重大疫情、集体中毒等。另一方面，也可以从公共安全的角度理解，这些公共卫生危机也挑战了社会的安全警戒线，甚至对国家安全构成挑战。

毒理学是一门既老又新的学科，是研究化学、物理、生物等因素对机体负面影响的科学。其起源可追溯到数千年前，古代人类应用动物毒汁或植物提取物用以狩猎、战争或行刺，如我国用作箭毒的乌头碱就已经为毒理学的形成奠定了基础。随着欧洲工业生产的发展，劳动环境的恶化，发生了各种职业中毒。学者们在研究职业中毒过程中促进了毒理学的发展。20 世纪50 年代由于社会生产的快速发展，大量化学物进入人类环境，这些外源化学物对生物界、尤其是对人类的巨大负面效应引起了关注，如震惊世界的水俣病公害事件、"反应停"事件、环境砷污染、食品二噁英污染及磺胺酏剂中毒事件等。这些公共卫生安全问题极大地推动了毒理学研究，尤其是毒理学安全性评价研究的快速发展。

问题 1：毒理学安全性评价在公共卫生安全与管理中扮演什么角色？

毒理学安全性评价是按照规定的毒理学程序和方法，通过动物实验和对人群的观察，阐明待评价化学物的毒性及潜在危害，提出其安全暴露限值，综合评价人类使用该化学物的安全性。人类日常生活和生产中暴露和使用的化学物，包括食品、化妆品、药品、农药、环境化学物等，其安全问题日益受到人们的重视。随着改革开放和经济、社会的发展，中国化学物质安全性评价体系的建立取得了快速发展。从 20 世纪 80 年代以来，有关部门陆续制订、颁布了不同外源化学物的毒理学安全性评价程序和规范，通过评价化学物的安全性，决定其能否进入市场或根据安全暴露限值对其进行管理，达到确保人群健康的目的。由于化学物种类和用途不同，其评价的程序和内容也不尽相同。

为了保证人类的健康、生态系统的平衡和良好的环境质量，人类早在几千年前就运用法律手段来维护公共卫生及人类的健康和安全。如公元前 18 世纪，古巴比伦王国第六代国王汉谟拉比颁布了著名的《汉谟拉比法典》，其中有涉及关于水源、空气污染、食品污染等方面的条文。自 20 世纪初以来，美国、法国、德国等欧美国家开始了医疗卫生方面专门的立法，陆续制定和颁布了关于有毒化学品的管理法规。"第二次世界大战"后，随着社会经济的发展和科学技术的进步，卫生立法得到了世界各国的重视，许多国家和组织先后制订了有毒化学品的管理法。管理毒理学（regulatory toxicology）进入了实质发展的阶段。管理毒理学将毒理学的知识技术、潜在化学毒物的测试及研究结果应用于毒物管理，以防治人类的中毒性健康危害及保护环境。管理毒理学涉及毒理学科及管理部门制订立法、执法两个方面的内容。例如，美国食品药品监督管理局 1938 年颁布联邦食品、药物和化妆品法案（the Federal Food，Drug and Cosmetic Act，FD&CAct），对各种化学物质安全性进行管理；国际经济与发展合作组织于 1982 年颁布了化学物品管理法，提出了一整套毒理实验指南、良好实验室规范（good laboratory practice，GLP）和化学物投放市场前申报毒性资料的最低限度，对新化学物实行统一的管理办法。

卫生行政执法和处罚以法律法规为准绳，而毒理学安全性评价则是裁决的基础。1999 年欧洲四国发生了二噁英食物污染事件，包括我国在内的许多国家作出拒绝进口可疑污染食品的决定，即是以毒理学安全性评价资料为依据作出的裁决。世界各国由于政治、经济、历史、文化传统的差异，所寻求的安全性和对毒理学安全性评价的要求会有所不同，而且各国根据各自不同时期的任务和存在的问题来制订相应的卫生法律法规进行管理。但对化学毒物进行安全性评价却是各国相应的卫生法律法规中共同的基本要求。

世界各国对化学物质进行毒理学安全性评价均以人类使用相对安全为前提。众所周知，绝对的安全是不可能存在的，因此评价的依据是人类或社会能够接受的安全性。中国对不同物质进行毒理学安全性评价中，对安全性的要求是指中华人民共和国法律法规允许下的安全。

中国对化学物质的毒性鉴定及毒理学实验开始于 20 世纪 50 年代，在五六十年代对食品、药品等曾作过初步的法律规定，但此后一段时间进展缓慢甚至停滞不前，直到 80 年代以后才有了迅速的发展。虽然中国卫生立法起步较晚，但随着改革开放、国民经济和社会的发展，制订化学物质安全性评价体系和立法管理取得了突破性的进展。20 世纪 80 年代以来，中国有关部门陆续发布了一些化学物质的毒性鉴定程序和方法，这些文件具有法规性质和效力；中国也陆续颁布了有关的法律，以加强对外来化学物的管理。目前中国这方面的法律法规体系已逐步形成并不断完善，各级卫生行政部门依法执法，管理具有强制性和实效性，成效显著，对保护环境和保障人民身体健康发挥着重要的作用。

如何进行毒理学安全性评价测试和研究，必须有严格的规定与评价标准。对于毒理学安全性评价试验中使用的动物，国家颁布了规范化管理的标准，规定必须使用经权威部门认证合格的实验动物。同时，为了保证毒性鉴定的质量符合科学实验的要求，试验结果在国内和国际上具有可比性，世界上一些组织和国家发展制定了 GLP 准则，如美国、英国、日本、OECD 对药品安全性试验的质量均以 GLP 进行监督。当今世界各国的实验室主要参照美国 FDA 或环境保护局（EPA）的 GLP 准则。中国已规定对新开发的药物、食品的生产实施 GMP（Good Manufacturing Practice）管理，对其安全性试验也要求对试验操作及资料记录实施 GLP 准则。

从各类国家标准、规定或管理法中可见，中国和世界各国一样，对药品、食品（食品添加剂、食品污染物等）、农药、化学品、化妆品等人们在日常生活和生产中广泛接触的化学物质要求必须经过安全性评价，才能被允许投产、进入市场或进出口贸易。随着高科技时代的到来，可以预料在不久的将来，列入毒理学安全性评价的物质范围并不只限于化学毒物，它将大大拓宽，涉及各种与人类生活、生产有关的新物质，如基因工程产品、新的生物物质。还需注意，各类法律法规随着社会的发展将不断得到修订，因此进行毒理学安全性评价必须严格遵照最新的法律法规来进行评价和管理。

三、案例分析

（一）水俣病公害事件

1. 事件起因 1956 年 4 月，一名 5 岁 11 个月的女孩被送到日本九州熊本县水俣工厂附属医院就诊，其主要症状为脑障碍：步态不稳，语言不清，谵语等。在随后的 5 周内，患病女孩的妹妹和近邻中的 4 人也出现了同样的症状。同年 5 月 1 日，该院院长向当地卫生当局作了报告，报告称"发生了一种不能确诊的中枢神经系统疾病的流行"。因这些人的症状和当地猫发生的"舞蹈病"症状相似，又因病因不明，故当地人称为"猫舞蹈病"或"奇病"。

经过水俣工厂附属医院、当地卫生当局、市医院及当地医师会的调查，发现儿童及成年人中都有病例发生，初步调查共发现 30 例患者，其中一部分自 1953 年就已发病并多数住在渔村。以前对这些患者的诊断不一，有的被诊断为乙型脑炎，有的被诊断为先天性运动失调、酒精中毒、梅毒及其他。因患者发病时期正赶上各种传染病流行期，且呈地方性和聚集性，故判定为一种传染病并采取了相应的措施。

问题 2：如何确定引起本事件的原因？试从毒理学角度设计一个调查方案？

2. 事件背景调查 日本熊本县水俣湾外围的"不知火海"是被九州本土和天草诸岛围起来的内海，海产丰富，是当时渔民赖以生存的主要渔场。水俣镇是水俣湾东部的一个小镇，有 4 万多人居住，周围的村庄还居住着 1 万多农民和渔民。"不知火海"丰富的渔产使小镇格外兴旺。

1956 年 8 月，熊本大学医学部成立疾病流行原因研究组并开展了调查。他们发现早在 1950 年，该水域就曾发现异常现象：鱼类漂浮海面，贝类经常腐烂，一些海藻枯萎。1952 年发现乌鸦和某些海鸟在飞翔中突然坠入海中。有时章鱼和乌贼漂浮于海面，呈半死状态，以至儿童可直接用手捕捞。到 1953 年，发现猫、猪、狗等家畜中出现发狂致死的现象。尤其引人注目的是当地居民称为"舞蹈病"的猫，即猫的步态犹如酒醉，大量流涎，突然痉挛发作或疯狂兜圈，或东窜西跳，有时又昏倒不起。到 1957~1958 年，由于病死的猫很多，致使水俣湾地区的猫到了绝迹的程度。但水俣湾中的大部分鱼类仍能继续生存，渔民照样捕鱼，居民仍然以鱼为主要食品。

流行病学调查后，专家们认为该地区的疾病不是传染性疾病，而是因长期食用水俣湾中鱼贝类后引起的一种重金属中毒，毒物可能来自化工厂排出的废水。进一步调查发现，早在 1925 年，日本氮肥公司就在该地建厂，并开设了合成乙酸厂。1949 年后，该公司开始生产氯乙烯（C_2H_5Cl），其年产量在 1956 年超过 6000 吨。与此同时，工厂把没有经过任何处理的废水排放到水俣湾中，当时工厂废水中含有多种重金属，如锰、钛、砷、汞、硒、铜和铅等。开始研究人员以环境和尸体中检出大量的锰、硒、钛为依据用猫进行实验，但未发现与"奇病"相同的症状。研究人员并未气馁，继续开展研究，在 1957 年研究发现，由其他地区移来放到水俣湾中的鱼类，很快蓄积了大量的毒物，用这些鱼喂猫时，也引起了水俣病的症状。即受试猫每日三次，每次喂以捕自水俣湾中的小鱼 40 条，每次总量为 10 g。经过 51 天（平均），全部受试猫出现了症状。由其他地区送来的猫，喂以水俣湾的鱼贝类后，在 32~65 天内也全部发病。

问题 3：该中毒事件的原因是什么？是自然现象还是人为因素？

问题 4：研究组进行的实验研究为什么能证明水俣湾水域受到了严重污染？要充分证实这个问题还应开展哪些研究工作？

3. 病因的确定 1958 年 9 月，熊本大学研究组发现这种疾病患者的临床表现和病理表现与职业性甲基汞中毒的症状非常相似。据此，研究组开始用甲基汞进行实验，结果用甲基汞染毒的猫出现了与吃水俣湾的鱼贝类后发病的猫完全相同的症状。同时，研究组同步开展了第一次环境汞的调查。结果表明，水俣湾的汞污染非常严重，在工厂废水排出口附近淤泥含量达到 2.01 mg/kg，随着与排水口距离的增加，淤泥含汞量逐渐减少。水俣湾内鱼贝类的含汞量也很高，贝类含汞量 11.4～39.0 mg/kg，牡蛎含汞量 5.61 mg/kg，蟹为 35.7 mg/kg。当地自然发生的病猫和投给甲基汞的实验性病猫的含汞量分别为：肝 37～145.5 mg/kg（对照组为 0.9～3.6 mg/kg）；肾 12.2～36.1 mg/kg（对照组 0.09～0.82 mg/kg）；脑 8.05～18.6 mg/kg（对照组 0.05～0.13 mg/kg）；毛发 21.5～70 mg/kg（对照组 0.51～2.12 mg/kg）。

1960 年，研究组调查发现患者的发汞值高达 96.8～705.0 mg/kg，停止吃鱼后，发汞量逐渐下降；23 名水俣病死者脏器中含汞量也很高。未发病者发汞值也高达 100～191 mg/kg。1960 年 9 月，研究组从一个引起水俣病的贝类体中提取出了甲基汞。

问题 5：研究组的环境汞调查说明了什么？水俣病的病因是什么？理由是什么？

问题 6：如何确定机体曾经暴露于汞或甲基汞？如何查找某地居民发汞值明显高于正常范围最高限值的原因？

4. 事件发展 尽管做了大量的调查，但由于未采取实际防控措施，病例仍不断出现。另一方面，该氮肥公司申明在生产流程工艺中根本不使用甲基汞，只使用无机汞，所以拒绝承认该工厂是污染来源。1962 年末，熊本大学研究人员在实验室中发现了一瓶该氮肥公司乙醛生产过程中形成的渣浆，并从中测出了氯化甲基汞。该发现证实了用作催化剂的无机汞是在乙醛生产过程中转化为甲基汞，然后随着污水排入水俣湾中。

1962 年底，日本官方承认的水俣病患者为 121 人，其中死亡 46 人。进一步调查发现，患者家属中 84% 的人具有和水俣病有关的某些症状，55% 的人在日常生活中存在着某些精神和神经系统方面的障碍。对污染最严重的水俣地区进行的调查结果表明：当地居民 28% 出现感觉障碍、24% 出现协调障碍、12% 有言语障碍、29% 有听力障碍、13% 出现视野缩小、10% 有震颤及其他神经症状。调查还发现了一些出现率较高过去却不认为是与本病有关的神经症状，如肌萎缩、癫痫性发作、四肢痛等。而这些表现都是甲基汞中毒的慢性类型。相关统计资料表明，有数十万人食用了水俣湾中被甲基汞污染的鱼虾。截止 1974 年 12 月，日本官方正式承认的患者为 798 名，其中死亡 107 人。

问题 7：日本氮肥公司为什么会拒绝承认是污染源？如何证实污染源与疾病的因果关系？

问题 8：为什么说水俣病是历史上发生的公害病之一？今后如何防止类似公害事件的发生？

5. 事件解析

（1）汞：也称水银，是人们常用的温度表里显示多少度的银白色金属，它是一种剧毒的重金属，具有较强的挥发性。汞对于生物的毒性不仅取决于它的浓度，而且与汞的化学形态及生物本身的特征有密切关系。一般认为，汞是通过海洋生物体表（皮肤和鳃）的渗透或摄入含汞的食物而进入机体内。

（2）该事件中汞的暴露途径：汞进入海洋的主要途径是工业废水、含汞农药的流失及含汞废气的沉降。此外，含汞的矿渣和矿浆也是其来源之一。该氮肥公司合成乙酸厂在生产中采用氯化汞和硫酸汞两种化学物质作催化剂。催化剂在生产过程中仅仅起促进化学反应的作用，最后全部随废水排入临近的水俣湾内，并且大部分沉淀在湾底的淤泥里。工厂所选的催化剂氯化汞和硫酸汞本身虽然也有毒，但毒性不很强。然而它们在海底淤泥里能够通过一种叫甲基钴胺素的细菌作用变成毒性十分强烈的甲基汞。淤泥中甲基汞能以每年 1% 的速率释放出来，对上层海水形成二次污染，长期生活在这里的鱼虾贝类最易被甲基汞所污染，据测定水俣湾里的海产品含汞量已超过可食用量的 50 倍及以上，居民长期食用此种含汞的海产品，自然就成为甲基汞的受害者。

（3）中毒剂量：研究证实，人体血液中汞的安全浓度为 $1~\mu g/10~ml$，当到达 $5\sim10~\mu g/10~ml$ 时，就会出现明显中毒症状。如果一个人每天食用 200 g 含汞 0.5 mg/kg 的鱼，人体所摄入的汞量恰好在此安全范围内。然而，经测定水俣湾的海产品汞的含量高达每公斤几十毫克，已大大超标，此外，人们每天还要搭配其他食品，其中也可能含有一定量的汞，这样全天摄入的总量就更是大大超过安全限度标准了。

水俣病是直接由汞对海洋环境污染造成的公害，迄今已在很多地方发现类似的污染中毒事件，同时还发现其他一些重金属如镉、钴、铜、锌、铬等，以及非金属砷，它们的许多化学性质都与汞相近，这不能不引起人们的警惕，而另一种"骨痛病"的发生，经长期跟踪调查研究，最终确认这也是一种重金属镉污染所致。

（4）中毒症状：甲基汞中毒时，由于患者脑中枢神经和末梢神经被侵害，主要表现为精神和行为障碍，临床主要症状轻者口齿不清、步履蹒跚、面部痴呆、手足麻痹、感觉障碍、视觉丧失、震颤、手足变形，重者神经失常，或酣睡，或兴奋，共济失调，身体弯弓高叫，直至死亡。

（5）毒性作用机制：甲基汞一旦进入人体，就会迅速溶解在人的脂肪里，并且大部分聚集在人的脑部，黏着在神经细胞上，使细胞中的核糖酸减少，引起细胞分裂死亡。目前甲基汞的毒性作用机制未确定，主要有几种学说：①巯基学说：甲基汞是一种亲巯基物质，可以与含巯基的物质结合成汞的硫醇盐复合物进入机体，从而引起与—SH 有关的代谢发生紊乱，导致细胞损伤。该学说是甲基汞对细胞膜系统、酶活性、蛋白质的生物合成及核酸生物合成产生毒性作用的生化基础。②自由基学说：甲基汞在体内代谢转化过程中，C—Hg 键断裂时产生自由基，在蛋白质、核酸等生物大分子的局部引起自由基反应，造成其结构的破坏。甲基汞在体内代谢产生的自由基可能造成 DNA 链断裂、碱基与核糖氧化、碱基缺失，以及蛋白质交联等多种类型损伤。③脂质过氧化学说：实验研究表明，甲基汞诱发游离大鼠肝细胞脂质过氧化的同时，可引起与脂质过氧化有关的代谢（如 GSH-Px 活性和各种 GSH 的含量）发生相应的改变。甲基汞诱发脂质过氧化引起膜脂和膜蛋白损伤，产生"膜穿孔"，导致细胞的死亡甚至成为致癌、致畸、致突变的重要环节。

（6）遗传毒性：有机汞具有较强的遗传毒性，孕妇吃了被甲基汞污染的海产品后，可引起婴儿患先天性水俣病，就连一些健康者（或亚临床患者）的后代也难逃厄运。许多先天性水俣病患儿，都存在运动和语言方面的障碍，其病状酷似小儿麻痹症，说明要消除水俣病的影响绝非易事。由此，环境科学家认为沉积物中的重金属污染是环境中的一颗"定时炸弹"，当外界条件适应时，就可能导致过早爆炸。例如，在缺氧的条件下，一些厌氧生物可以把无机金属甲基化。尤其近 20 年来大量污染物无节制的排放，已使一些港湾和近岸沉积物的吸附容量趋于饱和，随时可能引爆这颗化学污染"定时炸弹"。

（7）事件反思：在 1956 年确认日本氮肥公司的排污为病源之后，日本政府并没有采取积极措施，以至于该公司继续排污 12 年，直到 1968 年为止。在该事件受害者中，有 46 名受害者联合向日本最高法院起诉日本政府在水俣病事件中的无作为，并在 2004 年获得胜诉。法院判决认为日本政府在 1956 年知道水俣病病因后应当立即责令污染企业停止侵害，但直到 12 年后政府才做出决定，为此，日本政府应当对未能及时做出决定而导致水俣病伤害范围扩大而承担行政责任。

日本工业在"第二次世界大战"后飞速发展，但由于没有环境保护措施，工业污染和各种公害病泛滥成灾。经济虽然得到发展，但环境破坏和贻害无穷的公害病使日本政府和企业付出了极其昂贵的代价，在 20 世纪世界八大公害事件中，日本就占了四件。

问题 9：前事不忘后事之师，回顾历史，我们可以从中学到点什么。

（二）环境砷污染

1. 环境砷污染概况　砷元素广泛存在于自然界中，尽管其在地壳中的丰度不高，但由于它特殊的化学性质，在岩石、矿床、煤炭、地面水和地下水的某些部位，砷的含量可以达到对人类健康造成严重危害的水平。人们因饮用受砷污染的水、在食品加工和粮食作物灌溉中使用受砷污染的水、工业加工、食用受砷污染的食品和吸烟，通过长期慢性暴露于无机砷，而导致慢性砷中毒。

自 1930 年 Mackenzie 首次报道澳大利亚一农户因长期饮用高砷井水发生砷中毒以来，美国、加拿大、智利、阿根廷等国家都有类似报道。20 世纪 50 年代，中国最早在台湾西南沿海地区发现地方性砷中毒病区；1964 年在贵州织金县小纳雍乡坝子村，发现由敞灶燃烧高砷煤引起的燃煤污染型砷中毒病区；1980 年在新疆准噶尔盆地乌苏县北部地区发现了由深层地下水含砷量过高引起的饮水型砷中毒病区。之后 20 多年里，又陆续在内蒙古、山西、宁夏、吉林、青海、安徽、湖北、甘肃、陕西等省（区）发现有地方性砷中毒的流行。同时，调查还发现了一些省（区）饮水含砷量超过国家标准（≥0.05mg/L）。

目前，中国地方性砷中毒病区分为饮水型和燃煤污染型两种类型，饮水型病区分布范围较广，燃煤污染型病区只存在于贵州和陕西，并以贵州最为典型，病情更为严重。

WHO 在 2004 年减少砷中毒危害国际研讨会上发布信息称，砷中毒正威胁着至少 22 个国家和地区的 5000 多万人口，其中多数为亚洲国家，以孟加拉、印度和中国最为严重。2009 年11 月 15 日，英国路透社报道援引 WHO 的说法称，饮用砷污染水直接影响了孟加拉国 3500 万居民的健康。美国媒体则称，孟加拉国多人因砷中毒丧命，堪称人类史上最大的中毒案。2010年，医学期刊《柳叶刀》报告称，孟加拉 7700 万居民饮水受到砷污染，超过 1/5 的死亡与砷中毒有关。2010 年 6 月 20 日，法新社报道，WHO 表示，孟加拉国的砷中毒事件，是人类有史以来最大的集体中毒事件，其影响远远超过切尔诺贝利核电站泄漏事件及印度的博帕尔事件。

由上可见，环境砷污染所致的砷中毒尤其地方性砷中毒是自然环境和人类社会活动等多因素造成的危害极大的全球性公共卫生疾病，也成为各国公共卫生领域关注的重大卫生问题。

问题 10：面对如此广泛和严重影响人类健康的环境砷污染，如何评价砷对健康的危害？

2. 环境流行病学调查　调查表明，饮水型砷中毒主要由自然因素所引发，尤其在干旱地区，地下含水层岩石中的无机砷在特定的自然环境下容易渗析到地下水中。例如，中国北方居民从20 世纪 60 年代开始打手压井，传统的水井开采的是地表水，但从手压井抽出的很有可能是受砷污染的地下水。中国饮水砷含量地理分布差异较大，2003 年中国疾病预防控制中心"中国地方性砷中毒分布调查"显示，中国饮水型地方性砷中毒地区饮水砷浓度范围为 0.09～1.86mg/L。2001～2007 年，中国开展了 3 次大规模调查，基本查清了中国大陆饮水高砷区和砷中毒病区的分布范围，主要分为浅层地下水高砷区、深层地下水高砷区和泉水高砷区。从地理分布来看，浅层地下水高砷区主要分布在黄河流域（内蒙古、山西、宁夏、青海）、淮河流域（安徽、江苏）和长江流域（湖北）一些省（区）的部分地区及吉林西部平原地区；深层地下水高砷区主要分布在新疆、青海；泉水高砷区主要分布在甘肃、云南和四川的山区。目前我国大陆饮水型地方性砷中毒分布在 10 省（自治区），约有病区村 609 个，病区人口 56 万，已诊断患者约 1.4 万。

孟加拉国流行病学调查表明，该国 64 个地区中 59 个地区深水井的地下水中砷的浓度大于WHO 标准 10μg/L，43 个地区深水井的地下水中砷的浓度大于 50μg/L。研究显示，孟加拉国土壤、地下水和植物中砷的浓度（基于该国 4%的地区）超过报道的最大允许浓度或者正常范围，稻米和蔬菜中 85%～95%的砷是无机砷，这对孟加拉国居民和家畜的健康造成了严重威胁。

燃煤污染型砷中毒是中国特有的一种病区类型，是由居民在室内敞灶烧高砷煤取暖、炊事，烘烤新收获的玉米、辣椒而造成的慢性砷中毒。1964 年初，贵州织金县小纳雍乡坝子村 25 户

113位村民开始使用在驻地附近新开采的煤,年后有22户75人确诊为砷中毒,检出率为66.37%,该村煤含砷量高达2166.67mg/kg。1976年又在兴仁县雨障镇交乐村及开阳县城关镇石头田村发现由敞灶烧高砷煤引起的砷中毒。事件发生后,这些村都及时封闭了高砷煤窑。1991～1994年,贵州对全省燃煤地区进行高砷煤筛查和砷中毒线索调查,结果表明,贵州高砷煤仅分布于兴仁县、安龙县、兴义市、织金县的部分乡镇,煤砷均值分别为417.70 mg/kg、623.50 mg/kg、264.50mg/kg、2166.70mg/kg。2001年和2002年,中国地方性砷中毒分布调查发现陕西秦巴山区存在高砷煤污染地区和砷中毒病区。至今,全世界燃煤污染型砷中毒病区仅分布在我国贵州和陕西两省,已诊断患者约1.6万。

问题11:上述流行病学调查结果在确定砷的健康危害中有什么作用?

3. 砷暴露的剂量-反应关系　个人、群体和地域之间,长期无机砷暴露导致的症状和体征各有不同。因此,对砷暴露引起的疾病,没有普遍适用的定义,从而使评估砷的卫生负担相对复杂。同样,目前没有办法将砷导致的癌症与其他因素引发的癌症区分开来。因此,没有关于世界范围这一问题严重程度的可靠估计资料。

在危险度评定中,剂量-反应关系是关键环节。但目前砷的剂量-反应关系模式尚存在争议,主要在于无阈线性外推模式与有阈或非线性模式之间的争议,一方面动物和人的实验均提示砷可能具有某些生理功能,另一方面一些基因毒理学的研究和人群代谢资料均对无阈线性模式提出质疑,其实质是关键性数据的缺乏。考虑到饮水的安全性,各国均在饮水砷标准调整上努力。人群研究证实,即使饮水砷浓度控制在最大污染水平(maximum contamination level,MCL)0.05mg/L,长期暴露人群依然存在较高的砷致癌危险性。为此,WHO在《饮用水水质准则》中发布了指导值,该《准则》旨在作为世界范围制定条例和标准的依据。目前建议的饮用水中的砷限度是10μg/L,但由于测量上的困难及从饮用水中除砷的实际困难,该指导值只是一个推荐参考值。在难以实现指导值时,WHO会员国可调高该指导值,以符合本国当地的环境、资源实际情况,并考虑低砷水源受微生物污染的风险。据此,加拿大提出了0.025 mg/L的过渡性标准;日本、欧洲一些国家下调至0.01 mg/L;美国环境保护局(EPA)经过研究与综合分析,将饮水砷卫生标准从0.05 mg/L修订为0.01 mg/L;中国依据WHO原则并结合中国饮用水源现况,在新饮用水标准(GB5749—2006)中,集中式供水砷卫生标准为10 μg/L,而小型集中式供水和分散式供水的砷卫生标准值仍为50μg/L(中国此前原有的饮水砷卫生标准值均为50 μg/L)。但是,由于饮水中的砷为地下水的天然污染所致,砷又是地壳中普遍存在和较丰富的元素之一,地下水都不同程度地含砷,每个人每天或多或少都在暴露砷,砷暴露是人类生命过程中的正常现象,如果过分严格要求降低饮水中砷含量,也有可能造成不必要的资源浪费。问题是究竟暴露多高浓度或接触多长时间或伴随何种条件及受哪些因素影响下才能引起发病,是目前争论的焦点,因此迫切需要对低剂量(0～50 μg/L)砷与健康效应的关系进行研究。来自比利时的资料表明,低砷暴露(空气中无机砷0.3 μg/m³;水中20～50 μg/L)时,对肿瘤发生率没有明显影响。在智利进行的另一项研究也涉及低剂量范围砷的健康效应,美国则有人正进行砷与心血管疾病的调查。

生物学标志(biomarker)是健康危险性评定的重要参数。它对观察砷暴露特别是内暴露的水平与健康效应的关系非常重要。研究砷暴露的水平要从饮水、食物、空气等多方面综合分析,从而更准确地进行危险度评定。与剂量-反应有关的诸如砷的甲基化、毒物动力学、对DNA修复影响等机制研究方面也需深入进行。

问题12:对于目前砷的剂量-反应关系研究现状,你认为下一步开展研究的关键是什么?

4. 砷致健康损害特征　近年来,随着对砷毒性作用研究的逐渐深入,已经认识到砷对人体的损害除了一般急性、慢性毒性效应外,表现为多器官、多组织、多系统损害特征,而致癌性是慢性砷中毒重要的毒性作用结果之一,其他与长期无机砷暴露相关的健康不利影响有生殖毒性、发育迟缓、神经毒性、糖尿病和心血管疾病等。

急性砷中毒的早期症状包括呕吐、腹部疼痛和腹泻，随后是四肢麻痹和刺痛，肌肉痉挛，在极端情况下发生死亡。

长期接触高浓度无机砷（例如通过饮用水和食品）的症状通常见之于皮肤，包括色素沉着或脱失变化、皮肤损伤及手掌上的硬斑和双足上的肉垫（角化过度）。研究表明，过度角化是最低限度砷暴露约 5 年后发生，而且砷暴露与肺癌、皮肤癌、肾癌、肝癌和膀胱癌等有因果联系。在中国台湾最低砷暴露人群观察到了增加皮肤癌危险性的最低饮水砷浓度（＜300 µg/L），在"乌脚病"流行区一项研究报道，饮用砷浓度＜50µg/L 饮水的人群的膀胱癌和肺癌死亡危险性增大。印度西孟加拉邦的研究发现，低于 50 µg/L 的最低砷饮水浓度地区砷相关皮肤病变[色素沉着和（或）角化症]有升高的危险。在智利进行的病例对照研究表明，所有增加肺癌危险性的砷暴露类型都存在暴露-反应关系，而且在暴露剂量大于或等于 30～50 µg/L 时患癌危险性增高并有统计学意义。阿根廷的一项研究发现，高砷暴露组（3/4 的饮用水含砷量＞40 µg/L）膀胱癌、肺癌和肾癌的死亡率明显升高，其饮水平均砷浓度 178 µg/L 可作为观察到致癌作用的最低暴露水平。在芬兰进行的另一项病例对照研究发现，饮用含砷量 0.5～64µg/L 饮水 3～9 年后，暴露人群患膀胱癌危险性增加具有统计学意义。

虽然目前砷中毒研究已形成一套较为系统的理论，但还有许多问题尚未解决。砷化合物在体内代谢过程和与细胞内生物分子的相互作用；砷化合物的生物蓄积；砷与其他金属的相互作用；砷化合物致癌、致畸、致突变的作用及其机制；建立动物模型和细胞体系研究砷中毒；危险因素评价等仍是当前研究的重点，也是砷及其化合物生物学作用和意义研究的主要方向。

问题 13：依据上述资料，试分析环境砷污染所致健康损害的特征？

问题 14：出于对砷的远期危害——致癌作用考虑，在保护暴露人群健康前提下，毒理学工作者的工作重点是什么？

5. 进展与展望　目前，中国大陆饮用高砷水地区和砷中毒病区已经基本查清，并采取了积极的防治措施，全国 82.35%的饮水型砷中毒病区已经实施改水降砷防治措施，其中，中、重度病区改水率达 89.00%。燃煤污染型砷中毒病区已经全部落实了改炉改灶等防治措施，新发病例以零星散在式发病为主。但单纯采取阻断高砷暴露的防治措施，还不能完全解决砷中毒的潜伏期和远期毒性作用对人体的危害。

2010 年，联合国粮食及农业组织/世界卫生组织食品添加剂问题联合专家委员会考虑新的研究数据，重新评估了砷对人类健康的影响。该专家委员会认为，在世界某些地区，如果无机砷在饮用水中的浓度超过 50～100µg/L，就存在一些负面影响的证据;在水中所含的砷浓度较高(10～50µg/L)的其他地区，虽然可能产生负面影响，但其发生率较低，在流行病学研究中很难发现。

因此，在环境卫生标准的研制与修订中要考虑科学性、实用性、经济水平与技术措施及可行性等诸因素。在采取切断砷源根本措施的同时，应加强研究，建立砷中毒的可持续防治机制，加强砷中毒治疗方法研究和砷致肿瘤发生的追踪观察，减轻砷中毒的远期毒性作用,彻底减轻砷中毒危害。

四、思　考　题

1. 水俣病公害事件与环境砷污染产生的根源分别是什么？如何保障公共卫生安全？
2. 试分析毒理学在公共卫生安全事件中的地位和作用？
3. 通过该案例分析与讨论，谈谈你的收获和体会？

（洪　峰　卢国栋）

参 考 文 献

蔡禄. 2012. 表观遗传学前沿. 北京: 清华大学出版社

陈国元, 杨克敌. 2010. 预防医学综合实验教程. 北京: 科学出版社

国家环保部 (国家核安全局). 2014. 核技术利用辐射事故 (事件) 典型案例剖析

何淑雅, 龙鼎新, 黄波. 2014. 放射医学实验方法与技能. 北京: 中国原子能出版社

李波, 袁伯俊, 廖明阳. 2015. 药物毒理学. 北京: 人民卫生出版社

李芝兰, 张敬旭. 2012. 生殖与发育毒理学. 北京: 北京大学医学出版社

彭双清, 郝卫东, 伍一军. 2009. 毒理学替代法. 北京: 军事医学科学出版社

苏燎原, 刘芬菊. 2013. 医学放射生物学基础. 北京: 中国原子能出版社

孙祖越, 周莉. 2015. 药物生殖与发育毒理学. 上海: 上海科学技术出版社

万学红, 卢雪峰. 2013. 诊断学. 8 版. 北京: 人民卫生出版社

汪谦. 2009. 现代医学实验方法. 2 版. 北京: 人民卫生出版社

王心如. 孙志伟, 陈雯. 2012. 毒理学实验方法与技术. 3 版. 北京: 人民卫生出版社

张爱华, 孙志伟. 2008. 毒理学基础. 案例版. 北京: 科学出版社

张爱华, 张华. 2012. 公共卫生与预防医学实验教程. 北京: 科学出版社

张爱华. 2008. 砷与健康. 北京: 科学出版社

张志勇. 2014. 纳米毒理学研究方法与实验技术. 北京: 科学出版社

中华人民共和国国家标准 (GB 15670.1-1995). 农药登记毒理学试验方法

中华人民共和国国家标准 (GB 15670-1995). 农药登记毒理学试验方法

中华人民共和国国家标准 (GB15193.1-2014). 食品安全国家标准 食品安全性毒理学评价程序

中华人民共和国国家标准 (GB15193.13-2015). 食品安全国家标准 90 天经口毒性试验

中华人民共和国国家标准 (GBZ/T 240.21-2011). 化学品毒理学评价程序和试验方法

中华人民共和国卫生与计划生育委员会. 2015. 中华人民共和国国家标准化妆品安全技术规范 (2015 版)

Amoreira C, Hindermann W, Grunau C. 2003. An improved version of the DNA methylation database(MethDB). Nucleic Acids Res, 31(1):75-77

Bartel DP. 2009. MicroRNAs: target recognition and regulatory functions. Cell, 136 (2): 215-233.

F.I.Freshney 著. 2015. 动物细胞培养-基本技术和特殊应用指南. 章静波, 徐存拴等译. 北京: 科学出版社

Klaassen CD. 2013. Casarett & Doull's Toxicology-The Basic Science of Poisons. Eighth Edition. New York: The McGraw-Hill Companies, Inc

McQueen CA. 2010. Comprehensive Toxicology: Reproductive and Endocrine Toxicology. Second Edition. Oxford, UK: Elsever Ltd.

OECD. 2008. OECD Guideline for Testing of Chemicals. 425 Acute Oral Toxicity-Up-and-Down-Procedure (UDP)

OECD. 2015. OECD Guidelines for the Testing of Chemicals. 431 In vitro skin corrosion: reconstructed human epidermis (RHE) test method

Toxicological Testing Handbook: Principles, Applications and Data Interpretaion (II). New York, USA, 2006

U.S.NRC. 2011. Guide for the Care and Use of Laboratory Animals. Eighth Edition. the National Academies Press

Van Donkelaar A, MartinR V, Brauer M, et al. 2010. Global estimates of ambient fine particulate matter concentrations from satellite-based aerosol optical depth: development and application. Environ Health Perspect, 118(6):847-855